荆楚中医药继承与创新出版工程 · 荆楚医学流派名家系列

（第一辑）

总 主 编　吕文亮

编　　委　（按姓氏笔画排序）

巴元明　左新河　叶松　李家庚

编写秘书　孙易娜　杨云松　周琳

荆楚中医药继承与创新出版工程

荆楚医学流派名家系列（第一辑）

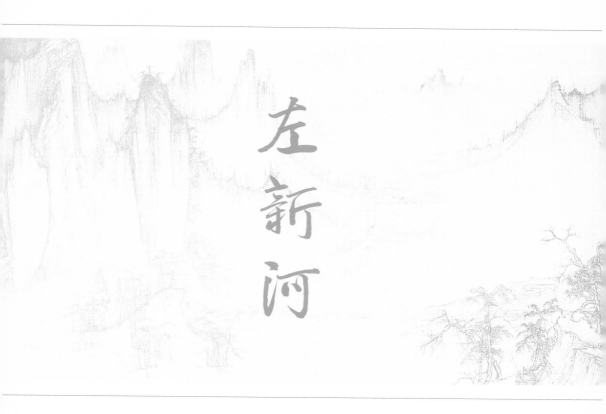

左新河

编　著　左新河

副主编　赵　勇　谢　敏

编　者　(按姓氏笔画排序)

丁环宇　左新河　付　畅　朱　烨　刘娇萍

李　婵　李会敏　杨哲昀　吴　珺　邹　倩

汪晓露　赵　勇　贾思锋　龚　甜　谢　敏

谭　艳

华中科技大学出版社
http://www.hustp.com
中国·武汉

图书在版编目(CIP)数据

左新河/左新河编著. —武汉:华中科技大学出版社,2022.4

(荆楚中医药继承与创新出版工程·荆楚医学流派名家系列.第一辑)

ISBN 978-7-5680-7941-9

Ⅰ.①左⋯ Ⅱ.①左⋯ Ⅲ.①中医临床-经验-中国-现代 Ⅳ.①R249.7

中国版本图书馆 CIP 数据核字(2022)第 069790 号

左新河

Zuo Xinhe

右新河   编著

策划编辑:周 琳

责任编辑:毛晶晶

封面设计:廖亚萍

责任校对:刘 竣

责任监印:周治超

出版发行:华中科技大学出版社(中国·武汉)   电话:(027)81321913
　　　　　武汉市东湖新技术开发区华工科技园   邮编:430223

录　　排:华中科技大学惠友文印中心

印　　刷:湖北新华印务有限公司

开　　本:710mm×1000mm　1/16

印　　张:20.75　插页:8

字　　数:314 千字

版　　次:2022 年 4 月第 1 版第 1 次印刷

定　　价:108.00 元

左新河教授

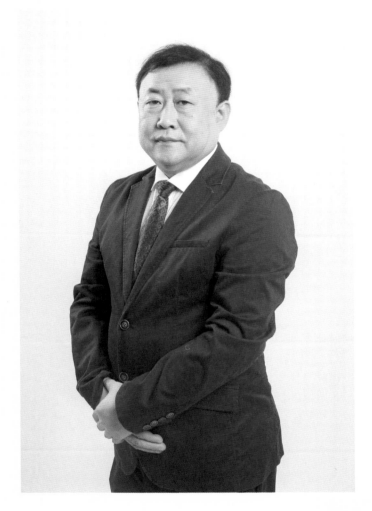

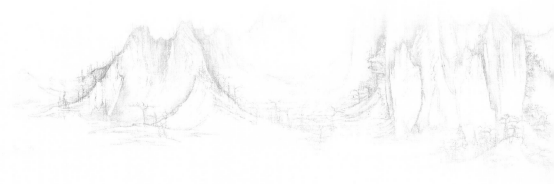

左新河教授师承陈如泉教授时期学习心得手稿

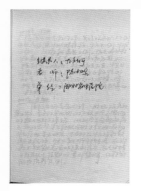

左新河教授师承陈如泉教授时期跟师笔记手稿

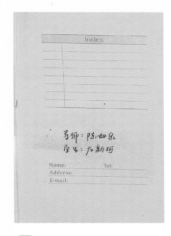

合格出师证书

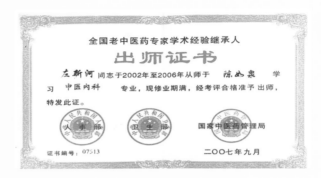

担任湖北中医药大学教改实验班指导老师聘书

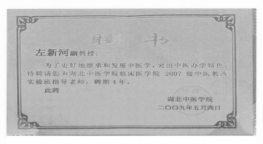

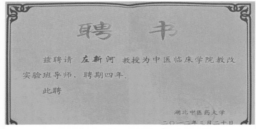

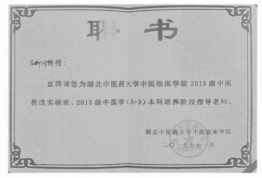

湖北省中医院甲状腺疾病诊疗中心医护人员合影

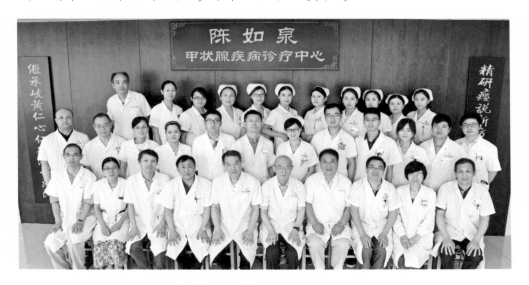

时任湖北省委常委、常务副省长黄楚平参观湖北省陈氏瘿病学术流派传承工作室

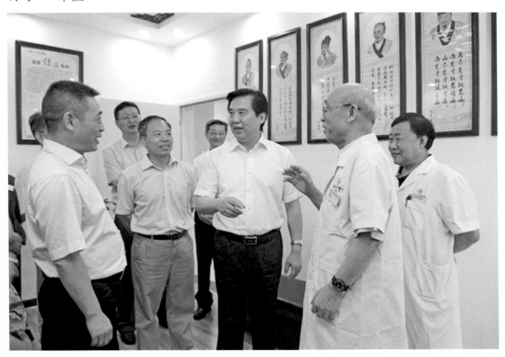

湖北省中医（中西医结合）甲状腺病专科联盟成立大会

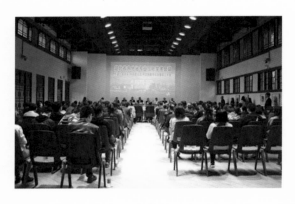

左新河教授于 CCTV4《中华医药》栏目进行科普教育

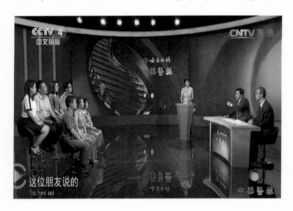

左新河教授于湖北电视台综合频道《荆楚大医生》栏目
进行科普教育

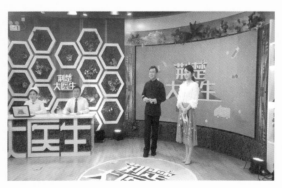

科研奖励证书一

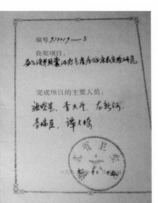

科研奖励证书二

获奖者证书

奖励项目：
治疗甲状腺相关眼病的复方中药

奖励等级：贰

证 书 号：2016-2-002

奖励日期：二〇一七年三月

获奖者：左新河

获奖者共 捌 名

获奖者名列：第 肆 名

河南省中医管理局

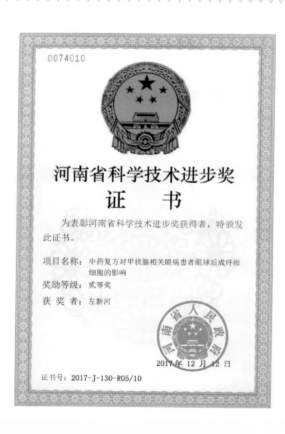

0074010

河南省科学技术进步奖
证 书

　　为表彰河南省科学技术进步奖获得者，特颁发此证书。

项目名称：中药复方对甲状腺相关眼病患者眼球后成纤维细胞的影响

奖励等级：贰等奖

获 奖 者：左新河

2017年 12 月 12 日

证书号：2017-J-130-R05/10

科研奖励证书三

湖北省
科技成果登记证书
（副本）

科技成果名称： 温肾方治疗亚临床甲状腺功能减退的实验研究
与临床应用

完成单位： 湖北省中医院

主要完成人员： 文建华 闵晓俊 杨瑞霞 潘立文
廖 红 左新河 徐文华 陈继东
陈如泉

登记号： EK2012B010323000823

登记机构： 湖北省科学技术厅

此证依据《湖北省科学技术成果登记与统计工作管理办法》颁发

二〇一二年九月六日

4NZXSIWU1344740658231

全国医药卫生优秀成果奖

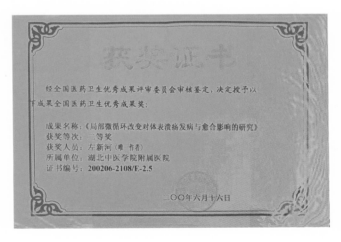

经全国医药卫生优秀成果评审委员会审核鉴定，决定授予以
下成果全国医药卫生优秀成果奖：

成果名称：《局部微循环改变对体表溃疡发病与愈合影响的研究》

获奖等次： 二等奖

获奖人员： 左新河（唯一作者）

所属单位： 湖北中医学院附属医院

证书编号： 200206-2108/E-2.5

二〇〇年六月十六日

发明专利证书

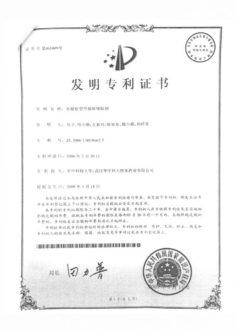

社会团体任职聘书

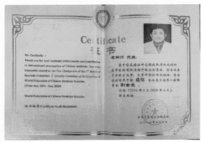
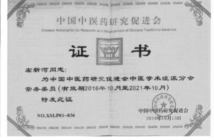
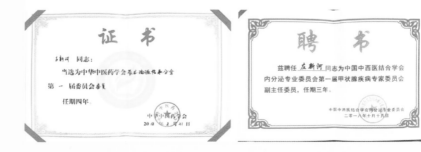

左新河教授带领内分泌科全体成员抗疫取得阶段性胜利后的首次合影

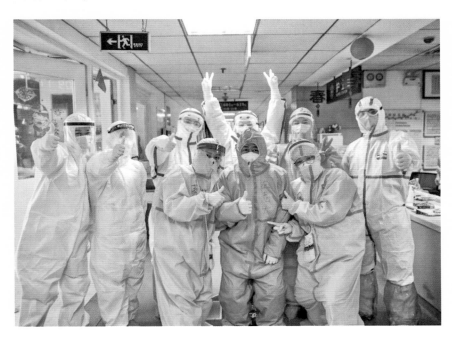

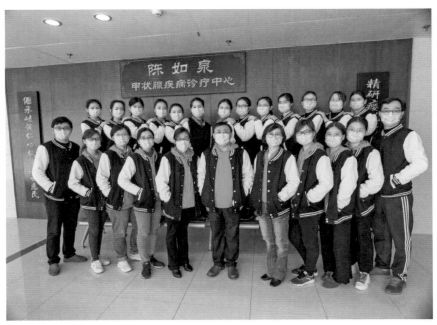

内容简介

　　本书是"荆楚中医药继承与创新出版工程·荆楚医学流派名家系列(第一辑)"丛书之一。

　　本书内容包括医家传略、学术特色、著作简介、医论医话、医案精选、创新成果、大事记等。本书汇集了左新河教授的学术观点、临床医案、科研成果、著作论文等内容,集科学性、严谨性、系统性和实用性于一体,学术资料丰富,内容翔实,特色鲜明,具有较高的临床应用价值。

　　本书可供中医及中西医结合临床医师、中医药院校师生及中医爱好者参考阅读。

总　序

　　中医药传承与创新非常重要，没有传承，创新就是无根之木、无源之水，而只有不断实践、创新，才能发展，并得以很好地传承。因此，要加强中医药文献整理和学术流派的研究，以及地方名医学术经验的整理与发掘工作。近些年来，很多业内人士已经清楚地看到，中医药文献与学术流派是现代中医药科学研究、教育以及临床发展的重要基础，系统梳理中医药历史源流，整理中医药学术思想精华，总结历代名医名家临证经验、学术思想和治学方法，尤其是对具有地域特色的医学体系、学术流派和临证经验进行整理，对于继承和发展中医药事业具有重要意义，也是践行习近平总书记提出的"传承精华，守正创新"指示的具体举措。在这方面尚有很多工作可做，值得大家重视。

　　中医学术流派是在长期的历史过程中通过不断积淀、传承、演变并凝练出独具特色的学术思想和诊疗技术而形成的，具有一定的历史影响和社会公认度，也是中医药文化传承发展的重要载体。中医学术流派特别是名医的学术思想和临证经验作为中医传统技艺的重要组成部分，已经成为中医理论和临床经验传承发展的关键。湖北省（荆楚）地域辽阔，历史悠久，九省通衢，交通便利，文化积淀深厚，药物资源丰富，历代名医辈出，具有鲜明的发展特色和规律。

　　荆楚医学源远流长。神农尝百草是荆楚医药学研究的开端。到了商周时期，荆楚医学开始发展，出现了具有个别性、自发性的零散的经验和认识，这一点从先秦的文献中可以看出。正是这些前期积累为战国到两汉时期医学体系的构建奠定了基础。湖北江陵张家山汉墓出土的医书竹简包括《脉书》《引书》。从内容可以看出，其出现的时间早于《黄帝内经》。毫无疑问，这些著作为《黄帝内经》的成书做出了贡献。晋唐到宋这一时期可以说是荆楚医学的兴起时期，这一时期出现了以王叔和、庞安时为代表的名医大家。王叔和精于脉学，整理编次了《伤寒论》，庞安时提出寒温分治，两人对《伤寒论》都深有研究。明清时期是荆楚医学发展的鼎盛时期，这一时期出现了临床大家万全、伟大的医药学家李时珍，此外，还有本草学家刘若金、"戒毒神医"杨际泰、内科名家梁学孟、制药名家叶文机以及他开设的知名药店"叶开泰"。近现代，荆楚地域更是名医辈出，有倡导扶阳的王和安，有内科名家蒋玉伯、张梦侬、熊魁梧，有与哈荔田有"南黄北哈"之称的妇科名家黄绳武，有伤寒名家李培生、洪子云，除此之外，还有很多当代的名医名家，他们所做的工作不仅推动了荆楚地域中医学的发展，而且对中国传统医学的发展做出了巨大的贡献。因此，对荆楚地域医家的学术思想以及临证经验进行研究既有必要，也有可为。

本丛书通过深入研究文献，勾勒出从汉水流域至长江中段荆楚医学从源到流的发展脉络，揭示了从东汉末年到明清的荆楚中医药学的发展历史，延续至今，一代代中医名家学术相承赓续，不断地传承与创新，特别是通过对当代代表性医家的医学思想、理论、技术的挖掘，系统而深刻地梳理出荆楚医学的传承与发展脉络，具有重要的社会意义和文化影响，亦是对中医药传承创新的贡献，也为全国各地中医流派整理、发掘研究做出了示范。

本丛书适合中医医史学、中医学术流派、中医药临床及中医药文化的研究和学习者阅读。

书将付梓，先睹为快，不揣粗简，乐而为序。

张伯礼

中国工程院　　院　　士

天津中医药大学　名誉校长

中国中医科学院　名誉院长

2021 年 7 月于天津团泊湖畔

前 言

中医学术流派是在长期的历史进程中通过不断积淀、传承、演变并凝练出独具特色的学术思想和诊疗技术而形成的,具有一定的社会认可度,也是中医药文化传承发展的重要载体。荆楚医学是在服务人民的过程中不断得到创新和发展的理论和实践体系。荆楚医学流派是在我国中部荆楚地域形成的中医学术流派,是在荆楚地域独特的历史、文化、经济、地理、气候等诸多因素作用下,在汉江流域以及楚文化的历史背景下孕育出来的,具有鲜明的发展特色。湖北省对瘿病的临床诊疗及研究较早,湖北省陈氏瘿病学术流派是湖北省中医学术流派代表之一,在瘿病诊疗方面具有鲜明特色,具有一定的学术研究价值。2012 年,国家中医药管理局遴选了第一批 64 家全国中医学术流派传承工作室进行重点建设,有力地促进了中医学术流派的传承和发展。2018 年,国家中医药管理局又择优确立 51 个流派传承工作室开展第二轮建设。湖北省陈氏瘿病学术流派传承工作室入选第一轮、第二轮建设项目,并深入挖掘了流派学术思想与特色优势,强化了流派特色经验的推广应用和创造性转化,培养了理论功底深厚、中医临床思维能力强、诊疗技艺精湛、具有流派特色的中医药人才,以凸显中医学术流派传承的当代价值。

左新河师承首届全国名中医、湖北省中医大师陈如泉教授,为湖北省陈氏瘿病学术流派代表性传承人之一,他在继承前辈学术思想的基础上,结合临床工作需求,较深入研究内分泌疾病,尤其是甲状腺疾病的诊治,形成了自己独特的学术经验和临床诊疗技艺。本书从医家传略、学术特色、著作简介、医论医话、医案精选、创新成果、大事记等方面,汇集了左新河教授的学术观点、临床医案、科研成果、著作论文等内容,集科学性、严谨性、系统性和实用性于一体。本书的学术资料丰富,内容翔实,特色鲜明,具有较高的临床应用价值。

由于编者水平和经验有限，虽付出了辛勤的劳动和努力，本书仍难免存在不足之处，希望广大读者不吝赐教，以便于进一步修订。

本书中引文，因来源资料年代久远，已无从查对最原始的版本，在编写过程中，编者和编辑对引文中少量明显错误之处，按现在的出版规范做了修改。

本书中方剂组成尽量与原方保持一致，但需关注国家重点保护野生药材的应用，此类药物在临床应用中应灵活处理，不可照搬照抄原方。

编　者

目 录 |

荆楚中医药继承与创新出版工程·

荆楚医学流派名家系列（第一辑）

左新河

医家传略

左新河（1964年—　），医学博士，湖北中医药大学第一临床学院教授，硕士研究生导师，现任湖北省中医院甲状腺疾病诊疗中心学科主任、内分泌科（光谷院区）专科主任，湖北省陈氏瘿病学术流派传承工作室建设项目负责人、陈如泉全国名中医传承工作室建设项目负责人，从事临床、教学、科研工作30余年。他擅长中西医结合诊治甲状腺疾病、糖尿病及急慢性并发症、高尿酸血症、痛风等内分泌疾病，尤其对甲状腺功能亢进症、甲状腺功能减退症、甲状腺相关性眼病、亚急性甲状腺炎、桥本甲状腺炎、甲状腺结节等甲状腺疾病的诊治具有丰富的临床经验。左新河在多个社会团体中任职，现为世界中医药学会联合会瘿证专业委员会副会长，世界中医药学会联合会内分泌专业委员会理事，中华中医药学会学术流派传承分会常务委员，中国中医药研究促进会内分泌学分会常务委员，中国中医药研究促进会中医学术流派分会常务委员，中国中药协会内分泌疾病药物研究专业委员会副主任委员，中国中西医结合学会内分泌专业委员会甲状腺疾病专家委员会副主任委员，湖北省中医（中西医结合）甲状腺病专科联盟理事长，湖北省中西医结合学会内分泌专业委员会副主任委员，湖北省中医药学会内分泌专业委员会常务委员，湖北省中医师协会名方膏方专业委员会副主任委员，武汉市中医药学会内分泌代谢病专业委员会常务委员。

左新河主持、参与并完成多项国家级及省部级科研项目，多次获得湖北省科学技术奖、河南省科学技术进步奖，参加了湖北省科技厅"十一五"规划中医药规划项目的拟定工作，目前为多项在研省市级项目负责人。他主编了《甲状腺病中医学术源流与研究》《甲状腺功能亢进症》等专著，发表医学论文70余篇，曾多年为湖北中医药大学本科生及研究生讲授"中医外科学""中西医结合方法学""中医内科学"等课程，教学幽默风趣，受到学生的一致好评。此外还多次应省市卫健委等部门邀请，为群众做内分泌相关疾病的中西医治疗讲座及科普。

一、敏而好学，年少成才

1964年2月，左新河出生于湖北省荆州市监利县新沟镇东荆河畔的一个普通工人家庭，他在家中排行老大，下面还有三个弟妹。因家里人口众多，为了维持生计，左新河的父亲一直在外地的工厂上班，母亲为照顾孩子，便在离家近的工厂上班。父亲不在家，母亲工作忙，作为家里老大的左新河从小便十分乖巧懂事，懂得替母亲分担，他在照顾弟妹的同时，还帮忙做家事，家里被打理得井井有条。虽然生活清苦，但是父母并没有亏待子女，还特别重视对子女的教育，想方设法筹钱交学费，送四个孩子去学校接受教育。到了上小学的年纪，年幼的左新河进入离家近的新沟小学就读。因天资聪颖，又勤奋刻苦，整个小学时期，左新河的学习成绩十分优异，一直名列前茅。每天放学回家后，左新河都会帮母亲挑水，拾柴草，烧火做饭，照顾年幼的弟妹。尤其是寒暑假，他还会做些零散的活计如捡煤渣、剥树皮等来贴补家用。

随着家里生活条件的逐渐改善，左新河小学毕业后，一家人便搬到了监利县城居住，随后左新河进入监利一中就读。因从小生活在镇上，初次来到县城的左新河刚开始并不适应，尤其是进入监利一中就读后，班上从小生活在县城的孩子，对来自小镇的左新河态度并不十分友好。但左新河并没有胆怯，在短暂的过渡期后，很快便凭借大方爽朗的性格和同学们打成一片，学业上他也没有懈怠，仍旧在学校名列前茅，并担任班级学习委员、团支部书记等职务。因成绩优异，左新河初二时便由老师推荐参加了中考，后继续就读于监利一中的高中部，并进入重点班学习。高中时期，左新河并没有因为他是优等生而沾沾自喜，平日里对自己要求十分严格，始终刻苦学习，并担任了校级团支部书记，高二时便参加了高考，以优异的成绩考上了湖北中医学院（现湖北中医药大学）。

因爷爷奶奶身体不好，常年喝中药调养，左新河的中医启蒙由此而来。加之家乡中医氛围浓厚，左邻右舍都十分推崇，故而左新河从小就对学习中医十分向往，但一直没机会。后来他在中学时期的历史课上了解到中医历史悠久、博大精深，更是心驰神往，立志要成为一名救死扶伤的中医师，遂于高考填报志愿时报考了湖北中医学院。1980年，左新河进入湖北中医学院的中医系就读。刚入学时，左新河感到一切都很新鲜，他欣然投入对专业知识的学习。中医基础理论繁杂而枯燥，中药品种繁多、性味各异，中药方剂组成更是千变万化，但这些都是最基础的学习内容，一名合格的中医系学生必须完全掌握，甚至背诵。左新河并没有被枯燥而繁杂的学业吓跑，他不惧困难，虚心好学，发挥记忆超强的优势，不仅将学习内容全部掌握，还将《黄帝内经》《伤寒论》《金匮要略》《温病条辨》《汤头歌诀》等中医经典著作反复研读背诵，烂熟于心，以备临床之用。大学期间，他看了很多书，有中医经典著作、各家学说等。随着知识的积累，视野的开阔，他对中医学的认识和理解逐渐加深。另外，左新河与同学们的相处也十分融洽，从不因自己成绩优异而蔑视他人，常常和同学们一起参加校内的各种活动，如运动会、文艺晚会等，他先后担任了班级生活委员、班长、校级团支部书记、校级学生会主席等一系列学生干部职务，每年都获得校级三好学生标兵的称号，德智体美劳全面发展，是当之无愧的优秀学生。

因成绩优异，左新河在大五那一年由学校派送，和另外一名同学代表湖北省参加了中南五省举办的中医专业交流实习活动，到广西壮族自治区广西中医学院附属医院（现广西中医药大学第一附属医院）进行为期 10 个月的实习。实习期间，左新河在各个临床科室轮转，跟随李锡光、陈慧侬等名师学习。左新河在大学的前四年学习期间已初步掌握中医基础理论，而且能十分熟练地背诵中药名、方剂相关内容，但一直苦于没有机会实践，不能真正将理论与临床结合起来。所以在实习的这一年，他十分珍惜机会，每天跟着带教老师上下班，从不迟到早退。左新河每天白天跟随老师门诊抄方、病房查房，晚上则回到宿舍整理笔记，记录医案，认真体会辨证论治的精髓，记录下自己的体会与疑问，第二天再和老师交流。长此以往，左新河的理论基础越来越扎实，有时候对一些特殊医案有自己的见解，十分受老师赏识。每次轮换科室，都能得到全科室老师乃至患者的高度评价，但左新河从不骄傲，一直虚心受教、谦恭待人，最终以优异的成绩结束了实习。

1985 年 7 月，左新河大学本科刚毕业，便以优异的成绩通过了湖北中医学院的考试选拔，成功拿到了两个留校名额中的一个，进入中医外科教研室担任讲师，讲授"中医外科学"，同时作为一名医师在学校附属湖北省中医院中医外科出诊，兼顾教学、科研、临床工作。在工作期间，左新河讲授的"中医外科学"深入浅出，通俗易懂，得到了同学们的一致好评；在湖北省中医院中医外科出诊期间，他运用中医基础理论，结合临床实际，自行研制出了黄马酊、黄甘粉等外用膏剂。这些膏剂治疗外科疮疡病效果显著，且一直沿用至今。1988 年，始终坚持学习的左新河考上了中医外科金枝教授的硕士研究生，并成为湖北中医学院有史以来招收的第一个中医外科学专业硕士研究生，一时传为佳话。在读研期间，左新河更加勤勉好学，除去上课和出诊的时间，其余时间均跟随金枝教授坐诊抄方，深入学习金枝教授的学术思想与经验，经常和金枝教授一起讨论典型医案，交流心得体会，不断巩固自己的理论基础、总结临床经验。学习之余，左新河发表了多篇学术论文，最终以优异成绩毕业，获得中医外科学硕士学位。

1993 年，湖北省中医院响应国家号召，开始着力于推动中医药成果研发与转让事业的发展。左新河调往湖北省中医院科技发展与转让部工作，这一调任，就是 7 年。左新河刚调往科技发展与转让部工作时，主要负责医院自制药的基层医院推广工作。由于不熟悉工作流程与内容，险些出错，左新河深感学习不够，遂开始重新阅读中医经典，研读中药学，学习中药炮制理论，他还学习西医药理，将传统中医药和现代医学相结合，并从中体会到中西医结合的益处。在科技发展与转让部工作期间，左新河成功转让了一些新药的专利技术，如益智颗粒就以 118 万元的价格转让给了重庆希尔安药业有限公司，其疗效显著，广受患者好评。他还多次被医院授予"先进工作者""优秀党员"等称号。也是因为这一次调任，左新河结识了他一生中的良师——陈如泉教授，此次调任改变了他的工作轨迹。

二、拜师学艺，继承衣钵

（一）拜师中医大师陈如泉，深入研究内分泌代谢性疾病

左新河在湖北省中医院科技发展与转让部工作期间，正好是时任医院副院长的陈如泉教授主管，工作上的交集让左新河结识了这位医学大家。面对这位经验丰富的医学大家，左新河更加努力工作，他的工作成果引起了陈如泉教授

的注意。经过一段时间的接触,陈如泉教授意识到这是一位优秀的人才,值得培养,于是左新河开始在闲暇之余跟随陈如泉教授坐诊抄方。

自 1997 年开始,除了完成在湖北省中医院科技发展与转让部的工作外,左新河每周还会抽时间跟随陈如泉教授坐诊抄方,认真学习陈如泉教授的学术思想与临床经验。2000 年离开湖北省中医院科技发展与转让部后,左新河便正式拜陈如泉教授为师,跟诊抄方,开始学习内分泌专业知识,从事内分泌专业工作,深入研究内分泌代谢性疾病,同时开始整理陈如泉教授的学术思想成就,和陈如泉教授一起筹建甲状腺专科门诊。

在陈如泉教授的主持和指导下,经过前期的筹备工作,第一个甲状腺专科门诊于 2002 年正式成立。当时仅有陈如泉、向楠、左新河 3 位医师坐诊,年门诊量仅 3000 余人次,但是大家没有灰心丧气,并坚信甲状腺专科门诊一定会发展壮大,病房也会慢慢筹建出来。随着对内分泌代谢性疾病研究的深入,左新河决定将其作为自己终生奋斗的事业,遂于 2008 年考取了陈如泉教授的博士研究生,继续深造。甲状腺专科门诊经过几年的发展,在陈如泉教授的指导下,结合中医基础理论和临床经验,研制出了一批治疗甲状腺疾病的院内自制制剂,如复方甲亢片、活血消瘿片、复方消瘿甲亢片、理气消瘿片、金黄消瘿膏、散结消瘿膏、理气消瘿膏等,疗效显著,广受患者好评,这批自制制剂的用量十余年来一直在院内自制制剂中居于前列。随着患者数量的逐渐增加,2009 年,在陈如泉教授的带领下,光谷院区内分泌科病房成立,受当时条件限制,仅拥有病床 10 余张,且与其他内科共用病房,十分不便。经过多方努力,终于在 2015 年成立光谷院区内分泌甲状腺病区,拥有了独立病房,病床扩张至 45 张。2017 年初,甲状腺疾病诊疗中心成立,这是集内分泌科、眼科、甲乳外科、核医学科于一体的综合性诊疗中心,并拥有 60 张病床。

(二)申报湖北省陈氏瘿病学术流派传承工作室

2002 年第一个甲状腺专科门诊成立,经过数年的发展,慕名而来的患者越来越多,也吸引了一批优秀人才前来拜师学习,甲状腺专科人才队伍日渐壮大,形成了以陈如泉教授学术思想为中心的学术传承体系。左新河逐渐意识到需要构建一支专业的学术队伍，在和陈如泉教授沟通之后，于 2012 年开始筹建湖北省陈氏瘿病学术流派传承工作室。该工作室于 2013 年获批国家中医药管理局第一批全国中医学术流派传承工作室建设单位，也是目前全国唯一的甲状腺专病流派工作室，由左新河担任项目负责人，最终于 2016 年正式成立，另在外省有 5 个分站。湖北省陈氏瘿病学术流派传承工作室的建立，更好地将陈如泉教授的学术思想传承了下来，为以后的瘿病研究提供了一个高效平台。

（三）组建湖北省中医院甲状腺疾病诊疗中心

2016 年，湖北省陈氏瘿病学术流派传承工作室成立，当时陈如泉教授已年近 80，早已退居二线，且身患肺癌，但他仍然坚持工作，每周在甲状腺专科门诊坐诊 2 次。左新河十分担心恩师的身体，经常劝陈如泉教授就在家休息，颐养天年，但陈如泉教授心系患者，仍坚持出诊，风雨无阻。除此之外，陈如泉教授常常与左新河探讨甲状腺学科建设之路。在陈如泉教授的积极推动下，2016 年，甲状腺疾病诊疗中心开始筹建，旨在形成系统的、全面的、医教研一体的甲状腺疾病研究基地，左新河作为陈如泉教授的大弟子，作为项目的总负责人开始行动起来。众所周知，组建多学科合作的诊疗中心并不是一件容易的事情，其中涉及的沟通协调等工作十分烦琐。功夫不负有心人，在经历了数月的筹备工作后，最终他们在 2017 年初成立了集内分泌科、眼科、甲乳外科、核医学科于一体的甲状腺疾病诊疗中心，左新河任诊疗中心主任，总揽全局。左新河更在此基础上大力发展甲状腺局部介入治疗，目前已形成了一套规范的诊疗流程，获得了临床患者的高度评价。

湖北省中医院甲状腺疾病诊疗中心现拥有 3 个独立的甲状腺疾病专科门诊、1 个专病专科病房和 1 个国家中医甲状腺病实验室，分为甲状腺病学组、糖尿病学组、代谢病学组、甲乳外科学组及核医学科学组这 5 个小组，年门诊量约 9 万人次，年出院量约 1700 人次，发展了 20 多位学术传承人，为学术研究和临床工作的开展提供了保障。在陈如泉教授的带领下，湖北省中医院甲状腺专科始终走在全国前列。

三、立德树人，以身为范

（一）亦师亦友，亦兄亦父

2004年，左新河成为湖北中医学院（现湖北中医药大学）硕士研究生导师，开始指导硕士研究生，并于2006年开始担任教改实验班指导老师。至今已经培养硕士研究生20余位，师带徒学生30余位，学生们对他的评价都很高。不论是在学习上，还是在工作、生活上，左新河总能给学生恰到好处的建议和帮助。

在学习上，左新河是一位严师，他对学生的业务要求十分严格。因为他的门诊患者非常多，有时一个早上要接诊七八十个患者，学生们忙乱中有时会遗漏问诊一些症状或是没有注意到一些细节，这时他都会耐心指出并手把手地指导学生问诊和体检。他总是说，宁可慢一点，宁可我们下班晚一点，也要做到对患者的病情心中有数，不能出错，这是作为医者的责任和担当。

在工作、生活中，左新河常常会像父亲一样关心学生，对于学生的事业发展问题，他常常会提供作为"过来人"的建议，他的经验和指导往往会让年轻的学生们茅塞顿开。同时，他又像学生的同龄朋友，可以跟大家聊最近的新闻，聊生活的近况，甚至是生活中遇到的一些烦恼，和学生们打成一片。

学生王某某已经毕业3年，现在是一名执业医师。对于恩师左新河，他回忆道："我大学本科的时候从同学那里听说左老师医术很不错，人也非常好，但那时候我并不是教改实验班的学生，是不能分配给师带徒老师指导的。因为求学心切，我自己厚着脸皮找到了左老师，忐忑地问左老师我是否可以跟着他学习。我当时只想试一下，哪知道左老师毫不犹豫就答应了。他说，你想学习是好事，只要你愿意学我就愿意教。从那以后我就一直跟着左老师上门诊，最后我考上硕士研究生，真正成了他的弟子。"

学生卫某是左新河教改实验班的师带徒学生，刚毕业择业时她十分迷茫，一边是家人安排好的轻松的体制内工作，一边是自己想要尝试的创业，她不知如何选择。如今她已事业有成，回想过去，她感叹道："感谢左老师当初给我的指点，让我跳出了固定的思维模式，选择了适合我的工作与生活方式。"

亦师亦友，亦兄亦父，学有所成，教有所长，教学相宜。左新河的弟子们，在祖国的医疗行业中，逐渐将老师所传授的为人处世之法用在工作和生活中，一步步成长为能为祖国医疗事业做出贡献的中坚力量。

（二）治病救人，医德高尚

在 30 余年的临床工作中，左新河一直将救死扶伤作为自己行医的基本准则，他从未因自己的私事耽误工作，特别是甲状腺疾病诊疗中心成立后，慕名而来的患者越来越多，工作越来越忙碌，一年 365 天，除了过年休息几天外，其余时间基本无休。出门诊时，经常有许多从外地赶过来的患者挂不上号，左新河了解情况后，总是亲自打电话到门诊办帮忙加号，不让患者白跑一趟，他常常跟学生们说："患者从外地千辛万苦地赶过来就诊，已十分不易，给他加个号，于我们而言，只是举手之劳，既不花多少时间，又解决了患者的病痛，这是作为一个医生应该做的。"左新河接诊患者时，总是温和有礼、细心周到，就算是面对纠结的患者，也从不加诸私人情绪，而且不论时间多晚，左新河总是坚持接诊完最后一名患者，再三确认都已接诊完才下班，患者们都对他赞赏有加。

（三）言传身教，抗击疫情

2019 年 12 月，湖北省武汉市出现新型冠状病毒肺炎（简称新冠肺炎）病例。2020 年 1 月中旬，湖北省中医院发热门诊患者数量不断增加，左新河深知事情严重，立即强调科室医护人员谨慎防护，安排好科室及门诊事务，并指导学生做好防护措施及特殊时期跟诊安排。2 月 9 日，210 名新冠肺炎患者需连夜收治到湖北省中医院光谷院区，医院紧急成立肺病科，左新河主动请缨组建肺 11 科，带领着他的团队毅然决然地投身到抗击疫情工作中去。这注定是一个不眠夜,医护人员改造隔离病房、集结到位,也是从这一天起,左新河开始了长达1个多月的隔离病区工作。疫情期间,很多甲状腺疾病、糖尿病等慢性病患者不能出门,无法到医院复诊。左新河又开通了线上问诊,在本就繁忙的抗击疫情一线工作中,抽空为患者提供咨询服务。面对防护物资短缺的情况,左新河联系国外同学,为隔离病房的同事们筹集到紧缺的防护物资。对自己的学生,左新河通过微信群和电话要求大家向他报告身体状况,他一遍又一遍地强调,不管多忙,身体健康一定要放在第一位,防护不能偷工减料,希望疫情结束后大家都能健健康康的。他说,你们中的很多人在抗击疫情一线,都是好样的,为你们感到骄傲和自豪,唯一的心愿就是都要好好的!

研究生杨某某:左老师一直用心用爱呵护患者和学生,在这场艰难的"战疫"中,他带领着师门弟子战斗在一线,作为还不具备专业救助资格的年轻医学生,虽隔离在家亦深受鼓舞,更激励我主动学习,进一步提升,并尽己所能做出贡献。

研究生李某某:左老师在百忙中抽空关心我们学生的身体健康,让所有学生向他微信报告身体状况,非常感恩又很担心左老师的身体。左老师平时工作繁忙,全年基本无休,面对疫情,更是勇奔一线,令我们真真切切体会到"健康所系、性命相托"的责任,为我们树立了榜样。

疫情无情人有情,言传身教济世人。左新河用他的实际行动,成为学生们学习的典范,诠释了何为医风医德。这就是中国医者!

荆楚中医药继承与创新出版工程·
荆楚医学流派名家系列（第一辑）

左新河

学术特色

从肝论治甲状腺功能亢进症

甲状腺功能亢进症,简称甲亢,是指由多种原因引起的甲状腺激素增多,作用于全身的组织器官,造成机体的神经、循环、消化等系统兴奋性增高和代谢亢进的疾病总称,是内分泌系统的常见疾病。临床上以怕热或面部烘热、自汗、心悸不宁、烦躁易怒、乏力消瘦、舌指震颤、甲状腺肿大等为主要表现。本病可发生于任何年龄,多见于中青年,尤以女性多见。左新河教授通过多年的临床经验总结认为甲亢的诸多症状与肝有着密不可分的关系。

一、肝脏与甲亢的关系

1. 经络循行

《灵枢·经脉》云:"肝足厥阴之脉……挟胃,属肝,络胆……布胁肋,循喉咙之后,上入颃颡,连目系……其支者,从目系下颊里……"足厥阴肝经循颈项而行,甲状腺位于颈前部,正好在肝经的循行路线上。《素问·金匮真言论》有言"东风生于春,病在肝,俞在颈项",所谓"俞在颈项",是指肝气出口位于颈项部,在人体升降出入的机制中主升腾作用,具体作用部位在甲状腺。经络所过,病之所主,从而可以认为颈项部所发生的疾病与肝脏有紧密的联系,故而甲亢的发生与肝相关。

2. 肝主疏泄

气是维持人体生命活动的最基本物质,气的运动是脏腑经络功能活动的重要体现。肝主疏泄,疏可使气的运行通而不滞,泄可使气的运动散而不郁,达到调畅全身气机的目的。肝为刚脏,喜条达而恶抑郁,具有调畅气机、调节情志等生理功能。中医认为"百病生于气",若肝失疏泄,气机运行不畅,可导致多种疾病的发生。精神情志失常方面,均与肝密切相关。关于甲状腺疾病,隋代巢元方在《诸病源候论·瘿候》中指出，"瘿者，由忧患气结所生"，"动气增患"，最早提出甲状腺疾病是由情志因素引起的。严用和在《济生方·瘿瘤》中说："夫瘿瘤者，多由喜怒不节，忧思过度，而成斯疾焉。大抵人之气血，循环一身，常欲无滞留之患，调摄失宜，气凝血滞，为瘿为瘤。"陈言在《三因极一病证方论》中说："此乃因喜怒忧思有所郁而成也。"由此可见，情志因素是导致甲亢的一个重要因素。情志失常，肝气失于条达，气机郁滞，体内津液不能正常输布，并发痰凝、气滞、血瘀，壅结于颈前部位，发为甲亢。另外，甲亢患者多伴有情志不遂，每遇情志刺激，病情会进一步加重或复发，进一步佐证甲亢与肝有密切关系。

3. 肝主藏血

肝主藏血，是指肝具有储藏血液、调节血量和防止出血的功能，与肝主疏泄的关系密切。肝主疏泄，通过调畅心神和输布血液实现对肝藏血的调节。若肝失疏泄，气机不畅，气病及血，可使肝藏血的功能失调，导致肝不藏血，血随气结，血脉瘀阻，临床上出现血瘀、血虚、出血等病理变化，痰瘀互结于颈部发为甲亢。肝也为气血化生之所，《素问·六节藏象论》首倡肝生血气，"肝者，罢极之本，魂之居也，其华在爪，其充在筋，以生血气"，能濡养筋脉及其他脏器。若肝不藏血，濡养功能失调，五脏六腑、经络筋脉、四肢百骸失养，则见头晕目眩、面色无华、全身乏力、心悸、不寐等甲亢表现。反之，甲亢引起的白细胞或粒细胞减少、女性患者月经量减少也与肝藏血功能息息相关。

4. 肝与女子

肝在女性疾病的发生、发展过程中有着重要的作用。叶天士在《临证指南医案》中提到"女科病，多倍于男子，而胎产调经为主要……女人以肝为先天也"，从而明确提出了"女子以肝为先天"的理论，强调了肝在女子发病过程中的重要性。同时，《灵枢·五音五味》指出，"妇人之生，有余于气，不足于血，以其数脱血也"，也注意到了肝在妇科中的作用。有余于气，即指女性最易为情志所伤而致肝气郁滞。女子常常忧思多虑，情志抑郁，则肝失疏泄，气机郁滞，且女性的经、孕、产、乳等生理功能都依赖于肝的疏泄功能，故临床上甲亢好发于女性人群。

二、从肝辨证分型论治甲亢

在治疗上，左新河教授强调要从肝着手，以肝为中心，分辨虚实，由此提出了以下几种常见证型论治。

1. 肝火亢盛证

此证型常见于甲亢发病期，从甲状腺疾病的症状分析，甲亢患者往往会出现怕热、多汗、心慌、急躁易怒、多食、消瘦、手指颤抖、甲状腺肿大、口干口苦、大便溏、小便赤等症状，舌红、苔黄、脉细数。因肝在志为怒，肝火亢盛，则烦躁易怒、情绪易激动；肝火上扰于心，则心悸；火热内盛，灼迫津液，则汗出；肝气犯脾，脾失健运，则便溏；肝火入胃，胃热中消，则多食消瘦；肝火亢盛无制，热极生风，肝风内动，筋脉拘挛，则出现手颤；甲状腺及眼睛位于肝经所过之处，且肝开窍于目，肝火亢盛，上攻于目，肝经挟痰，则易出现颈前肿大、突眼。左新河教授在治疗本病时，常以龙胆泻肝汤为主方化裁，疏肝清热泻火，使肝火得以泄散，药用龙胆草、黄芩、栀子、夏枯草、桑叶、菊花、川楝子等。若此证型见于甲状腺相关性眼病，则辅以明目退翳药物，如密蒙花、青葙子、决明子、谷精草、蒲公英等。

2. 肝郁气滞证

此证型的常见症状有精神抑郁、情绪低落、善太息等，病情常随情志变化而变化，还可见胸闷、胁肋疼痛，舌苔脉象为舌红、苔白，脉弦滑。《外科正宗·瘿瘤论》云："夫人生瘿瘤之症，非阴阳正气结肿，乃五脏瘀血、浊气、痰滞而成。"肝失条达，肝郁脾虚，津液输布失常，痰气凝结于颈前，则见颈前肿大。若肝疏泄太过，痰气久郁化火，可致肝阳上亢，或肝火上炎证；火热内盛，耗伤阴津，导致阴虚火旺之候，其中以肝阴虚最为常见。故在治疗上左新河教授常以疏肝解郁为总治则，令气机条达，气血调和，则疾病得复。以柴胡疏肝散加减，多用柴胡、郁金、白芍、枳实、陈皮、香附等疏肝郁，助肝用，肝脾共济，气血同调。若颈部肿块按之坚硬，或伴有疼痛感，或肿块表面见青筋盘曲，此乃肝气郁结日久而致血行不畅，脉络瘀阻，可选用桃仁、红花、三棱、莪术、当归、川芎等以活血化瘀、行气止痛。在此证型的治疗中，左新河教授常配以外治法，自制理气消瘿膏外敷颈前，使药效直达病所，具有理气化痰、散结消瘿的功效，临床应用效果良好。

3. 肝经湿热证

此证型多见于甲亢合并胫前黏液性水肿的患者。甲亢患者多有肝火炽盛的症状，此时外感风湿之邪，湿性重浊黏滞，流滞经络，湿与热结，下注于双下肢，则可见胫前水肿。还可伴有胁肋部胀痛，厌食腹胀，口苦、口干，大便不调，小便短赤，或阴部瘙痒，带下色黄秽臭，舌红、苔黄腻，脉弦数或滑数等临床表现。在治疗上左新河教授主张以龙胆泻肝汤化裁，药用龙胆草、夏枯草、黄芩、栀子、生地黄、赤芍等清泄肝热，泽泻、泽兰、猪苓、土茯苓等利水消肿，并用牛膝引药下行。兼有血瘀者，选用水蛭、鬼箭羽、鸡血藤、忍冬藤等活血通络、消瘀散结。

4. 肝阴虚证

此证型多见于甲亢中后期患者，气、痰、瘀三者内结，郁久化火，耗伤阴液，导致肝阴亏损，濡养失职。阴不制阳，阴虚阳亢，生热化火，火旺扰神，心失所养，则见心烦少寐、心悸不宁；肝开窍于目，肝阴不足，目失所养，则见双目干涩、视力减退、头晕目眩；肝阴耗损，虚风内动，则见手指颤抖、麻木；体内阴阳失调，虚热内扰，火盛迫津液外泄，可见潮热盗汗、两颧潮红、面部烘热或五心烦热；胞宫失养，则见女子月经紊乱或月经量过多、过少，甚则闭经、不孕；舌质偏红少津，少苔或苔薄黄，脉弦细数。在治疗上左新河教授主张以养肝阴为主，常用药物有当归、生地黄、玄参、知母、麦冬、天门冬、墨旱莲、女贞子、酸枣仁等。兼阳亢者加用钩藤、龙骨、牡蛎等平肝潜阳，兼风动者加用僵蚕、全蝎等镇肝息风。

5. 肝血虚证

肝血虚证可由肝阴虚证进一步发展演化而来，此种证型常见于甲亢合并粒细胞减少，或合并白细胞减少，或合并月经病的患者，也常见于甲状腺疾病的中后期。肝为气血化生之所，肝血亏虚时，以肝失濡养或肝经循行部位失养为主要表现。常见症状有头晕目眩,视力下降或夜盲,耳鸣,面色无华,爪甲不荣,肢体麻木,不寐,心悸,健忘,妇女多见月经量少、色淡,甚则闭经、舌淡、脉细等。在治疗上左新河教授主张养肝补血,药用当归、白芍、熟地黄、阿胶、川芎、枸杞子、知母等。若见血虚生风,亦可与平肝息风药配伍。

三、小结

随着人们生活方式的改变,社会压力的增大,甲亢的发病率呈上升趋势,严重影响着人们的生活质量和身心健康,应及早治疗,防止病情继续发展。在甲亢的治疗上,西医的治疗方法有限,主要是抗甲状腺药物治疗、放射性碘治疗以及手术治疗,易引起白细胞减少,皮疹,皮肤瘙痒,肝损伤,甲状腺功能减退等不良反应,且疗程长。左新河教授在治疗本病时,审证求因,辨病与辨证相结合,提倡甲亢当从肝论治,调畅全身气机,调整机体的脏腑功能,根据病情变化灵活施治,进而取得更好效果。

左新河教授治疗甲亢合并白细胞减少的经验

甲状腺功能亢进症(简称甲亢)是因机体内甲状腺激素过多而产生的毒症,对机体的各个系统均会产生影响,对血液系统最常见的影响是白细胞减少。患者在抗甲状腺药物治疗前后均可发生白细胞减少。白细胞减少的诊断可依据《内科学》第 6 版相关诊断标准,即实验室检查:外周血白细胞减少(外周血白细胞计数$<4.0×10^9$/L)或粒细胞减少(外周血中性粒细胞计数$<2.0×10^9$/L),甚或粒细胞缺乏(外周血中性粒细胞计数$<0.5×10^9$/L)。

一、发病机制

甲亢是一种常见的内分泌疾病,甲亢合并白细胞减少可发生在甲亢病程中的任何时段，其中约 1/3 的病例于甲亢出现之前发生白细胞减少。临床 80％以上甲亢是由毒性弥漫性甲状腺肿（GD）引起的，5％～20％的 GD 患者可出现白细胞减少，而接受抗甲状腺药物治疗的患者，3％～14％会出现白细胞减少的不良反应，严重时还可导致粒细胞缺乏，多见于初次治疗的第 2～3 个月或再次用药的第 1～2 个月。若继发感染，患者可出现脓毒血症甚至发生甲亢危象，严重时危及生命。

目前 GD 合并白细胞减少的发病机制尚未完全阐明，现有的研究表明可能与下列因素有关。一是与甲状腺激素相关：有研究认为，GD 患者的血常规变化与体内三碘甲状腺原氨酸（T_3）水平相关，当 T_3 处于低水平状态时，可促进骨髓单个核细胞增殖；而当 T_3 水平过高时，可抑制人体造血系统，进而导致细胞周期再分布，使大部分细胞停留于 G_0/G_1 期，引起血液细胞数量的减少。Kawa 等的研究认为，机体处于甲亢状态易致骨髓造血细胞凋亡，从而引起血细胞数量的减少。二是与抗甲状腺药物（ATD）相关：ATD 是治疗甲亢尤其是 GD 的基础药物。使用 ATD 可能会导致外周血细胞减少，主要与以下三个因素有关。①ATD 对骨髓本身的抑制作用；②ATD 引起的过敏反应；③ATD 引起的免疫反应。三是与自身免疫相关：有研究表明，免疫因素在 GD 患者白细胞减少的发病中有着重要作用。免疫调节紊乱时机体产生抗白细胞抗体，该抗体能抑制粒系干细胞的生长与成熟，并可破坏骨髓内幼稚细胞，致使白细胞（尤其是粒细胞）数量减少；且甲亢患者免疫力减低或低下，易发生病毒感染，导致白细胞减少。四是与遗传基因相关：国外有学者认为，GD 合并白细胞减少（或缺乏）的发生与部分遗传基因的参与相关。日本学者 Tamai 等的研究发现，GD 合并白细胞减少的患者体内 HLA-Ⅱ 基因家族的 HLA-DRB1* 1501 与 HLA-DRB1* 08032 表达频率增加，提示 HLA-Ⅱ 基因与该病的发生、发展有关。

在甲亢治疗过程中如果发现白细胞减少，可视白细胞计数下降程度酌情予以促白细胞生成药物治疗，严重者立即停用 ATD，待病情稳定后，再行其他抗甲亢治疗，定期监测甲状腺功能、血常规及肝功能。目前，治疗白细胞减少的可选药物较多，主要是促白细胞生成药物，如鲨肝醇片、维生素 B_6、维生素 B_4、利血生、雄激素、碳酸锂等,这些药物虽然能够在一定程度上使患者的白细胞数量得到恢复,但是从整体疗效上来看,难以全面促进患者健康的恢复。粒细胞刺激因子具有促进粒细胞和巨噬细胞前体细胞增殖和分化的作用,可增强效应细胞的活性和功能,患者在使用过程中未发现明显不良反应,但是本类药物价格昂贵,主要用于严重的白细胞减少或中性粒细胞缺乏者。近年来,有学者研究成果表明,在治疗甲亢合并白细胞减少时,选择中医药治疗既能较好恢复和巩固白细胞水平,还能明显改善患者临床症状,具有独特的优势。

二、病因病机

从中医角度来讲,甲亢合并白细胞减少并无确切的中医病名,左新河教授认为其当属中医学"血虚""虚劳"范畴,临床可见神疲乏力、少气懒言、面色少华、心烦少寐、潮热盗汗、舌淡红、脉细等症状。《素问·通评虚实论》有言,"邪气盛则实,精气夺则虚",左新河教授认为,本病的根本病机在于脾肾亏虚、气血不足。肾为先天之本,藏精生髓,髓生于骨,骨生血,精血同源,素体阴精亏耗,肾精亏虚,精亏则血不足。《灵枢·决气》曰,"中焦受气取汁,变化而赤,是谓血",营气和津液是气血化生的主要物质基础,二者均由脾胃运化传输的水谷精微所产生,脾胃为气血生化之源。脾为后天之本,为胃疏散津液,若脾气虚弱,脾气不足,运化功能失常,津液无以输布,血液生化乏源,则见体倦乏力、恶寒怕冷、食少、少气懒言;血不养心,心血不足则见惊悸、怔忡、健忘、不寐、盗汗。面色萎黄、舌质淡、苔薄白、脉细缓均属气血不足之象。

三、分型论治

1. 气血两亏证

《证治准绳》有言,"脾胃者,气血之父也",脾胃功能强健,则可将摄入的水谷精微转化为气血。在此证型的治疗上,左新河教授强调以健脾益气为根本大法,以归脾汤为主方化裁。归脾汤出自《济生方》,为补益剂,具有益气补血、健脾养心之功效。然《温病条辨·治血论》言,"善治血者,不求之有形之血,而求之无形之气",故而左新河教授常选用黄芪、党参、白术补脾益气以生血,使气旺而血生;山药、茯苓健脾养胃,补中益气;熟地黄、白芍、当归、龙眼肉补血生血;以香附为佐,香附之气平而不寒,香而能窜,其味多辛能散,理气醒脾,与大量益气健脾药配伍,既可复中焦运化之功,又能防大量益气补血药滋腻碍胃,使补而不滞,滋而不腻;用姜、枣调和脾胃,以资化源。全方共奏健脾、补气血之功。

2. 肝肾亏虚证

左新河教授认为,肝藏血,肾藏精,精血同生,肝阴和肾阴相互滋养,肝肾相生,以二至丸加减治疗。方中女贞子、墨旱莲、熟地黄、枸杞子、白芍滋补肝肾之阴;黄精补肾益精;生地黄养阴生津;黄芪、党参益气健脾补虚;肉苁蓉、淫羊藿温肾壮阳以助气血化生;甘草调和诸药,共奏滋补肝肾之功效。现代药理学研究表明,黄芪能增强网状内皮系统的吞噬功能,使白细胞数量显著增多,增强中性粒细胞及巨噬细胞的吞噬能力和杀菌能力,提高人体免疫力,并可以保护肝脏,降低血清转氨酶水平;相关研究亦表明枸杞子、女贞子均有助于提升白细胞数量;生地黄所含的多聚糖可刺激骨髓造血干细胞,促进造血干细胞增殖分化,从而提高骨髓有核细胞和外周血白细胞数量;当归所含当归多糖能增强骨髓造血功能。由此可见,补益气血药物可作用于造血干细胞、造血诱导微环境中基质细胞,影响骨髓有核细胞的分裂活动,达到调控造血、改善症状的目的。

3. 辅以中成药

同时,左新河教授还常运用地榆升白片、芪胶升白胶囊等中成药治疗本病。地榆生白片的主要药理成分是地榆皂苷,地榆皂苷是蔷薇科植物地榆的提取物,对造血干细胞的增殖与分化有直接促进作用,并能改善造血微环境,因而有利于造血干细胞的成熟和释放。有动物实验表明,地榆升白片对小鼠骨髓造血机能损伤具有保护作用,对血细胞的生长有类似生长因子的作用。采用地榆升白片治疗白细胞减少,效果较好,且患者临床症状改善较迅速,无明显不良反应。芪胶升白胶囊的主要成分为大枣、阿胶、血人参、淫羊藿、苦参、黄芪、当归,其中阿胶、当归、黄芪能提升白细胞、血小板、红细胞的数量,进而有效促进血细胞新生及发育;苦参含有生物碱,能够使外周血白细胞的数量得到有效提升,并使白细胞恢复至正常水平;所有药物均能起到补血、补肾气以及滋阴活血等作用。有学者表示,针对白细胞减少患者,采用芪胶升白胶囊进行治疗具有显著效果,能够使患者的白细胞水平恢复正常,进而改善临床症状,提高生活质量。

4. 小结

左新河教授认为,甲亢患者初诊时应完善血常规等相关检查,若患者白细胞出现异常,或伴乏力、头晕、不寐等相关症状,应及早进行干预。临床上需要鉴别甲亢合并白细胞减少的具体原因,排除血液系统疾病、急性感染、结缔组织病等疾病。在使用 ATD 之前,充分告知患者 ATD 的用药风险,并嘱咐患者及时复查血常规,服药的前 2～3 个月尤为重要。若使用 ATD 进行治疗后出现白细胞减少,必要时需停止使用 ATD。针对药物所致白细胞减少应采取以下措施:①一旦确诊或怀疑是药物所致,应立即停用 ATD;②密切监测血常规,定期复查;③采用对症支持疗法;④采用升白细胞治疗,根据血常规等进行减量、停药;⑤注重情志调畅、作息有度,用药规范。左新河教授运用中西医结合治疗甲亢合并白细胞减少,以中医辨证观念分析,运用中药辨证论治,既可控制患者甲亢症状,又能改善白细胞减少,对制订和调整患者治疗方案具有重要的指导意义,在临床上取得了良好效果。

左新河教授治疗甲状腺功能亢进症恢复期的经验

甲状腺功能亢进症(简称甲亢)是临床上常见的一种自身免疫性疾病,常表现为交感神经异常兴奋的高代谢综合征,可导致多个系统功能受损。目前,甲亢恢复期并没有确定的概念，左新河教授认为其是指确诊为甲亢的患者，经过一段时间的抗甲状腺药物治疗后，FT_3、FT_4正常，TSH 接近或恢复正常，临床症状得到一定程度的缓解，或指标正常，症状（如突眼、甲状腺肿大）未缓解的阶段。在临床上，甲亢恢复期可见于抗甲状腺药物治疗的不同时期，或为初治期，或为减量期，或为维持期。

一、甲亢恢复期的病因病机

从中医角度看，甲亢恢复期属于中医学"瘿气""瘿病"等范畴。左新河教授认为，甲亢的病程多呈进展性，根据临床表现可分为早期、中期、晚期。根据甲亢恢复期所表现出来的症状、特征，甲亢恢复期当属甲亢晚期，以虚证为主要表现。在甲亢发病初期，机体多气机郁滞，痰气搏结于颈前，日久气郁化热化火，郁火炽盛，灼伤营阴，"阴虚则无气"，阴伤日久则气虚，久病致气阴两虚。"气行则血行"，气虚血行无力，血滞脉中而成瘀；阳热炽盛，耗伤阴血，血行涩滞，亦能成瘀。郁热炽盛，灼伤阴液，炼液为痰；肝火旺盛，木旺乘土，脾失健运，湿浊内生，聚而成痰。故而滞气、凝痰、瘀血是其主要的病理产物，病理性质以实证居多，久病者由实转虚，火、痰、瘀邪在体内积聚不散，耗气伤阴，耗伤津液，可见阴虚、气虚等虚候或虚实夹杂之候。

二、分型论治

1. 气郁痰阻证

甲亢多由情志不遂、肝失疏泄导致，肝郁气滞为其主要病机。甲亢恢复期患者肝气仍失于条达，肝郁脾虚，津液输布失常，痰气凝结于颈前，则见颈前肿大，可表现为精神抑郁、胁肋胀满、咽中有异物感、梗阻感，吞之不下，咯之不出，苔白腻，脉弦滑。故在治疗上左新河教授以行气开郁、化痰散结为总治则，令气机条达,气血调和,则疾病得复。以半夏厚朴汤加减,多用半夏、厚朴、陈皮行气化痰;浙贝母化痰散结;柴胡、郁金、白芍、枳实、香附等行气疏解肝郁,以助肝用;佐以桔梗引药上行,利咽化痰,共奏行气开郁、化痰散结之功效。

2.气阴两虚证

《素问·阴阳应象大论》中提到:"壮火食气……壮火散气。"肝气郁滞,气郁化火,火旺亦能耗气,气阴初伤,久则病变由实转虚,形成实火与虚热并存、虚实夹杂的病机,转为气阴两虚之候,患者常表现为头晕肢乏、神疲乏力、口干咽燥、手足心热、心悸不寐、甲状腺肿大、小便淡黄、大便干燥,舌红、苔少,边有齿印、脉细数等。治宜益气生津养阴。临床上,左新河教授常选用生脉饮化裁,方中南北沙参补肺气,益气生津,为君药;麦冬养阴清肺而生津,为臣药;五味子敛肺止汗,为佐药;辅以生地黄养阴清热生津;黄芪、白术益气健脾补虚;女贞子、墨旱莲、熟地黄、白芍滋补肝肾之阴;诸药配伍,使气阴得复,全方共奏益气养阴生津之功效。

3.痰凝血瘀证

甲亢恢复期患者常伴有肝气不舒,气机郁滞,津凝痰聚,痰气交阻,日久则血行不畅,血脉瘀滞,气、痰、瘀壅结于颈前,故出现颈前肿块,按之较硬或有结节,肿块经久不消。气郁痰阻,脾失健运,则胸闷纳差,食欲不振,舌质紫暗或有瘀点、瘀斑,苔白厚腻,脉沉涩,女性月经色淡暗、有血块等。治宜化痰散结,活血祛瘀。左新河教授常用山慈菇、猫爪草、鬼箭羽化痰散结消肿,夏枯草、橘核、荔枝核、浙贝母、土贝母理气化痰散结,桃仁、红花、当归、川芎活血化瘀。左新河教授认为,山慈菇是治疗甲状腺疾病的专药,可解毒散结消肿,有很好的化痰作用;夏枯草本属清热泻火药,然散结消肿功效尤佳,可直达肝胆,辛能散结,苦寒泄热,既能清泻肝火,又能散结消肿,一药多效;橘核、荔枝核能行气助化痰,且性温,与清热药寒温并用,制约寒凉之性。若颈部肿块按之坚硬,伴有疼痛感,左新河教授常选用三棱、莪术或地龙、土鳖虫等虫类药以破血通络逐瘀。

三、外治法

在甲亢恢复期的治疗上，左新河教授还采用多项中医适宜技术，以辅助治疗。中药膏剂外敷是将中药制成的膏剂按照适应证外敷于颈前等处，药力刺激相应穴位，通过经络系统之间的相互作用，使药物直达病所，气血运行通畅，达到治疗目的的方法。例如，自制的理气消瘿膏，适用于气郁痰阻型甲亢患者；散结消瘿膏，适用于痰凝血瘀型甲亢患者。中医定向透药是将中药煎成汤剂，利用电流将中性药物离子经电极定位导入皮肤或黏膜，进入局部组织或体循环，从而增加药物经皮渗透率的一种方法。该法能舒经通络，活血止痛。超声引导下甲状腺局部介入治疗也常用于甲亢恢复期患者，通过局部用药，药物吸收效果好，疗效好，不良反应少，对维持甲状腺功能的稳定、减少甲亢的复发有一定积极作用，具有操作简便、创伤性小、并发症少的特点。

四、预防调护

甲亢多由情志因素诱发，生活习惯、情绪压力均可影响病情的发展。左新河教授认为临床治疗甲亢患者，不仅要关注患者临床症状及实验室指标的变化，更要关注患者情绪变化，对患者进行心理疏导，指导患者自我调畅情志，放松心情，舒缓压力，使气机条达，情绪稳定，进而有助于患者康复，并能降低甲亢复发的可能性。

五、小结

近年来，甲亢的治疗趋于中西医结合。中医治疗在改善临床症状、降低疾病复发率、减少不良反应方面具有独特优势。左新河教授认为，可根据患者所处疾病的不同阶段进行治疗，因甲亢在不同时期不同阶段呈现出不同的病理特征,故而分期论治能更加精确地对症遣方用药,充分体现了中医同病异治的理念。

甲状腺功能亢进症合并肝功能损害

甲状腺功能亢进症(简称甲亢)是一种常见的内分泌代谢性疾病。该病是甲状腺激素分泌过多所致,主要表现为机体代谢亢进和多个系统兴奋性增高。随着病情的变化,甲亢可累及肝脏,引起肝大、肝功能损害,甚至出现肝硬化、黄疸等。国外学者整理甲亢死亡病例的尸检资料后发现,90%患者合并肝功能损害,20%患者伴有黄疸,在确诊甲亢的患者中 40%～89%至少存在 1 项肝功能指标异常。有研究显示,在新诊断为甲状腺毒症的 6 个月内,患者肝脏生化异常的发生率为 39%。对肝脏生化异常风险增加的人群(初始血清 TSH 浓度≤0.02 mIU/L),临床医师可考虑早期监测肝功能(初诊后 1～3 个月),以防止进展为肝病。近年来,关于甲亢伴肝功能损害的报道越来越多,研究也越来越深入,抗甲状腺药物可引起一些不良反应,造成肝功能损害。

一、病理生理

甲亢患者在疾病发展过程中易出现肝功能损害,但甲亢引起肝功能损害的原因尚不清楚。甲亢合并肝功能损害的原因大致可分为以下 5 个类别:①甲状腺毒症肝炎(又称甲亢性肝损害);②自身免疫性肝病;③抗甲状腺药物致肝损伤;④病毒性肝炎;⑤脂肪肝或者肝脏肿瘤等其他疾病。肝功能损害可能是其中一种因素或者多种因素所致。其中甲亢性肝损害较为常见,即甲亢可导致机体多个器官受累,当累及肝脏时可引起肝功能损害、肝大甚至肝硬化。

甲亢性肝损害患者出现肝功能异常往往与其甲状腺激素水平的升高相关,作用机制可能如下:①甲亢患者的基础代谢率较高,其全身各器官、组织的实际耗氧量均呈持续增加的状态,但其肝脏内的动脉血流并未明显增加,致使机体呈现出缺氧状态而引起肝功能异常。②甲亢患者血液中甲状腺激素含量较高，这些甲状腺激素可直接刺激患者肝脏，进而损害其肝功能。③甲亢患者多存在营养不良的情况，可因肝细胞变性、胆汁瘀积而引起肝功能异常。④甲亢患者体内的分解代谢处于亢进状态，可造成机体的负氮平衡而引起肝功能异常。⑤甲亢性心脏病患者的右心衰竭引发肝大后可形成肝静脉瘀血，进而损伤其肝功能。

甲亢合并肝功能损害可由上述多种因素所致，且各有特点。单纯甲亢导致肝功能损害的患者，予以抗甲状腺药物治疗，在甲状腺功能恢复正常后，肝功能也可恢复正常；导致肝功能损害的抗甲状腺药物，主要是硫脲类。甲巯咪唑主要引起胆汁瘀积，发生在治疗 2 周后。丙硫氧嘧啶在治疗早期就可以导致严重的肝毒性反应，主要引起非特异性肝细胞坏死，停用药物后患者肝功能可逐渐恢复正常，再次给予同种抗甲状腺药物时又会出现肝功能异常。病毒性肝炎所致肝功能损害患者，多有肝炎病毒感染史，辅助检查中肝炎病毒多为阳性；甲亢性肝损害、药物介导的肝损害以及甲亢合并自身免疫性肝病均会引起胆红素水平升高。肝功能损害患者的临床表现可较轻微，如纳差、厌油、乏力、腹泻等。肝功能异常者的实验室检查主要表现为谷丙转氨酶、谷草转氨酶水平升高，且多为轻中度升高，还有碱性磷酸酶、胆红素水平升高。严重时患者可出现肝脾肿大、黄疸、肝功能严重损害。故临床上甲亢初诊患者应常规做肝功能检查，以期早期发现无明显症状的肝功能损害患者。

二、病因病机

甲亢性肝损害在中医学中没有明确记载，左新河教授认为其属于"瘿病""胁痛""黄疸"等范畴。本病多因情志内伤，或因体质因素、先天禀赋、饮食失宜所致。若情志不畅，肝气郁结，日久郁滞化火，则胁痛、烦热、急躁易怒；肝火移热中焦，胃热腐熟能力增强，损伤胃阴，则多食易饥，肉体消瘦；热扰心神，则心悸，肝郁气滞、痰阻，肝木克伐脾土，脾失健运，则见乏力、腹泻；脾失运化，湿热中阻,肝失疏泄,胆汁不循常道,外溢于肌肤,则成黄疸;肝热日久,壮火食气,气阴两虚,久虚或瘀,则心悸、汗出、手足心热等。病位在肝、脾、胃、心、肾,初起多实,以气滞、火郁、痰凝、血瘀为主;中期虚实夹杂,以阴虚阳亢或夹血瘀为主;日久则气阴两虚,甚至渐损及阳而成脾肾阳虚或阴阳两虚。

三、分型辨证

1. 肝郁火旺证

肝气郁结,气郁化火,肝火上炎,常见急躁易怒,面部烘热、口干目赤,多食易饥,心慌、手抖,舌红,脉数。治宜清肝泻火,方用龙胆泻肝汤合茵陈蒿汤加减。药用龙胆草、车前子、泽泻、焦栀子、柴胡、郁金、茵陈蒿、夏枯草等。若血热较盛,适当加用牡丹皮、玄参等凉血药物。手抖、心慌者加钩藤、龙骨、牡蛎。口渴明显者加生石膏、知母。

2. 肝胆湿热证

症见胁痛、口苦、腹胀、腹泻、目赤或目黄,身黄,小便黄赤,舌苔黄腻,脉弦滑数等。治宜清热利湿,方用茵陈蒿汤合八正散加减。药用茵陈蒿、虎杖、大黄、焦栀子、金钱草、垂盆草、车前子、泽泻、郁金、苍术、萆薢等。

3. 气阴两虚证

症见心悸、急躁、乏力、多汗,舌暗红、苔少,脉弦细等。肝热日久,壮火食气,气阴两虚,最终阴阳两虚,津液外泄,心神失养。治宜益气养阴,方用茵陈蒿汤合二至丸加减。药用茵陈蒿、焦栀子、金钱草、墨旱莲、女贞子、黄芪等,若失眠,可加酸枣仁、代赭石。

4. 肝郁脾虚证

症见胁肋胀痛,疼痛每因情志而起伏,胸闷,喜叹息,嗳气频作,苔薄白,脉弦。多因长期情志不畅致肝气郁结,气滞血瘀,气血不通,不通则痛。肝失疏泄,情志不调,忧思郁怒,易伤肝脾。治以疏肝解郁,行气止痛。方用柴胡疏肝散加减。药用柴胡、白芍、川芎、陈皮、香附、佛手、车前子等。颈前肿大明显者，加用半夏、猫爪草。若伴腹胀、纳呆，加用茯苓、白术。情志郁闷者加郁金、佛手。

四、分虚实，治肝脾

左新河教授强调，部分肝功能受损、胆红素水平升高患者，早期无明显临床症状，后期重者有身黄、目黄、尿黄等黄疸症状。分清病证虚实，舍脉从症，重在健脾祛湿，清利肝胆。

1. 健脾祛湿

《灵枢·决气》指出："中焦受气取汁，变化而赤，是谓血。"《素问·经脉别论》曰："饮入于胃，游溢精气，上输于脾，脾气散精，上归于肺，通调水道，下输膀胱，水精四布，五经并行。"《东医宝鉴》曰："肝之余气，溢入于胆，聚而成精。"由是内藏精而不泄，外视物而得明，为清净之腑，能通于眼目。王清任指出："饮食入胃，食留于胃，精汁水液，先由津门流出，入津管。"脾主运化，将胃内精微物质运化至各个脏腑，则胆汁由胃内精微物质经脾气的运化传输至肝。肝胆相表里，胆囊为中精之腑，主要起储存胆汁的作用，其来源依赖于肝气的疏利。现代医学指出，部分代谢产物（如胆红素、胆固醇等）在肝内处理、加工、代谢后以胆汁的形式排出体外。由此表明胆红素的产生、排泄为"脾主运化"的功能表现。左新河教授认为，脾虚失健运，肝胆疏泄失司，胆汁生化乏源、不循常道，故胆红素水平升高，初期无明显临床症状，后期可见腹胀、乏力等表现，治以健脾祛湿，予以茵陈术附汤加减，适当加以健脾及利水药，使湿邪有去路，如茯苓、黄芪、党参、猪苓等。

《金匮要略》曰："见肝之病，知肝传脾，当先实脾。"肝的疏泄调节、胆汁有规律的排泄均可促进脾（胃）对食物的消化吸收，反之，脾主运化功能正常，肝阴得以滋养。若肝失疏泄，久之，则腹胀等脾胃证候随之而来；若脾气健运，肝病方能尽快痊愈。

2. 清利肝胆

当血清胆红素水平过高时，患者早期无明显临床症状，后期会有身黄、目黄、尿黄等黄疸的临床表现，并伴有湿热表现，舍脉从症，因肝木失达，克伐脾土，脾气虚弱，脾失运化，湿邪内生，阻滞中焦，郁久化热，湿热交蒸，脾胃升降功能失常，影响肝胆疏泄，胆液不循常道，渗入血液，溢于肌肤，故可见黄疸、皮肤瘙痒，脾阳受困，腹胀纳差。《金匮要略·黄疸》指出："黄家所得，从湿得之。"左新河教授予以茵陈蒿汤加减，清利肝胆，若患者湿热较重，则加垂盆草、泽泻、车前子、猪苓，使湿邪有路可去。左新河教授喜用垂盆草。《中华人民共和国药典》记载，垂盆草利胆退黄、清热解毒。现代研究表明，垂盆草具有保肝降酶、提高免疫力的作用。《医方集解》指出："茵陈发汗利水，以泄太阴、阳明之湿热，故为治黄之主药；茵陈、栀子能导湿热由小便出，大黄能导湿热由大便出。"大黄可通过泻下逐瘀作用阻碍胆红素的肠肝循环，使胆红素吸收减少，增加胆汁流量，疏通肝内毛细血管，对黄疸患者有较强的退黄作用，为茵陈蒿汤治疗黄疸的重要药物。

五、体会

左新河教授认为，甲亢患者初诊时应完善肝功能相关检查，若患者转氨酶、碱性磷酸酶、胆红素显示异常，或伴有叹息、胁痛等相关症状，应早期干预。临床上需要判断甲亢合并肝功能损害的具体原因，排除病毒性肝炎、自身免疫性肝病、脂肪肝、肝肿瘤等疾病。在使用抗甲状腺药物之前，充分告知患者抗甲状腺药物的用药风险，并嘱咐患者及时复查肝功能，服药的前6个月尤为重要。若使用抗甲状腺药物后出现重度肝功能损害，必要时需停止使用抗甲状腺药物。针对药物所致肝功能损害应采取以下措施：①一旦确诊或怀疑药物所致肝功能损害，应立即停用抗甲状腺药物。②密切监测肝功能和凝血功能变化。

③采用对症支持疗法。④解毒、保肝、退黄治疗:保肝治疗药物不可以过早停用,需要结合肝功能情况判断是否停药,酶学指标恢复正常后才可缓慢减量,疗程通常需6～12个月;对抗甲状腺药物所致黄疸患者,临床观察显示糖皮质激素治疗通常快速、有效。⑤必要时可考虑人工肝疗法和肝移植。⑥对存在肝功能损害的甲亢患者,可选用放射性碘进行治疗。

胆红素水平升高、早期无明显临床症状的患者,无证可辨,应重视舌脉,利用健脾祛湿、清利肝胆的方法,随证加减。密切监测肝功能,必要时进行护肝处理。注重情志调畅、作息有度,用药规范。左新河教授运用中西医结合治疗甲亢合并肝功能损害,运用中药方辨证论治,既可控制患者甲亢症状,又能改善肝功能损害,在临床上有一定的借鉴意义。

中西医结合治疗 Graves 病合并胫前黏液性水肿

胫前黏液性水肿是甲状腺功能亢进症(简称为甲亢)较为罕见的临床表现。其发病机制可能为促甲状腺激素(TSH)受体抗体与局部成纤维细胞表面表达的 TSH 受体结合,与淋巴细胞分泌的细胞因子一起,激活成纤维细胞,使之分泌大量糖蛋白及糖胺聚糖并沉积于皮下。胫前黏液性水肿(pretibial myxedema,PM),与甲亢突眼、杵状指合称为甲亢"三联征"。PM 是甲亢的罕见临床表现。据统计,毒性弥漫性甲状腺肿(Graves 病)患者中 4%～13%有不同程度的皮肤病变。PM 好发于胫前和足背皮肤,也可发生于上肢、肩部及上背部等。PM 的典型临床表现为双侧胫前区非凹陷性皮肤增厚合并色素沉着,皮损处逐渐硬化,呈橘皮样或猪皮样,个别患者病情在数月后加重,可形成"象皮腿"样改变。有人根据临床表现将 PM 分为三型:①局限型,患者胫前和足部出现大小不等的结节;②弥漫型,患者胫前和足部可见弥漫、坚硬、非凹陷性水肿斑块;③象皮病型,患者有弥漫、坚硬、非凹陷性水肿,呈象皮样,并伴有结节。目前本病的临床治疗相当困难。

一、PM 的西医认识

1. 发病机制

PM 的发病原因尚不清楚,不少学者认为与自身免疫紊乱有关,但与甲状腺功能无明显关系。目前研究发现,在皮损处真皮内,成纤维细胞在细胞因子的刺激下分泌大量糖蛋白并聚集于此。国外有研究报道,PM 患者皮损组织中可检测到促甲状腺激素(TSH)受体,该受体由成纤维细胞表达,可与患者体内的TSH 受体抗体结合,继而激活 T 淋巴细胞,使成纤维细胞增生,产生并分泌大量的糖胺聚糖和透明质酸,最终导致黏液性水肿。研究表明,胫前皮肤创伤、手术及 ^{131}I 治疗甲亢是 PM 加重的危险因素。此外,有报道称局部淋巴微循环障碍也是加剧免疫紊乱及损伤的原因。

2. 西医治疗

尽管近些年的研究丰富了 PM 的治疗手段,但其治疗方法国内外仍无统一标准,常规治疗方法包括戒烟、控制体重、维持甲状腺功能正常、局部使用糖皮质激素等。本病的主要治疗措施为在局部皮损内注射糖皮质激素或外用糖皮质激素软膏。有学者报道,在皮肤病变部位多点注射糖皮质激素的方法取得了较好的疗效。Senel 等建议使用弹力绷带或弹力袜(局部压力为 20~30 mmHg),以改善淋巴水肿症状。对于皮损顽固不愈者,除局部应用糖皮质激素外,还可通过静脉应用糖皮质激素进行治疗。但由于糖皮质激素长期使用可产生不良反应,一般建议短时间使用。而对于重症 PM 患者,有文献报道可采用利妥昔单抗消耗 B 淋巴细胞,以及血浆置换等治疗方法,但因为临床报道病例数稀少、医疗费用高昂及疗效不确切,上述治疗方法尚未得到肯定。尽管有少部分重症患者在手术切除病变组织后,病情可持续改善数月,但因为存在手术瘢痕产生及皮肤移植创面复发的可能性,所以不推荐手术治疗。

二、PM 的中医认识

1. 病因病机

PM 属于中医学"水肿"或"脚气"等范畴。左新河教授认为本病与情志内伤、外感邪毒、饮食不节、体质等相关,病位主要在肝、脾、肾,本虚标实,为湿热、痰凝、血瘀所致。病理产物为浊痰、瘀血。甲亢患者本就体虚,容易招致外邪,外感毒邪浸淫下肢,气血受阻,经络不畅,水液代谢失常,故生水肿。肝郁化火,炼液成痰,痰凝血瘀阻于胫前,故生结节、皮肤斑块;脾胃运化失司,内蕴湿热,下肢肿胀;肾主水,先天禀赋不足或劳倦伤肾,肾阴受损,虚火炼液成痰,壅聚于下肢,血道不畅,痰瘀互结。左新河教授还认为,应从络病学角度考虑 PM,归根到底,PM 患者因湿热、痰凝、血瘀等病理因素导致络脉壅滞,络脉滞涩不通,故生水肿、皮肤红斑等。

2. 分型论治

（1）肝火亢盛兼血瘀证:双下肢胫前及足背肿胀,皮肤呈暗褐色,舌淡红、苔黄,脉弦。治法:拟清肝泻火,活血散结。方药:龙胆泻肝汤加减,药用黄芩、栀子、夏枯草、车前子、泽泻、生地黄、赤芍等。

（2）肝肾阴虚兼血瘀证:双下肢胫前黏液性水肿伴有结节,舌紫红、苔薄黄,脉弦细。治法:滋阴降火,活血散结。方药:二至丸加减,药用墨旱莲、女贞子、赤芍、丹参、穿山龙、蜈蚣等。

（3）脾虚湿盛兼血瘀证:双下肢肿胀明显,色素沉着,皮肤呈暗紫色,以双下肢小腿为甚,脉细缓,舌苔薄白,舌边有齿印。治法:健脾化湿,活血化瘀。方药:防己黄芪汤加减,药用防己、黄芪、苍术、泽泻、茯苓、牛膝等。

3. 从络病论治

气血周转不畅,风湿热毒侵袭,脏腑失调,痰凝、血瘀壅滞络脉,双下肢络脉不通,不通则痛,故下肢肿胀疼痛,皮肤生红斑、结节,故活血祛瘀、利水消肿、畅通络脉是关键。左新河教授常用三棱、莪术等破血通经,瓦楞子、猫爪草等消痰软坚散结等。常选用虫类药,诸如蜈蚣、全蝎、蜣螂、地龙等。叶天士指出,通络治疗的独特之处在于"虫蚁迅速飞走诸灵,俾飞者升,走者降,血无凝着,气可宣通,与攻积除坚,徒入脏腑者有间"。虫类药在搜风通剔经络、散凝滞痰瘀方面效果不错。左新河教授常选用有毒之药,解毒通络。《素问·异法方宜论》说:"故邪不能伤其形体,其病生于内,其治宜毒药。"《素问·脏气法时论》说:"毒药攻邪。"PM 患者病情多缠绵,迁延难愈,故可选用一些有毒之药解毒通络。蜈蚣、全蝎均可攻毒散结、息风止痉、通络止痛,对于有下肢皮肤结节者散结消肿力强。重楼,又称七叶一枝花、蚤休,有小毒,归肝经,可清热解毒,消肿止痛。水蛭、土鳖虫有小毒,有破血通经、逐瘀消癥的作用,破血逐瘀力猛,而且能选择性只破瘀血不破新血,下肢肿胀、血瘀才能缓解,以峻猛之药攻邪,络脉通畅,故血脉周流顺畅。

4. 外治法合理运用

甲亢合并胫前黏液性水肿者皮肤病变明显,可采用外治法,如中药熏洗下肢,中药能经皮肤渗透到体内,进而起到治疗作用。熏洗方常选用丝瓜络、鸡血藤、细辛、薄荷、红豆杉、桃仁、红花、皂角刺、石见穿、三棱、莪术等。熏洗方中丝瓜络祛风通络、活血,鸡血藤活血补血、舒筋活络;细辛虽辛温,但局部运用可取其温通经络之功;薄荷疏肝行气,气行则津行,可以化痰化湿;红豆杉利尿消肿;桃仁、红花活血祛瘀通经;皂角刺性温,善消肿,其形锐利,能直达皮损之处;石见穿既能活血消瘀,又能散结消肿;三棱、莪术破血行气。诸药共同煎煮后,熏洗患处,可使皮损处结节变软,起到化痰活血、利水消肿的作用。

5. 三联疗法

左新河教授认为,对 PM 患者需要采用综合治疗,即中西医结合治疗。首先,要控制甲状腺功能,甲状腺功能不稳定会直接影响病情的进展及恢复,不仅表现在甲亢突眼上,还体现在患者黏液性水肿的进行性发展上。左新河教授常选用院内自制制剂复方甲亢片,该制剂能降低甲状腺激素水平,快速控制患者甲亢状态。其次，对于 PM，左新河教授提出三联疗法，即口服中药＋中药熏洗＋应用糖皮质激素（短期静脉滴注＋局部皮损多点注射）。通过中药辨证论治，选取活血通络、祛瘀生新等中药熏洗双下肢，配合双下肢穴位（选取足三里、阳陵泉、三阴交等穴位）注射，西医以平稳控制甲亢、抑制免疫反应为基础，中医谨守辨病与辨证相结合的理念，采用中西医结合疗法治疗 Graves 病合并胫前黏液性水肿患者，取得了满意的效果。

ATD 过敏的治疗特色

甲状腺功能亢进症（简称甲亢）是由多种原因引起人体内甲状腺激素过多，以人体循环、消化等系统兴奋性增高和代谢亢进为主要表现的疾病，常表现为心慌、怕热、多汗、消瘦等。甲亢的西医治疗方法主要有 3 种，即抗甲状腺药物（antithyroid drug，ATD）治疗、[131]I 治疗和手术治疗。其中，ATD 是我国治疗甲亢的基础药物，常用的 ATD 有甲巯咪唑（MMI）和丙硫氧嘧啶（PTU）两种，但常引起药物过敏反应，表现为瘙痒、荨麻疹等。

一、ATD 过敏的临床表现

药物过敏反应一般分为系统综合征和药物性皮肤反应两大类。系统综合征表现为呼吸系统和循环系统发生病理变化；药物性皮肤反应表现为药物性皮炎（药疹）和用药后皮肤迟发型超敏反应等。药物过敏反应的表现形式多样，轻者如固定型红斑、荨麻疹、斑丘疹、湿疹等；严重者如大疱性表皮松解型皮炎、剥脱性皮炎等，多伴有肝肾功能等严重损害，甚至危及生命。多种过敏反应中，皮疹这一类较轻的皮肤病变是较常见的过敏反应表现。ATD 过敏常表现为皮肤瘙痒、荨麻疹、过敏性红斑、药物热等，严重者可出现剥脱性皮炎、喉头水肿等。临床上，由 ATD 引起的药物过敏反应一般症状较轻，多见于用药后 1～2 周。诊断时，应以明确的用药史、临床病史为主要依据，再结合皮疹表现和实验室检查,并排除其他类似疾病的可能性。

二、ATD 过敏的西医认识

ATD 过敏的可能发病机制与以下几个方面有关:①甲亢的发病与异常的自身免疫反应密切相关;②患者有先天过敏性疾病或特异性过敏性体质;③药物抗原性较强,凡带有苯环及嘧啶环的药物,都具有较强的致敏性,MMI 结构中具有苯环,PTU 具有嘧啶环,具有较强的致敏性。

三、ATD 过敏的中医认识

中医称之为"药毒""中药毒"。中医认为,该病可由先天禀赋不足,机体感受药物之毒邪,导致风、湿、热、毒之邪侵袭肌表,内传经络脏腑而引发。左新河教授认为,甲亢属于"瘿病",与情志因素、水土、先天禀赋密切相关,甲亢患者大多本虚标实,故药毒容易侵袭患者,感而即发。

四、ATD 过敏的辨证论治

1. 从卫气营血论治

(1)药毒袭表证:皮肤发热作痒,瘙痒无度,皮损可表现为风团、红斑、丘疹,皮疹潮红,常伴有发热恶寒,咳嗽咳痰,头痛,小便黄。舌质淡、苔薄黄,脉浮数。属卫分证。治法:益气解表,散风解毒。方药:人参败毒散或玉屏风散加减。兼风热者,银翘散加减,药用金银花、银翘等;有风寒者,加荆芥、防风;皮肤瘙痒者,用白鲜皮、苍耳子、蝉蜕、牛蒡子、地肤子等。

(2)药毒炽盛证:皮疹全身泛布,结集成片,常见斑丘疹、结节等多种损害并存,颜色鲜艳,伴瘙痒,高热烦躁,口渴,口腔黏膜溃烂,大便干,小便黄。舌红、苔黄,脉数有力,类似于气分证。治法:凉血解毒,泻火止痒。方药:黄连解毒汤加减,药用连翘、黄连、黄芩、栀子等,热盛者加生地黄、玄参、牡丹皮、知母、天花粉等。

(3)药毒血分证:皮肤瘙痒,搔抓起痕,皮疹密布于四肢、躯干,全身皮肤黏膜发生红斑,颜色为鲜红色或紫红色,甚或有紫斑、血疱、水疱,皮肤剥脱,高热神昏,口干,便秘溲赤,舌绛,苔薄白或薄黄,脉弦数。属邪入营血证。治法:清热解毒,凉血散瘀。方药:犀角(水牛角代)地黄汤加减。有湿热者,加苦参、黄柏;有血热者,加牡丹皮、丹参、赤芍、紫草等。

2. 从脏腑论治

(1)从心论治:诸痛痒疮,皆属于心,心火亢盛,火毒内侵,气血凝滞,则瘾疹(即荨麻疹)色红而痒甚。皮肤润泽依赖于心血充足,若心血不充,则易血燥生风,临床可见瘾疹患者皮肤干燥。若患者心火亢盛,火热扰神,则易失眠,心情烦躁。治疗以泻火、养心、安神。

(2)从肝论治:肝主藏血和疏泄,且甲亢患者本以肝为病,肝血虚少则不能濡润肌肤而致血虚风燥,疏泄失常,肝气郁结,郁久化火则肝阳亢盛,引动内风。肝为风木之脏,风气通于肝,血为风动,皮疹此起彼伏。临床常见瘾疹患者夜寐难安、心烦气急、皮肤干燥等,治疗以柔肝滋阴、养血息风。

(3)从脾胃论治:若后天之气血生化乏源,皮肤不得濡养,卫气不固,风邪浸淫肌肤,则皮肤瘙痒;水液代谢失司,气机升降不畅,又会导致水湿内停,肌肤腠理气血运行不畅发为疹,色紫暗,多为瘀斑或血肿,多属病程日久,伴自汗、神疲乏力,纳呆,便溏,故治疗以扶助脾胃之正气为主。

(4)从肺论治:肺合皮毛,固护肌表、防御外邪。肺居华盖,患者肺气不利、风邪侵袭首先犯肺而客于皮毛便会导致皮疹的发生。患者容易外感、恶风,均为肺气不足或肺气郁闭、卫外不固所致,故宣通肺气、调和营卫也很重要。

(5)从肾论治:肾主水,肾阴不足,虚火上扰,火热之邪蕴于肌肤,肌肤熏蒸,故瘙痒,伴盗汗、燥热等阴虚之症,故需滋养肾阴,凉血止痒。

3. 特色论治

（1）善从风论治：风为百病之长，善行而数变。风与寒相合，而为风寒之邪；与热相合，而为风热之邪，风寒、风热客于皮毛腠理之间，则起风瘙瘾疹。风寒、风热之邪在一定条件下还可以互相转化。常选取"风药"治之，"风药"之名早见于唐代《外台秘要方》"冷加热药……风加风药"。《包氏医宗》中记载，祛风药指治疗在表、在里、在经络和脏腑的宣通发散风邪之药，常用药物有羌活、菊花、川芎、细辛、蔓荆子、天麻、防风等。且《素问·阴阳应象大论》中记载"风气通于肝"，甲亢合并过敏患者，甲亢责之于肝，患者皮疹隐隐，为血证，风药治血，以肝为枢，肝气郁结时，柴胡、薄荷、川芎、生姜之类风药性清属阳，可疏肝解郁，畅达气机，气行血活，且风药治血，能以通为用，畅达气血。

（2）善用中药"麻黄"：麻黄功善发汗，其主要作用有解表散寒、利水消肿、止咳平喘。试从玄府论探讨麻黄对药疹之作用。玄府者，伊始之门户，郁而为闭，足令邪生。玄府最早记载于《素问·水热穴论》，云："所谓玄府者，汗空也。"《素问玄机原病式》云："所谓结者，怫郁而气液不能宣通也。"故玄府作为气血津液输布代谢的通路，也是外邪侵袭机体的入口。若玄府失养，长久开阖失常，可以发展为玄府郁闭，气机不能正常疏泄而形成气滞，水湿之邪无以化则形成湿浊，久郁之后同样也可化热，血行不畅则血瘀，且《灵枢·刺节真邪》云"虚邪之中人也……搏于皮肤之间，其气外发，腠理开，毫毛摇，气往来行，则为痒"。故药疹患者多伴有瘙痒，这与风邪善行数变、走而不守的特性相关。若宣通玄府，恢复津液的输布代谢，则可透邪外达。药疹患者卫闭营郁，玄府郁闭，开郁闭之腠理、使邪有外出之机是治疗要点，而麻黄味薄而辛，具走窜之性，轻扬透散，肌腠孔窍无微不至，为开窍启闭、走窜透达之要药，能开通玄府，使郁于肌表及入络之邪随汗而解。

（3）运用特色制剂复方甲亢片脱敏治疗：复方甲亢片是由黄芪、白芍、玄参、夏枯草、钩藤等九味中药及小剂量甲巯咪唑（每片含有 1 mg 甲巯咪唑）组成的复合制剂，有益气养阴、平肝潜阳、消瘿散结的功效。秦伦等观察发现，用复方甲亢片进行脱敏治疗(通过采用每3日增加1片复方甲亢片的小剂量递增的方法脱敏),ATD过敏的患者基本脱敏成功,而且过敏体质患者对药物敏感性更高,一旦脱敏成功,则起效更加迅速且效果显著,小剂量即可控制病情。复方甲亢片的应用能有效地缓解临床症状,且能减少西药的不良反应,达到增效减毒的效果。

从脾论治桥本甲状腺炎

桥本甲状腺炎(Hashimoto thyroiditis,HT)是一种器官特异性自身免疫性疾病,是甲状腺最常见的炎症性疾病。其主要特点是甲状腺自身抗体甲状腺球蛋白抗体(TGAb)、甲状腺过氧化物酶抗体(TPOAb)水平增高和甲状腺内淋巴细胞浸润,最终导致甲状腺组织结构被破坏,造成甲状腺功能低下。以甲状腺弥漫性肿大,质地较韧,特别是峡部锥体叶肿大为主要临床表现。病理学以广泛的淋巴细胞或浆细胞浸润并形成淋巴滤泡为特征。临床中HT患者就诊时常以TGAb、TPOAb水平升高,而无临床症状为特点。HT患者病程中可以伴随甲状腺功能异常。临床上将HT按甲状腺功能分为亚临床甲亢期、亚临床甲减期、甲减期三个阶段。

左新河教授认为,HT的发病主要与情志失调、体质因素、水土因素及感受无名疫毒有密切关系,机体脏腑功能失调,凝痰、滞气、瘀血等病理产物搏结于颈前,病机以脾脏功能失调为主。脾为后天之本,治疗以健脾或温脾为主。

1. 亚临床甲亢期

在亚临床甲亢期,实验室检查可见TSH水平降低,同时TGAb、TPOAb水平明显升高,需鉴别是否是一过性甲亢,可嘱患者定期复查。左新河教授认为,HT亚临床甲亢期多属于肝郁脾虚型,治宜疏肝健脾。HT属中医学"瘿病"的范畴,多因情志不调所致,肝失疏泄,日久肝郁乘脾,导致肝郁脾虚、肝脾两虚。《金匮要略》云:"夫治未病者,见肝之病,知肝传脾,当先实脾。四季脾王不受邪,即勿补之。"肝气不疏,气机郁滞,肝易乘脾。脾气亏虚,津液输布失常,水湿凝聚成痰。而脾气虚无力推动血液运行,易致血液停聚形成瘀血。滞气、凝痰、瘀血搏结于颈前,颈前肿大。而气郁日久化火,或导致气阴两伤,可表现为轻微热象即甲亢征兆或临床表现不显著。本着治病求本的原则,左新河教授认为此阶段治宜疏肝健脾,出于既病防变的目的治当以健脾为主。疏肝可用陈皮、橘核、木香、香附、玫瑰花等药,以四海舒郁丸或理气消瘿方(由柴胡、青皮、郁金、橘叶、白芥子、莱菔子、猫爪草、土贝母、蜈蚣、三棱、莪术、细辛、瓜蒌皮组成)等为基础加减。健脾选用黄芪、白术、党参等药,扶脾以调肝。

2. 亚临床甲减期

在亚临床甲减期,实验室检查可见 TSH 水平升高,同时 TGAb、TPOAb 水平明显升高,若不加干预,随着疾病发展,亚临床甲减会变成临床甲减。早期以气虚为主,尤以脾气虚为甚,责之于肝郁气滞,肝郁乘脾,脾虚日久,迁延及肾,致肾气亏虚。可见神疲气短、食少腹胀、腰酸腰痛、耳鸣等表现。以金匮肾气丸合四君子汤加减,健脾益肾。

3. 甲减期

左新河教授将 HT 甲减期归于脾肾阳虚型,肾阳虚为导致甲减的直接因素。肾阳失于温煦,可导致脾阳不振,脾肾阳虚在甲减患者中最为常见,治宜温补脾肾。症见形寒肢冷,面色白,腰膝或腹部冷痛,久泻久痢,或五更泄泻,粪质清稀或完谷不化,或小便不利,面浮肢肿,甚则腹胀如鼓。或可由气虚日久致阳虚,阳虚则水湿不化,患者可出现周身水肿,以双下肢为甚,胸腹满闷,周身沉重,酸软无力等表现。多用温阳之品补益肾元、温补肝阳或温养命门之火,以健脾土之阳。用温补方药,以温润药物为主。方选右归丸或温肾方加减,药用淫羊藿、半夏、女贞子、巴戟天、补骨脂、肉苁蓉、石菖蒲、熟地黄、桂枝等。在给予温肾助阳等中药的同时,当酌配滋补肾阴之品,以防温燥伤阴之弊。

从络病论治桥本甲状腺炎

桥本甲状腺炎（HT）是一种常见的自身免疫性疾病，病程较长，迁延难愈，发病人群以女性为主，且发病率随年龄增加而增高。目前其发病机制仍不明确，左新河教授认为滞气、凝痰、瘀血作为病理产物贯穿于 HT 的病程中，络脉为气血运行通道，因此可从络脉论治 HT。

甲状腺位于颈前区，为任脉、足厥阴肝经和足少阴肾经所过之处，亦属督脉分支，又任督二脉分别为"阳脉之海"和"阴脉之海"，联系于十二经，故甲状腺病变与经络中气血运行状况密切相关。络脉，即经脉别出的分支，纵横交错于全身，状如网络。吴以岭院士基于时间、空间和功能角度，提出了"三维立体网络系统"，认为气血在络脉中按一定速度和规律运行输布于周身。由此，络脉可分为气络（即经络之络）和血络（即脉络之络），分别运行经气和血液。络脉细小曲折，气血运行较缓，故易虚、易损、易瘀滞，病久则难愈。

一、络病学与 HT

HT 发病与情志密切相关，当情志内伤时，肝气郁结，气机不畅，可导致络脉气血瘀滞。甲状腺属于肝经分布部位，故甲状腺腺体内微血管属于肝络，瘀血停滞于此，瘀滞肝络即成本病。

HT 与诸多遗传因素相关，即先天禀赋对该病有一定影响。先天肾精亏虚，则肾络亦虚，若再感六淫邪气或内伤杂病，则邪气入里侵于肾络，后虽病情好转，但余邪仍易伏于肾络。此时正气一旦有损，无力与余邪相抗，则气血运行受阻，瘀滞于颈前，日久成积，可见颈前肿大，气血瘀滞而新血不生，使得阳气更伤，导致畏寒、乏力等症状。

HT 病程多较长，治疗周期长。叶天士云："病久气血推行不利，血络之中，必有瘀凝，故致病气缠绵不去。"久病者邪易入络，痼结难去。清代张聿青言：

"邪既入络，易入难出，势不能脱然无累。"

二、从络病论治 HT

《黄帝内经》言络病治血，活血化瘀通络治疗在络病学中具有重要作用。叶天士等医家认为，络以通为用，大凡络虚，通补最宜，大体以虫类通络、络虚通补等治法用药。

1. 祛瘀通络

HT 病程迁延，气血运行不畅，津液运行障碍，气、痰、瘀互结，结于颈前为患，多辨证为痰结血瘀。本病病程日久，多为顽痰凝瘀，欲松动病，必当除瘀通络。活血化瘀通络当贯穿治疗全过程。疾病早期"血瘀"程度较轻，可选用赤芍、丹参、川芎、桃仁、红花等活血祛瘀药，"血瘀"较重者，可选用王不留行、乳香、没药、急性子、鬼箭羽、三棱、莪术等破血逐瘀药。对于痰瘀互结、脉络凝滞者，当选用蜣螂、土鳖虫、蜈蚣、全蝎等虫类药疏通经络。

左新河教授多以自拟活血消瘿汤化裁。方中土鳖虫破血逐瘀，消肿止痛；蜣螂活血消肿；蜈蚣息风止痉，解毒散结，通络止痛。三者均为虫类药，具有行窜之性，可搜剔经络，剔除滞痰凝瘀。莪术行气活血；王不留行活血通经；桃仁活血祛瘀；猫爪草清热解毒，化痰散结消肿；柴胡疏肝解郁。全方共奏活血化痰、散结消瘿之效。局部较韧或硬、经久不消、血瘀甚者，加穿山甲、水蛭、鬼箭羽；痰浊甚者，加猫爪草、穿山龙、浙贝母等；伴有瘀毒者，加露蜂房、龙葵、白花蛇舌草、石见穿等。

2. 通补兼施

HT 发病与情志密切相关，女性多发，女子有经、孕、产、乳的生理特性，以易于阴虚为生理特点，阴液耗伤。若忧思忿郁，长期受到情志刺激，损伤及肝，肝失条达，疏泄失职，气机郁结阻滞，久而化火，火盛灼津伤阴，致阴虚气耗，气阴两虚，痰瘀互结，治当通补兼施，即益气养阴、化瘀化痰通络。

中药常用玄参、鳖甲、牡蛎、天门冬等滋阴兼散结消肿药，用黄芪、太子参、党参、白术等补中益气之品。左新河教授在临证时多选用自拟芪箭消瘿方加减化裁，方中以黄芪益气健脾，鬼箭羽破血通络，穿山龙活血通络，白芍敛阴养血。研究发现芪箭消瘿方能明显抑制甲状腺自身抗体水平，可调节 HT 患者的自身免疫紊乱。痰偏甚者，加浙贝母、山慈菇、瓜蒌皮等化痰消瘿；阴虚偏甚者，加生地黄、鳖甲、龟板等滋阴清热；血瘀偏甚者，加鬼箭羽、急性子、莪术等活血通络。

从病证结合论治亚急性甲状腺炎

亚急性甲状腺炎（SAT）是一种由病毒感染直接或间接引起的自限性甲状腺疾病。SAT 具有一定的季节性发病趋势，其典型表现为甲状腺区域疼痛、发热、上呼吸道感染以及全身炎症反应等。目前西医主要采用非甾体抗炎药或糖皮质激素缓解症状，采用 β 受体阻滞剂控制甲状腺毒症或左甲状腺素钠片纠正甲状腺功能。虽然现代医学治疗手段具有较好的效果，但 SAT 病程可持续迁延且病情复杂，临床上有较高的复发率和误诊误治率。

左新河教授认为，当从病证结合的思路来治疗亚急性甲状腺炎（SAT），以辨病为先，明确诊断；辨证为主，行个性化治疗；病证结合，指导预后。病证结合理念可追溯至秦汉时期的《黄帝内经》《伤寒杂病论》，经历代医家发展并与现代医学融合，越来越多的专家、学者将精准的西医诊断与个体化的中医辨证论治相结合，形成了新的"病证结合"模式，为发挥中医临床特点、提高疾病疗效做出了有益的尝试。现代医学不但可以帮助我们更好地认识疾病的发展规律，而且能够指导我们进行更精准的中医辨证。在病证结合临床实践中，"辨病""辨证"二者可以取长补短，发挥各自特长，提高防治水平。

一、中医认识

中医学并无"亚急性甲状腺炎"病名之记载。根据 SAT 的临床表现及特点,将其归属于"外感热病""瘿病""痛瘿""瘿痈""瘿毒"等范畴。SAT 的中医病名种类多、笼统,缺乏特征性,中医名词术语规范化研究表明"痛瘿"更符合本病特点。

现代医家对 SAT 的病因及病机认识颇不一致。根据六淫致病和五脏病理变化特点,左新河教授认为外感风热是 SAT 发病的主要原因,肝失疏泄是病理变化的重要环节,外有六淫风温,内为肝郁胃热,终致气滞、血瘀、痰凝颈前而发为"痛瘿"。

本病初起时,外感风热邪毒侵袭肺卫,病邪入里,郁而化热,热毒循经壅结于颈,上犯颈咽而致颈前疼痛忌触碰。六淫风邪善行,游走不定,故颈前疼痛可先发于一侧,后辗转至另一侧,又可往来游走发作。肝性刚强,可调控精神情志,肝脉循喉咙,甲状腺与肝关系密切。生理上,肝主疏泄,喜条达而恶抑郁。病理上,甲状腺为奇恒之腑,若肝失疏泄,气行不畅,则出现肝气郁结。外感风温,病邪郁久化热,肝郁热结兼夹,共栖于颈项,导致血运不畅成瘀,或津液代谢障碍成痰,气滞、痰凝、血瘀交阻于颈前,压之触痛而发为本病。若此病迁延日久或失治误治,耗气伤阴,损及正气,或素体阳气不足,终致脾肾阳虚,阳虚阴寒内盛,痰湿瘀血阻于颈前脉络,故"不荣则痛",然疼痛不甚、颈前肿大。

二、病证结合——诊"病"为先,辨"证"为后

病证结合实际上是"辨病论治"与"辨证论治"两种医学思维模式的结合,二者在临床实践中均应予以重视。根据"病"的不同含义,医学界又有中医疾病及西医疾病两个概念。因此,病证结合又主要包括中医辨病-辨证结合和西医辨病-辨证结合两种模式。如上所述,中医古籍中并无此病名表述,多将其归为"瘿病""瘿痈"范畴。SAT 的中医名词术语概念模糊、笼统且不规范,涵盖了甲状腺功能亢进症、甲状腺功能减退症、甲状腺肿等多种甲状腺疾病,临床实践中并不能准确概括 SAT 的发病特点及病理演变过程。相较于"瘿病"等中医名词术语,现代医学对 SAT 的命名更加规范,更能准确反映 SAT 的病理特点,有助

于医师掌握其临床表现、发病机制及演变规律。因此左新河教授提出"西医辨病与中医辨证结合"的病证结合治疗观，以诊治 SAT。

从病证结合角度诊治 SAT 当以诊病为先，即首先明确该病的西医诊断。临床上本病患者有发热、乏力、颈前疼痛等症状，运用现代医学甲状腺功能、彩超、红细胞沉降率及 C 反应蛋白等检查方法，参考《中国甲状腺疾病诊治指南》诊断标准可以快速而准确地做出诊断。对 SAT 患者而言，有了正确的西医诊断作为前提，才能避免误诊误治，为中医因人制宜的个性化辨证论治奠定基础。病证结合并不是说辨"病"重要而辨"证"不重要，而是两者在病证结合治疗中均占有重要地位。诊疗 SAT 时要以诊"病"为先，以辨"证"为后，二者有机结合、优势互补，才能准确反映患者状态，采用更有针对性的治疗，达到最好的治疗效果。

三、病证结合——辨病论治与辨证论治

在正确西医诊断的基础上进行辨病论治，有助于把握 SAT 的病程，同时辨证论治的准确性也会大大提高。现代医学对本病的发展分析透彻，在某些方面已经能够准确指导中医辨证分型，使得治病更灵活、更个体化。因此我们提出以辨病为先、辨证为主、辨病与辨证相结合的诊治策略。

1. 辨病论治

SAT 的典型临床表现为上呼吸道感染前驱症状、甲状腺区域疼痛、甲状腺肿以及甲状腺功能变化所对应的症状。此外，临床上根据甲状腺功能恢复情况又将整个病程分为 3 个阶段，典型患者自然病程可分为甲状腺毒症期、甲状腺功能减退期和甲状腺功能恢复正常期。若患者急性起病，有上述典型临床症状，凭借甲状腺功能、红细胞沉降率、C 反应蛋白、甲状腺摄碘率甚至甲状腺细针穿刺细胞学检查等做出诊断并不困难。但是 SAT 的鉴别诊断也是非常重要的，需要与急性化脓性甲状腺炎、结节性甲状腺肿出血、桥本甲状腺炎、无痛性甲状腺炎、甲状腺功能亢进症进行鉴别。因此，治疗上除了全程服用非甾体抗炎药或糖皮质激素外,还应根据临床分期的不同有针对性地选用对应药物。例如,甲状腺毒症期可给予β受体阻滞剂对症治疗,甲状腺功能减退期可酌情服用左甲状腺素钠片替代治疗。在常规应用西药治疗的过程中,根据 SAT 的不同发展阶段选择用药,也是病证结合中辨病论治的原则。

2. 辨证论治

单纯运用西药治疗 SAT 虽然见效快,但并不能使患者在病程和预后上明显获益。当口服大剂量糖皮质激素且疗程较长时,本病复发率较高,且胃部不适、失眠、体重增加、痤疮、高血压、消化性溃疡、骨质疏松、糖代谢异常等不良反应发生率显著增加。而无论是采用内服法还是外敷法,中医药治疗本病均有明显的优势,尤其是灵活辨证论治时。中医辨证治疗在缓解 SAT 临床症状、缩短病程、降低复发率及减少不良反应等方面取得了良好的效果。左新河教授根据 SAT 的临床特点辨证施治,将其概括为外感风热证、肝郁热毒证、阳虚痰凝证 3 个主要证型。

1)外感风热证

SAT 初期多为外感风热、风温之邪袭于肺卫所致,故见发热恶寒;病邪郁而化热,上犯颈咽,则咽干喜饮、咽喉红肿,咽颈部疼痛;日久灼伤津液,津液代谢障碍成痰,或血运受阻成瘀,痰瘀互结,形成甲状腺结节。舌尖红,苔薄白,脉浮,为外感风热之象。急则治其标,治宜透邪解表,清热解毒,活血止痛。方选《温病条辨》中的银翘散化裁,方中金银花、连翘疏风清热解毒,配伍少量荆芥以增强透邪之力;薄荷、牛蒡子、板蓝根辛凉,解表之余又可解毒利咽,伍桔梗以宣肺利咽,载药上行直达病所;竹叶、芦根甘寒尚能清热生津;延胡索、川楝子疏肝清热、活血止痛;柴胡伍黄芩一升一降,和解少阳,使热邪外透内清;猫爪草化痰散结、解毒消肿;甘草清热解毒,调和诸药。上药共奏透邪解表、清热解毒、活血止痛之功。

2)肝郁热毒证

此证型多为表证已解,邪热入里所致,或病久情志不舒,或素来急躁易怒,肝失疏泄，气不畅达，气滞则血不畅行、瘀阻经络，津停成痰，痰结血瘀，则与热邪结于颈前，经气不通则颈前疼痛，痛甚可放射至周边；肝郁气滞，则急躁易怒；肝火上炎，则口苦咽干，渴而欲饮；热迫津液外泄，则多汗；肝火扰心，则心悸；舌质红，苔黄，脉弦数，为肝郁内热之象。治宜疏肝清热，解毒活血。方选《伤寒论》中的小柴胡汤合《太平圣惠方》中的金铃子散为基本方化裁，方中柴胡、黄芩疏肝泄热，川楝子疏肝气、泄肝火，延胡索行气活血止痛；牡丹皮、栀子既可清肝热又可凉血；猫爪草、夏枯草化痰散结消肿；蒲公英、忍冬藤、土贝母、生甘草清热解毒、消肿止痛。诸药合用，共起疏肝清热、解毒活血之效。

3）阳虚痰凝证

SAT 发展至后期多为本证，系病程迁延日久或失治误治所致，日久耗气伤阴，损伤正气，或素体阳气不足，或阴损及阳而致脾肾阳虚，则神疲乏力，畏寒肢冷，面色少华，小便清长，大便溏薄；阳虚则阴寒内盛，寒凝血瘀，痰瘀结于颈前，则甲状腺肿；阴寒凝滞，痰湿瘀血阻于脉络，故"不通""不荣"则痛，而疼痛不甚、肿痛不显；舌质淡，苔白，脉沉紧或细，为阳虚痰凝之象。治宜温阳补血，化痰散结，活血止痛。方选《外科证治全生集》中的阳和汤为基本方化裁，方中重用熟地黄以温补营血，填精益髓；肉桂温阳散寒，温通血脉；佐以少量麻黄辛温宣散，发越阳气；白芥子可达皮里膜外，与山慈菇配伍共奏化痰通络散结之功；天葵子、重楼虽性寒，但在大队温补药中去性取用，尚能活血止痛；延胡索、川楝子、郁金活血行气止痛，使补而不滞；甘草调和诸药。上药共奏温阳补血、化痰散结、散寒止痛之功。

虽然将 SAT 分为 3 个主要证型，但是各个证型不是孤立存在或一成不变的，往往相互兼夹。随着病程的发展，病程之间的证候可以相互转化或兼夹。所以临证时也需注意兼夹病证，灵活辨治。

四、病证结合——研判疾病预后

SAT 在治疗后可能会因上呼吸道感染、疲劳等因素复发，反复发作者屡见不鲜。有文献报道,SAT 的复发率可达 33.3%,而反复发作的病例多遗留有甲状腺结节或永久性甲状腺功能减退症(简称甲减)。辨病可以帮助人们知悉本病的预后特点。当临床上遇到病情反复发作的患者时,虽然辨证施治可以起到良好的治疗效果,但应警惕其有发展成永久性甲减的可能。因此,对于这类患者,左新河教授认为要运用中医"治未病"的思想,做到已病防变,知肝传脾,当先实脾。治疗上予以疏肝解郁,条达气郁,以防肝病传脾肾。此外,为了预防疾病复发,临证处方时要慎用含碘丰富的中药;宜清淡饮食,少摄入刺激性食物及海产品,调畅情志,增强体质,使正气存内,邪不可干。在病证结合思想的指导下,根据病情变化可以准确辨出 SAT 的大致预后。又根据不同阶段的不同预后情况,予以中医辨证施治及个体化指导。总之,病证结合不仅可以帮助我们研判 SAT 的预后,还能帮助我们积极发现并治疗永久性甲减和反复发作者。

五、结语

西医辨病-中医辨证的病证结合诊疗模式是治疗 SAT 的新模式。左新河教授认为,只有在全面认识疾病的基础上才能准确地辨证论治,发挥中医药治疗 SAT 的优势。中医药在退热、改善颈前疼痛、降低红细胞沉降率、改善甲状腺功能、预防甲减等方面有较好疗效。综上,病证结合理念既能反映疾病的共性,又能顾及患者的个性,能够使 SAT 患者得到最好的治疗。

左新河教授分期论治亚急性甲状腺炎

左新河教授认为,根据亚急性甲状腺炎(SAT)的临床表现、实验室诊断、病理表现,可将其分为急性期、中期、恢复期。急性期可见外感风热火毒证、肝经郁热证,中期多可见阳虚痰凝证、血瘀痰阻证,恢复期可见气阴两虚证。运用中药、中成药及外敷药物,分期论治,辨证审因,避免误诊,临床上可取得良好效果。

一、SAT 的诊断要点

1. 诊断要点

诊断要点如下：①甲状腺肿大、疼痛、质硬、触痛，甚至耳后疼痛，常出现上呼吸道感染等前驱症状；②红细胞沉降率增加；③甲状腺摄碘率或摄锝率降低；④一过性甲状腺毒症；⑤血清 TGAb 和（或）TPOAb 阴性或低滴度；⑥细针穿刺细胞学检查（FNAC）或活组织检查可见多核巨细胞或肉芽肿改变。符合上述症状 4 项即可诊断。

2. 实验室分期

（1）甲状腺毒症期：血清 T_3、T_4 升高，TSH 降低，摄碘率降低。

（2）甲状腺功能减退期：血清 T_3、T_4 降至正常值以下，TSH 高于正常值。

（3）甲状腺功能恢复正常期：血清 T_3、T_4、TSH、摄碘率恢复正常。

FNAC 结果显示：急性期可见中性粒细胞，随着病情进展，可见多核巨细胞、片状上皮样细胞，伴不同程度的炎性细胞等，随后甲状腺出现纤维化、肉芽肿改变，可见成纤维细胞。

二、SAT 超声变化

（1）急性期：单侧或双侧甲状腺出现肿大，甲状腺超声检查示低回声且形态不规则区域，边界不清，病灶区融合后形成低回声带。彩超探头触碰会出现明显压痛。患者病灶区域则未显示出相关血流信号。超声弹性成像显示为蓝色区域。

（2）中期：彩超图像显示病灶区域已经明显缩小，边界变得比急性期时更加模糊，彩超探头按压时，患者的疼痛感减轻，甚至消失。彩超检查显示病灶区域周围有丰富血流信号，病灶区域内有少许血流信号。超声弹性成像显示为蓝绿相间区域。

（3）恢复期：甲状腺实质内部病灶区变为高回声光点区，彩超探头按压时，患者无明显压痛感，彩超检查未见异常的血流信号。超声弹性成像显示以绿色为主。

三、SAT 分期的病机变化

SAT 属于中医学"瘿病""瘿肿""瘿瘤""痛瘿"等范畴，左新河教授认为 SAT 通常以颈前疼痛为首要症状，故以"痛瘿"命名较合适。《诸病源候论》曾载"瘿者……亦曰饮沙水"以及"常食令人作瘿病"，指出地理环境因素与瘿病的发生密切相关；《济生方·瘿瘤》提到"夫瘿瘤者，多由喜怒不节，忧思过度，而成斯疾焉"，强调本病病位在颈前喉结旁，多因七情内伤，郁结不畅，卫表不和，或体内伏邪触发，造成机体受到外毒侵袭，引起痰瘀互结，终致颈部壅塞疼痛。

左新河教授认为 SAT 的基本病理为气滞、痰凝、血瘀、火毒，病因多为七情内伤、饮食环境、伏邪引动等，病机为外感风热火毒、肝经郁热、痰凝血瘀、气阴两虚。急性期多因风热火毒或伏邪引发而表现为外感征象，起病较急，火邪炎上，火热为阳邪，则咽痛、头痛、颈前刺痛，风热袭表，卫外不固，故微恶寒，发热。风善行而数变，故疼痛常为甲状腺两侧转移性疼痛。外感风热触发伏邪温毒表证，热象明显，颈前痛而不能触。或肝失疏泄，气机不畅，肝气郁结，郁久化热，且肝经属肝络胆，循喉咙，连目系，上颠顶，足厥阴肝经循行甲状腺，肝木失条达，故颈前肿痛、口干、口苦等。肝主怒，怒则气上，情志不畅，故颈前疼痛加重。气机不畅则津液不行，痰气交阻于颈前，故产生咽喉梗阻感。热毒伤阴，故双手细颤、心悸、烦躁易怒、失眠。随病情发展，中期时患者多因早期阳热过剩，导致"壮火食气"，脾阳虚损，脾失健运，津液失常，水湿痰饮内停，故颈前疼痛较前减轻，甲状腺质韧或触之有结节，患者有乏力、畏寒、疲倦，甚至水肿等表现。恢复期时，患者多气阴两虚，痰凝血瘀，久病入络，故颈前疼痛消失或隐痛，或有甲状腺结节，还表现为汗出、乏力、低热、少气等。

四、分期论治

（1）急性期：此期为甲状腺滤泡受到破坏，滤泡内储存的 T_3、T_4 大量进入血液循环所致。多表现为甲状腺毒症。常起病急骤，颈前疼痛剧烈，放射至耳后、颌下，颈前皮温稍高，常伴上呼吸道感染等前驱症状，如发热、微恶风寒，咽干、咽痛，急躁易怒，口苦、口干，或怕热多汗、手抖等，舌尖红、苔黄，脉浮数或弦数。辅助检查：血常规异常，白细胞、中性粒细胞计数均升高，C 反应蛋白、红细胞沉降率升高明显。FT_3、FT_4 水平升高，TSH 水平下降。甲状腺彩超提示病变区域回声减低，光点增粗，病灶区无明显血流信号。

外感风热火毒证治法：疏风清热止痛，方选银翘散合金铃子散加减。药用金银花、连翘、牛蒡子、薄荷、桔梗、板蓝根、玄参、猫爪草、荆芥、川楝子、延胡索等。肝经郁热证治法：疏肝清热止痛，方选小柴胡汤、五味消毒饮合金铃子散加减。药用柴胡、黄芩、蒲公英、夏枯草、大青叶、川楝子、延胡索、赤芍、郁金等。急性期疼痛剧烈，必要时予以地塞米松或曲安奈德局部治疗。颈前可予以金黄消瘿膏外敷。中成药可选用蒲公英胶囊、夏枯草胶囊。蒲公英胶囊具有清热解毒、消肿散结、活血化瘀的作用。夏枯草胶囊具有清肝明目、散结消肿的功效。

（2）中期：此期滤泡内甲状腺激素释放殆尽，新合成的甲状腺激素不足，血 FT_3、FT_4 水平开始下降甚至低至正常范围，血 TSH 水平逐渐升高，患者可表现为甲状腺功能减退等症状，颈前疼痛较急性期缓解，伴乏力、畏寒、疲倦、纳差、水肿，舌质淡、苔白，脉弦细。辅助检查：血常规示白细胞、中性粒细胞计数均升高或正常，C 反应蛋白、红细胞沉降率较急性期降低。FT_3、FT_4 水平正常或下降，TSH 水平升高。甲状腺彩超提示片状或弥漫性低回声区，形态不规则，边界不清，病灶区周围血流信号丰富。此表现为阳虚痰凝证，治法：健脾温阳、化痰散结。方选阳和汤加减，药用麻黄、肉桂、熟地黄、白芥子、鹿角胶、延胡索等。或者表现为血瘀痰阻证，患者甲状腺功能正常，颈前疼痛缓解，血常规正常，但甲状腺彩超示片状或弥漫性较低回声区，形态不规则，边界不清，或有吞咽梗阻感,舌暗红、苔腻,脉弦涩。治法:活血止痛,化痰散结。药用赤芍、川楝子、延胡索、桃仁、川芎、猫爪草、乳香、没药、蜣螂、王不留行等。对中期患者颈前予以金黄消瘿膏合消瘿止痛膏外敷,并辅以鳖甲煎丸软坚散结。

（3）恢复期:此期滤泡功能逐渐恢复,甲状腺功能逐渐恢复正常,患者表现为颈前疼痛消失或隐痛,以压痛为主或无明显疼痛,可触及结节,有颈前异物感,舌淡红、苔薄白,脉细或弦细。辅助检查:血常规无明显异常,FT$_3$、FT$_4$、TSH 水平基本恢复正常,甲状腺超声显示弥漫性改变伴低回声区,血流信号较少。此表现为气阴两虚证,治法:益气养阴,兼活血化痰通络。予以玉屏风散加减,药用黄芪、防风、白术、穿山龙、鬼箭羽、橘核、荔枝核等,痰瘀互结较甚者,加用蜈蚣、蜣螂等虫类药搜风通络止痛。颈前予以消瘿止痛膏外敷,中成药可选用小金胶囊或小金丸散结消肿、化瘀止痛。

五、小结

在 SAT 初期,患者常伴发热、咽痛等前驱症状,容易误诊而耽误治疗时机,尤其是疼痛不明显的患者,应联合辅助检查多方位诊治。SAT 分为急性期、中期、恢复期,不同时期症状、实验室检查、病理表现及超声征象也不尽相同。

（1）少数无痛性 SAT 与桥本甲状腺炎的鉴别:桥本甲状腺炎患者的左、右两侧甲状腺肿大时伴峡部增厚,实质高回声,和 SAT 有着明显的区别。且 SAT 患者的 TPOAb、TGAb 水平明显升高,红细胞沉降率无明显变化。

（2）SAT 的急性期、恢复期与毒性甲状腺肿的鉴别:SAT 的病灶周围血流信号丰富,而正常甲状腺无异常血流,毒性甲状腺肿呈火海征。SAT 急性期可能会表现为甲状腺毒症。SAT 的不同时期可表现为不同证型,或兼夹其他证型。急性期可表现为外感风热火毒证、肝经郁热证,中期可表现为阳虚痰凝证、血瘀痰阻证,恢复期可表现为气阴两虚证,但不同的时期均可兼杂痰凝、血瘀等病理现象,可加化痰、活血、化瘀、通络的中药辨证治疗。但当血常规、甲状腺功能均正常,甲状腺彩超显示不明确低回声区时,可采取诊断性治疗,中医药辨证论治并联用糖皮质激素，再联用具有清热解毒、活血化瘀等功效的中成药。若复查 B 超，甲状腺低回声区较前缩小，则可继续进行中西医结合治疗。因此，在 SAT 的不同时期要注重诊断，以"急则治其标、缓则治其本"为治则，采用中西医结合治疗，中医药辨证论治，根据患者体质辅助相关中成药，颈前外敷，避免误诊，提升疗效。

从伏风郁热论治亚急性甲状腺炎

一、亚急性甲状腺炎(SAT)的临床特征

SAT 具有以下临床特征：①起病多与病毒感染有关，患者常有发热、畏寒、咽痛等上呼吸道感染的前驱症状；②甲状腺部位疼痛和压痛是 SAT 的特征性表现，常向颌下、耳后或颈部等处放射，转颈、咀嚼或吞咽时可加重；③甲状腺肿大，可伴有结节，甲状腺病变范围不一，可先从一侧叶开始，以后扩大或转移到另一侧叶；④临床表现与甲状腺功能变化相关，早期常伴甲状腺毒症，中期表现为甲状腺功能减退，恢复期时甲状腺功能恢复正常；⑤反复发作，可从甲状腺一侧叶发病转向另一侧叶发病，遗留结节性甲状腺肿或炎性结节，缠绵难愈。左新河教授认为 SAT 具有"动"的临床特征。

二、风邪致病特点

1. 风为阳邪

风为阳邪，具有升发、向上的特性，易侵袭人体上部、肌表，甲状腺位居高处且表浅，易受风邪侵袭。外风侵袭，首犯肺卫，风邪性开泄，使皮毛腠理宣泄开张，引起恶风、汗出等。

2. 风性善行而数变

风邪致病具有病位游移、行无定处、变化无常、发病迅速的特征。SAT 起病多急骤,症状繁多,变化迅速,有的表现为心慌、怕热、多汗等甲状腺毒症,有的表现为咽干、咽痛、咳嗽、发热等上呼吸道感染症状,有的颈前肿痛,压痛明显,可触及肿块。本病患者常疼痛部位不定,或先后转移,或放射到他处。

3. 风性主动

风胜则动。SAT 本身具有"动"的临床表现,疼痛由甲状腺一侧叶转向另一侧叶,或转移至颌下、耳后、枕、胸背部等。

4. 风为百病之长

一方面,风邪常兼他邪合而伤人。在 SAT 发病之初,因风寒、风热或风燥之邪侵犯肺卫,而出现上呼吸道感染症状,加之本病与情志因素有关,兼夹痰、瘀之邪,常常反复发作,缠绵难愈。另一方面,风邪袭人致病最多,如《素问·骨空论》曰"风者,百病之始也"。

三、伏风郁热病机

中医认为,外风始于肺,内风始于肝。本病患者多素体亏虚,外感风邪乘虚而入,热邪借助风邪游走之性,以经络为通路,首先犯肺,肺与皮毛相合,邪正相争,故见发热、恶寒;咽喉为肺之门户,风热入侵,则咽干、咽痛、咳嗽;风热为阳邪,常伤及头面部,则头痛、目赤肿痛;久积成毒,火毒壅盛,蕴于瘿络,气血壅滞,则颈前肿痛。

《素问·至真要大论》云:"诸风掉眩,皆属于肝。"《医学衷中参西录》云:"肝木失和,风自肝起。"SAT 往往因情志因素而发病,肝失条达,疏泄失司,肝郁化热生风,气血运行失常,不通则痛,故颈前肿痛,随肝经循行部位而转移,或由一侧叶转移至另一侧叶;或外感风热之邪侵犯人体,燔灼肝经,耗劫津液,引起肝风内动之证；外风内伏，形成内风，内外合邪，相因为患。《临证指南医案》指出："颈项结瘿，咽喉痛肿阻痹，水谷难下，此皆情志郁勃，肝胆相火内风，上循清窍。"

SAT 患者因失治、误治或应用糖皮质激素、攻邪药物，而耗气伤阴，气阴不足，难以祛风于外，感邪日久，内伏于肝，逐渐形成内风，伏风内潜，一旦感受外风或其他因素，则发病，正如《伏邪新书》云，"感六淫而即发病者……感六淫而不即病，过后方发者，总谓之曰伏邪"。随着病情发展，阴损及阳，阳气生化不足，继而气血津液运行不畅，痰浊、瘀血相互胶着，形成甲状腺实性结节。痰瘀结成窠囊，如蜂子之穴于房中，如莲实之嵌于蓬内。伏风与痰、瘀合并，难于剿伐，当患者再次感受风热或情志失调时，疾病复发或迁延不愈。

四、辨证分型

1. 外感风热

颈前轻度疼痛，吞咽时加重，发热，恶寒，咽痛，鼻塞，头痛，或伴咳嗽，全身乏力，舌尖红、苔薄黄，脉浮。查血常规提示白细胞、中性粒细胞计数均升高。甲状腺彩超提示病变区域回声减低，光点增粗。

2. 肝郁化风

颈前疼痛，放射至颌下及耳背，烦躁易怒，咽干，喉中如有异物，或伴怕热，多汗，手抖，舌质红、苔黄，脉弦或弦数。查 C 反应蛋白、红细胞沉降率均升高，FT_3、FT_4 水平升高，TSH 水平下降，甲状腺彩超提示片状或弥漫性低回声区，形态不规则，边界不清，低回声区血流信号丰富。

3. 伏风内潜

颈前隐痛，以压痛为主，可扪及结节，有颈前异物感，或伴恶寒，乏力，舌淡红、苔薄白，脉细或弦细。FT_3、FT_4 水平降低或正常，TSH 水平升高或正常，甲状腺彩超提示结节样改变。

五、治以祛风、疏肝、清热为要

在治疗 SAT 的过程中，秉承"急则治其标、缓则治其本"的原则，以祛风、疏肝、清热为要，早期以祛风解表、疏肝解郁、清热解毒为主，后期以化痰活血、益气扶正、搜剔伏风为主，标本兼治。

外感风邪是 SAT 的主要病因，使病情反复或加重。因此，一旦感受风邪，治疗上以祛风解表为先。风邪具有善行而数变的特点，易于化热或合并火热之邪，在祛散外风之时，还应将清热解毒、清热利咽之品汇于一方，功宏力专。临床中常用薄荷、牛蒡子等辛凉之品，疏散风热，清泄透邪，用荆芥、防风、白芷辛散透邪，祛风止痛。若发热、局部肿痛明显，则选用金银花、连翘、板蓝根、重楼、蒲公英、忍冬藤等。若伴咳嗽、咽痒、咽痛，加桔梗、前胡、杏仁等。风气通于肝，肝为风木之脏，肝失条达，不通则痛。古代治疗瘿病有"顺气为先"之说，常用郁金、柴胡、橘叶、香附疏肝气、散肝郁。薄荷、柴胡等既能开发郁结，宣畅气机，又可疏风散热。肝郁化火者，用川楝子、延胡索疏肝泄热、活血止痛。

在疼痛缓解期，常用鬼箭羽、三棱、莪术、赤芍等活血消肿之品，配以猫爪草、穿山龙、浙贝母等化痰散结之属，起到消除炎性肿块或结节的作用。本病慢性迁延期，痰浊、瘀血相互胶着，此时非一般草木所能达，当用蜈螂、水蛭、土鳖虫等虫类药，剔除滞痰凝瘀。若伏风内潜，反复发作，选用全蝎、蜈蚣、僵蚕、地龙搜剔伏风；气阴耗伤者，需以益气扶正为主，以御外风、抑伏风防其再发，常用黄芪、白术、防风、玄参、麦冬等。

六、小结

由于 SAT 具有"动"的临床特征，临床诊治中仍然存在难点。首先，注重鉴别引起颈前疼痛的原因，包括 SAT 与急性化脓性甲状腺炎、桥本甲状腺炎、甲状腺囊肿或结节出血、甲状腺癌等的鉴别。其次，注意兼夹疾病的诊治。本病在发展过程中,可合并上呼吸道感染、甲状腺毒症、甲状腺功能减退症以及甲状腺炎性结节等,还可与甲状腺癌、Graves病、桥本甲状腺炎、结节性甲状腺肿等并存。最后,本病可反复发作,迁延难愈。反复病毒感染、激素减量过快可使疾病迁延难愈,反复发作。本书另辟蹊径,从"外感风热、肝郁化风、伏风内潜"分型来探讨SAT的病机,治疗上强调早期以祛风解表、疏肝解郁、清热解毒为主,后期以化痰活血、益气扶正、搜剔伏风为主,既能有效缓解临床症状,调整甲状腺功能,还能减少复发。

运用外治法治疗亚急性甲状腺炎

整体观念是中医学的核心思想,它贯穿于中医学的生理、病理、辨证与诊治的各个方面。生理上,整体与局部密不可分;病理上,主张从整体出发,把局部病理变化与整体病理反应统一起来;治疗上在强调整体观念的同时,也注重局部病变的治疗。基于药物透皮吸收的直接作用机制,采用局部外治法治疗甲状腺疾病屡见不鲜,可使药物成分通过皮肤直达病灶,作用快而持久。

左新河教授认为,亚急性甲状腺炎(SAT)病势缠绵,反复发作。SAT的治疗宜遵循"急则治其标、缓则治其本"的原则,在中医辨证论治的基础上,联用多种治疗方法。左新河教授强调,本病病位表浅,治应因势利导、畅通出路,使内伏病邪从肌肤而出。SAT反复发作的重要原因是病邪内伏、炎性区域或结节的存在,以致疾病常年反复,缠绵难愈,欲清除伏邪,势必痰、瘀、毒同治,搜风剔络。因此,左新河教授认为除了采用中药辨证方内服外,在甲状腺局部,还可采取中药膏剂外敷颈前及甲状腺炎性区局部注射等疗法,标本兼治,不仅能快速缓解症状,还能减少复发。

一、中药膏剂外敷颈前

左新河教授认为,外用膏剂能使药物成分通过皮肤直达病灶,作用快而持久,具有显著作用。院内自制制剂如理气消瘿膏、金黄消瘿膏、散结消瘀膏、温阳消瘿膏等被广泛应用。然而,外用膏剂的选用亦要根据辨证原则,肝气不舒为主者选用理气消瘿膏;郁热疼痛者选用金黄消瘿膏;颈前结块难消、痰瘀互结者选用散结消瘀膏;迁延难愈、阳虚者选用温阳消瘿膏。具体操作如下:取调好的药膏,均匀涂抹在外用敷料上,涂抹范围直径超出病变范围 2～3 cm,药膏厚度为 5～6 mm,外敷于患者颈前处,之后再用医用胶布固定。每日 1 次,每次贴敷 4～6 h。中药膏剂外敷颈前治疗 SAT 具有较好效果,既能开门逐邪,又能使药物通过肌肤直达病灶,作用快而持久。

二、超声引导下甲状腺局部注射治疗

SAT 患者的甲状腺炎性区在超声下表现为片状或弥漫性低回声区,形态不规则,此为炎性结节表现,少数可合并增生性结节,这些常会引起 SAT 的反复发作。甲状腺局部注射法,能使药物直达病所,起效快,又能疏通经络,调和气血,逐邪外出。超声引导下甲状腺局部注射治疗 SAT 具有效果肯定、操作安全的优势。左新河教授认为,超声引导下局部使用小剂量糖皮质激素注射治疗SAT 的效果优于口服糖皮质激素,能缩短疼痛时间,改善甲状腺激素水平、红细胞沉降率、C 反应蛋白水平,很大程度上克服了大剂量口服糖皮质激素的不良反应,能降低长期口服糖皮质激素后减药或停药时的复发率。常选用地塞米松、曲安奈德等注入甲状腺炎性区,常用量为单侧 0.5～2 mL。现认为,小剂量糖皮质激素的局部使用,在 SAT 患者中具有较好的抗炎止痛作用。

三、耳穴压豆

中医认为,耳是全身经络的汇聚之处,正所谓"耳者,宗脉之所聚也"。耳通过经脉与全身各部分联系,形成一个密不可分的整体。耳穴是分布于耳廓上的腧穴,即刺激点、反应点,与身体内部脏腑机能密切相关。诸病于内,必形于外。

左新河教授多取穴肝、交感、皮质下、神门、内分泌、心、脾。肝主疏泄，调畅气机。本病主要病位在肝，选肝耳穴为主穴，旨在疏肝解郁、调畅气血，使气畅血行郁自消。同时配以交感耳穴、皮质下耳穴以镇静止痛，缓解患者疼痛。神门耳穴为止痛要穴，配心耳穴，在缓解患者疼痛的同时，还具有宁心安神的作用，以减轻本病引起的心悸、烦躁等症状。内分泌耳穴，是调节内分泌的经验穴，在调节激素分泌、恢复甲状腺功能方面起重要作用。取脾耳穴意在健脾祛湿化痰。治疗以行气、化痰、消瘀为本，以缓解疼痛为标，体现了标本兼顾的配穴思想。

具体操作如下：先用探针局部选取穴位，再用75％酒精消毒局部皮肤，待干后将内置王不留行的胶布（大小约 0.5 cm×0.5 cm）贴于所选穴位处，用拇指及食指按压耳穴，由轻到重，以患者能耐受为度，每次每穴按压 30 s，每日 3～5 次，2 日更换一次，两耳交替，通过持续性的机械刺激而产生止痛作用。

四、小结

西医常规治疗 SAT 多采用口服糖皮质激素及非甾体抗炎药的方式，虽可在短期内明显缓解症状，但病情易反复，且不良反应明显。左新河教授认为，中药辨证方内服，联合中药膏剂外敷颈前、甲状腺炎性区局部注射及耳穴压豆，可达到标本兼治的效果，不仅能有效缓解症状，还能减少复发，减少不良反应。

甲状腺癌及甲状腺癌术后

甲状腺癌是内分泌系统常见的癌症之一，中医病名为"石瘿"。据统计，我国甲状腺癌发病率以每年 20.1％ 的速度持续增长，成为发病率增长最快的恶性实体肿瘤。早中期甲状腺癌患者一般无不适症状，晚期发生全身转移时才有明显疼痛不适。甲状腺癌多在体检筛查时被发现。左新河教授是湖北省陈氏瘿病学术流派传承工作室的项目负责人，不仅继承了全国名中医陈如泉教授的瘿病治疗的学术思想,还积累了三十多年的一线临诊甲状腺癌患者的经验,他将临床实践与中医理论相结合,提出了甲状腺癌中医治疗的学术见解。以陈如泉教授等为代表的老一辈专家提出益气养阴扶正治疗甲状腺癌术后患者得到学术界的广泛认可。左新河教授在益气养阴扶正思想的基础上提出郁-瘀-虚论治甲状腺癌及甲状腺癌术后的观点。

一、对病因的认识

(1)情志因素:中医强调情志致病。多忧多思以及易怒,可致气郁气滞,气血逆乱,邪毒渐生。《圣济总录》认为,瘿瘤"妇人多有之,缘忧患有甚于男子也"。明确指出女性的发病率高于男性的原因就是情志不畅。

(2)禀赋体质:左新河教授总结临床病例数据资料发现,女性、绝经期、肥胖患者的甲状腺癌发病率更高。女性以肝为先天,天生气有余而血不足,气血失衡。女性的甲状腺癌发病率为男性的 3～4 倍,现代研究也证明雌激素水平异常是甲状腺癌的危险因素之一。《素问·上古天真论》指出,女子"七七,任脉虚,太冲脉衰少,天癸竭,地道不通"。女子绝经后气血失衡更为严重。现代研究数据显示,45～54 岁为女性甲状腺癌高发年龄段,与女子的绝经年龄相近。现代人生活水平显著提高,全世界有 9.8% 的男性和 13.8% 的女性被认为是肥胖者,女性的肥胖率高于男性。左新河教授认为,肥胖患者体质痰湿偏盛,痰浊之邪阻遏气机,使毒瘀互结,正虚邪胜。另外,有甲状腺癌家族史的患者,具有遗传禀赋的特殊体质,流行病学资料显示有家族史的患者甲状腺癌发病率高于无家族史的患者。也有研究发现,甲状腺自身抗体阳性者甲状腺癌患病率更高。

(3)饮食水土:沿海地区人群具有高碘饮食习惯,低碘地区人群的日摄取碘量不足。碘的摄入量过多及缺乏,都会增大甲状腺癌的发病概率。

(4)毒邪损伤:电离辐射对甲状腺的癌变有一定影响。左新河教授认为,幼年时期,头颈部的过量电离辐射对甲状腺的伤害较大,或可致甲状腺癌变。同时,其他外来伤害如环境污染等,也可能导致甲状腺癌变。

二、对病机的认识

左新河教授认为甲状腺癌变的病机在于失衡：阴阳、正邪、气血、五脏、情志饮食起居的失衡。气血阴阳五脏正邪的长期失衡形成恶性循环而致癌变。

（1）阴阳失衡：阴阳本为一体，无阴则无阳，无阳则无阴。阴阳势均力敌，相互牵制，人体方为健康有活力的状态。当阴阳一方偏弱之时，机体可表现为阴虚或阳虚；当阴、阳一方偏强时，机体表现出实寒或实热。甲状腺癌的病机即在于阴阳力量的长期失衡。阴阳力量的混乱内斗，导致人体内正气不足，则邪气渐盛。

（2）气滞血瘀：《素问·至真要大论》云："谨守病机，各司其属……必先五脏，疏其血气，令其调达，而致和平。"和平即阴平阳秘。气滞而余气不足，则血不行、津不布；血不行则易成瘀，津不布则易成痰，痰瘀互结日久积累成癌。气虚甚而为阳不足，阳不足则血更不运，津更不布，更易变生痰瘀而生癌。另外，血不足则血行易滞，滞而为瘀；今血虚则血不淖，液不为之合和则易成痰。血属阴，阴伤则血损，血少质黏，滞而为瘀；阴虚则津液亏少，津亏不布则易停而为痰。凡此均可造成痰瘀互结而易生癌。此外，正气亏虚还易变生毒邪。如气虚阳虚易生湿毒痰毒；阴虚血虚易生火毒瘀毒等。癌症多为有形之物，其病理特点是痰瘀与毒的胶结，其关键病因是各种促进人体组织恶性增生的特殊致癌因子——癌毒。癌症发生后，不可避免地大量耗伤人体的正气。

（3）肝脾不和：现代生活节奏快、压力大，若精神长期处于过度紧张、恼怒抑郁的状态，易导致肝气横侮脾土。而饮食无度可致脾失健运，气滞湿阻影响肝气疏泄，使肝脾力量失衡。肝郁脾虚证也是甲状腺癌患者的常见证型之一。

（4）情志不遂：怒则气上，喜则气缓，悲则气消，恐则气下，惊则气乱，思则气结。所以过悲损气，过思结气，大怒气上，情志的过极对气的影响很大。《素问·阴阳应象大论》中提到"怒伤肝""喜伤心""思伤脾""忧伤肺""恐伤肾"以及

"悲胜怒""恐胜喜""怒胜思""喜胜忧""思胜恐"。因此,情志的过激,会直接影响五脏六腑整体的气血变化,导致脏腑功能失调。

（5）劳逸失度："形劳"指过劳耗气,伤及形体。肺为气主,脾为生气之源,由此损伤肺脾之气。"心劳"即思虑劳神,用脑过度。心藏神,脾主思,心劳而伤心脾。"肾劳"包括房事太过和早孕多育。肾藏精,主封藏,恶耗泄。房劳过度使肾精肾气过耗,动摇根本。女子多孕多产,亏耗精血,可致"血海"冲脉空虚。

（6）饮食不节:过食甘美之品,饥饱无常,可令形体肥胖,损伤脾胃,助生痰湿。而高碘或低碘饮食,直接影响甲状腺的正常功能。

三、病理特点

1. 甲状腺癌术前:郁与瘀

"六郁"是指气郁、血郁、湿郁、火郁、痰郁、食郁。元代朱丹溪认为"气血冲和,万病不生,一有怫郁,诸病生焉"。左新河教授认为,甲状腺癌的病变以气郁为先,致血行不畅,食滞难消、水液代谢失常而生湿、痰。肝气郁结亦可化热,热灼阴血津液,炼液为痰、瘀。痰瘀搏结日久而生癌毒。中医的窠囊理论,认为"痰挟瘀血,遂成窠囊",且窠囊之为病,不出现疼痛。与甲状腺癌有许多相似之处,可由此探求甲状腺癌的病变诊疗思路。

2. 甲状腺癌术后:瘀与虚

外科手术治疗甲状腺癌是通过切除病灶,直接清除癌毒所在,但皮肉经金刃分离,会造成血脉破损,血液溢于脉外,在正常组织内停留而成瘀血。如《素问·调经论》所云:"孙络水溢,则经有留血。"手术亦可致正气消减,且手术切除癌变主要组织后,虚实力量从以实为重转变为以虚为重。对于甲状腺癌淋巴结转移的患者,[131]I治疗虽然能有效杀灭癌细胞,但放射性药物同时也会损伤自身正气致虚。

四、治疗特色

由于正气亏虚，甲状腺癌患者普遍存在免疫功能紊乱。甲状腺的免疫功能紊乱可表现为甲状腺自身抗体阳性。对于确诊的早期和中期甲状腺癌患者，手术切除病灶是首要手段。手术后及放疗后，可用中医药增效减毒。对于出现甲状腺癌全身转移的晚期患者，其脏腑衰败严重，不适宜手术，也可予以中药缓解患者痛苦，提高生活质量，延长寿命。左新河教授曾治疗一例甲状腺低分化癌心脏转移患者，可见残余甲状腺及淋巴结肿大如葡萄柚大小，心脏及骨髓均见转移癌细胞。原估计仅半年生存期，在中西医联合治疗下 2 年仍存活。

甲状腺癌术后常见的并发症如下：①损伤喉返神经致声音嘶哑，损伤甲状旁腺致手足搐搦；②切除甲状腺致畏寒肢冷，乏力短气；③颈前手术瘢痕处的憋闷疼痛不适感；④放疗后腹胀便溏等。已造成的损害不可逆转，左新河教授在临床中发现中药可改善上述不适症状，提高患者生活质量。颈前憋闷疼痛，多因手术时分离皮肉而瘢痕处气血凝滞所致。甲状腺双叶切除的甲状腺癌患者多于单叶切除者，且以 40 岁以上患者占比最大。甲状腺看上去小，实际上是人体最大的内分泌腺体，控制全身的能量代谢。肾为先天之本，人的生命活动离不开先天之精的运行输布，40 岁之后人体肾精储藏量不足，循环力减弱，肾阳本就处于衰退之期，甲状腺切除后能量控制失衡更重，故术后出现畏寒肢冷的症状。这些临床不适症状不会直接损害寿命，但会极大影响人的生活质量。中医药对改善上述症状卓有成效。左新河教授在多年的临床诊治甲状腺癌及改善术后不适的经验中总结出四大要点。

（1）顺气为先：甲状腺癌产生的病理基础，究其根源在于气的凝滞郁结，从而使血脉壅塞，痰湿内生，助生癌毒。而甲状腺癌术后患者以畏寒、肢冷、乏力较为多见，结合舌脉可知阳虚明显。阳虚可认为是气虚发展更为严重的一个病理状态。故治疗甲状腺癌以顺气开郁为先。甲状腺癌术前的病理性质是虚实夹杂，以实为重，甲状腺癌术后以虚为重。左新河教授在甲状腺癌患者术前常以郁金、柴胡等药行气解郁；术后以黄芪、党参、淫羊藿等药温阳补气并举，稍加白芍以阴助阳，补阳效力更彰。

（2）顾护脾胃：中医认为，胃气衰败，药石罔效。甲状腺癌发生的病机之一就是肝脾不和。木横侮土，肝失疏泄致脾失健运。甲状腺癌的产生就是以肝脾病变为基础，逐渐影响全身气血阴阳平衡。脾主四肢皮肉，手术伤及皮肉，影响脾的运化统血功能。术后放疗可通过放射性药物直接损伤脾气，使运化失常。左新河教授提出顾护脾胃为甲状腺癌治疗的重要部分，常用茯苓、砂仁、白术、山药等养胃气培胃元。

（3）气血为根：气属阳，血属阴。益气养阴之法也是调和阴阳之法，阴阳平衡则正气充足，方可抗击邪毒。补气的经典方四君子汤的药物组成为人参、白术、茯苓、甘草，补血的经典方四物汤的药物组成为川芎、当归、熟地黄、芍药。芍药有赤芍、白芍之分，白芍泄肝脾、敛阴血，适合养血；赤芍清热凉血祛瘀，适合凉血。左新河教授在临床运用时，结合患者实际脉证，因人制宜，证不同则方不同。肢体麻木疼痛者，多为瘀血阻滞经脉，常以葛根、鸡血藤通利经络，佐以川芎、乳香、没药等行气药，气血相辅相成，血药配伍气药，使气血活络，药半功倍。

（4）情畅神和：《黄帝内经》提出形神统一、天人合一的整体观。除了口服用药外，情志舒畅也能促进脏腑气血阴阳平衡。除了用言语疏导患者情绪外，左新河教授还常以香附、玫瑰花舒缓患者情绪，以酸枣仁、合欢皮、柏子仁等药养心安神助眠。情绪舒缓，精神焕发，有利于术后机体的恢复。但对于甲状腺癌单叶切除后复发的患者，仍以手术治疗为首要手段。

左新河教授治疗甲状腺相关性眼病临床经验

甲状腺相关性眼病（thyroid-associated ophthalmopathy，TAO）是 Graves 病（GD）的一种常见并发症，原被称为 Graves 眼病（Graves' ophthalmopathy，GO）。国外调查显示，TAO 发病率为（19～42）/10 万，发病率居成人眼眶疾病

的首位。目前本病的病因和发病机制尚不明确,较被人们认可的是"共同抗原"学说,即眼眶后的成纤维细胞和脂肪细胞表面存在 TSH 受体,是 GO 和 GD 的共同抗原,可被促甲状腺激素识别,引发免疫损伤。TAO 患者的主要表现为畏光流泪、眼球异物感及胀痛等,甚者出现眼眶畸形,复视以至于失明。

左新河教授从事临床工作多年,长期从事甲状腺疾病的治疗与研究工作,积累了丰富的经验。

一、病因病机

TAO 属于中医学"鹘眼凝睛"范畴。"鹘眼凝睛"指眼球逐渐胀硬突起,若鹘鸟之眼红赤凝视,眼珠不能转动的眼病,与甲状腺相关性眼病的某些临床表现类似。《黄帝内经》曰,"五脏六腑之精气,皆上注于目而为之精",说明眼睛与五脏六腑皆有关系,其中与肝的关系最为密切。肝开窍于目,肝主藏血,上奉于目,目得以滋润而视。肝主疏泄,通调气机,肝为气机之所司,目为宗脉之所聚。在病理上,若平素情志不遂,肝气郁结,肝郁化火,肝火亢盛,则目赤肿痛;肝气横逆犯脾,脾主肌肉,脾失健运,聚湿成痰,结聚于目,则见眼睑水肿;病久气血亏虚,目失所养,则畏光流泪、视力下降,甚则失明。病程日久,气血运行不畅,痰浊、瘀血相互胶着,影像学表现为眼肌增粗、眼球后脂肪沉积,故视物重影,眼睑活动障碍,凝视,眼睑闭合不全。左新河教授认为 TAO 病位在目,病本在肝,与脾肾有关,病理因素为"痰""火""瘀""毒",病理特点是本虚标实,虚实夹杂。

二、辨证施治

(1)肝火亢盛证:症见双目突出,结膜充血红肿疼痛,畏光多泪,焦躁易怒,口苦,两手颤抖,大便黄,小便短赤,舌质红、苔黄,脉弦数。治以清肝泻火、疏肝明目。常用药物:龙胆草、夏枯草、桑叶、菊花、黄芩、栀子、紫花地丁、川楝子、密蒙花、青葙子、决明子等。

（2）阴虚阳亢证：症见双目突出，眼睑肿胀，口干，眼易疲劳，双眼干涩，头晕目眩，视物不清，舌红少苔，脉弦细数。治当滋补肾阴、平肝明目。常用药物：熟地黄、生地黄、牡丹皮、黄精、女贞子、枸杞子、决明子、钩藤、龙骨、牡蛎等。

（3）气阴两虚证：症见单侧或双侧眼球突出，视物模糊，眼睑肿胀不显，神疲乏力，手足心热，舌质淡红、苔少，脉细弱。治当益气养阴、养肝明目。常用药物：黄芪、白术、当归、生地黄、玄参、赤芍、白芍、天门冬、麦冬、枸杞子等。

（4）痰瘀互结证：症见目胀突出或双眼不等大，眼裂增宽，眼外肌增粗，眼球活动障碍，视物重影，舌质暗红，苔白厚腻，脉滑或涩。治当活血化瘀、化痰明目。常用药物：赤芍、紫草、丹参、法半夏、浙贝母、白芥子、厚朴、佛手、瓦楞子、莪术、三棱、僵蚕等。

左新河教授认为，上述中医证型，不是孤立存在的，临床上各证型常相互兼夹，辨证时当抓住主证，四诊合参，治法选方用药随证灵活，善于变通，且甲状腺疾病大多病程较长，切勿操之过急，宜缓而图之。

三、常用药物

1. 花类

花类药质轻体薄，气味芬芳，《神农本草经百种录》云，"凡芳香之物，皆能治头目肌表之疾"，故左新河教授常取菊花、野菊花、月季花、玫瑰花等花类药来治疗甲状腺相关性眼病。虽都为花类药，但在临床应用时亦有所区别，据其四性五味不同而取其需。如菊花味甘、苦，性微寒，归肺、肝经，而野菊花味苦、辛，性微寒，归肝、心经。菊花清苦泄降，收摄虚阳而纳归于下，常用于治疗肝风内动、肝阳上亢及真阴摄纳无权、阴虚于下、肝火上炎之肝肾阴虚者。同时菊花也可作为引药，引药上行于目。而对于火热蕴结、化生火毒者，则予以野菊花。玫瑰花味甘、微苦，性温，归肝、脾经，具有行气解郁、和血、止痛之效，而甲状腺相关性眼病与肝密切相关，肝气失疏泄，肝气郁滞是其发病的关键，故左新河教授常使用玫瑰花疏肝理气,调畅气机。月季花味甘,性温,独入肝经,其气味清香,甘温通利,善于活血调经,消肿解毒,对于眼睑肿胀者有着不错的效果。

2. 子实类

诸子明目,五脏六腑之精气皆上注于目,植物精华皆充实于果实,故左新河教授常取子实类药治疗甲状腺相关性眼病。如取决明子、青葙子、茺蔚子清火,取枸杞子、桑葚子、菟丝子、女贞子补益,取车前子利水等。

决明子味甘、苦、咸,性微寒,归肝、大肠经,具有清热明目、润肠通便之效。青葙子味苦,性微寒,归肝经,具有清肝泻火、明目退翳的功效。两者均可清肝明目。不同之处在于,决明子可用于风热内淫、血不上行者,而青葙子则清肝火及心火。茺蔚子味辛、苦,性微寒,归心包、肝经,用于治疗肝火亢盛者,同时温和养血,益肝行血,明目益精。枸杞子味甘性平,归肝、肾经,《本草述》言"疗肝风血虚,眼赤痛痒昏翳",枸杞子益阴除热,除阴虚内热,热退则阴生,阴生则精血自长。肝开窍于目,黑水神光属肾,肝肾二脏阴气增益,则目明。桑葚子味甘、酸,性寒,归肝、肾经,为凉血补血益阴之药,五脏皆属阴,益阴故利五脏,血乃水所化,故益阴血,风与血同脏,阴血益则风自息。菟丝子味甘,性温,归肝、肾、脾经,补肾养肝,温脾助胃,补而不峻,温而不燥,故入肾经,虚可以补,实可以利,寒可以温,热可以凉,温可以燥,燥可以润。女贞子味甘、苦,性凉,归肝、肾经,《本草正》言其养阴气,平阴火,清肝火,明目止泪。车前子味甘,性微寒,归肝、肾、肺、小肠经,具有清热利尿、渗湿通淋、明目、祛痰之效,行肝疏肾,畅郁和阳,入肝经,治暴赤眼痛,泪出脑疼,翳癃障目。

3. 虫类

虫类药行走攻窜,是血肉有情之品。叶天士赞虫类药:久则邪正混处其间,草木不能见效,当以虫蚁疏逐,以搜剔络中混处之邪。甲状腺相关性眼病者,情志不畅,邪气郁结于肝络,肝开窍于目,久而化火成毒,或外邪袭络,目为宗脉之所聚,络脉气血阻滞,气不行水则聚湿生痰,气滞或气虚影响血液运行,瘀阻于络,进而痰火湿瘀毒互结,痹阻络脉而发病,故左新河教授常使用全蝎、蜈蚣、地龙、僵蚕等治疗本病。

全蝎味辛,性平,有毒,归肝经,具有息风镇痉、攻毒散结、通络止痛之效。张秉成在《成方便读》中云:"全蝎色青善走者,独入肝经,风气通于肝,为搜风之主药。"蜈蚣味辛,性温,有毒,归肝经,具有息风镇痉、攻毒散结、通络止痛之效。张锡纯在《医学衷中参西录》中指出:"蜈蚣……走窜之力最速,内而脏腑,外而经络,凡气血凝聚之处皆能开之。"地龙味咸,性寒,归肝、脾、膀胱经,因其有走窜之性,善于息风止痉,通经活络。僵蚕味咸、辛,性平,归肝、肺、胃经,具有息风止痉、祛风止痛、化痰散结之效。眼睑部肌肉痉挛收缩及眼外肌麻痹者,常以全蝎、蜈蚣、地龙等活络通痹,僵蚕等祛风通络。

左新河教授在辨治甲状腺相关性眼病时,注重药法与病证相合,秉持治专病用专药的诊治思维,善于运用花类、子实类、虫类等药物,常取其共性,用其个性,来治疗疾病。

四、结语

TAO 的病因及发病机制尚未完全阐明。目前人们大多认为,TAO 是一种多因性疾病,其发病与某些易感基因多态性、自身免疫因素及环境因素有关。TAO 与甲亢密切相关,故临床上重视控制甲亢,在此基础上辨证用药,更有利于缓解眼部症状。左新河教授认为,现代医学技术不断改进,在治疗甲状腺相关性眼病时,应将甲状腺疾病生理、病理和免疫等现代医学资料与传统的中医辨证有机结合,以提高辨证治疗水平和临床疗效。左新河教授在治疗上善于中西医结合,常用抗甲状腺药物、小剂量糖皮质激素联合中药辨证治疗,可缩短治疗时间,降低复发率,减少不良反应,临床上有明显效果。

左新河教授运用有毒中药治疗甲状腺相关性眼病经验

甲状腺相关性眼病(thyroid-associated ophthalmopathy,TAO)是一种器官

特异性自身免疫性疾病，为临床常见眼眶疾病，发病率居成人眼眶疾病的首位，多见于桥本甲状腺炎和 Graves 病。TAO 发病多以甲状腺肿大、胫前黏液性水肿、眼部相关症状及高代谢症候群等为临床表现。根据临床活动度评分（clinical activity score，CAS），可将其分为活动期和非活动期。绝大多数 TAO 患者伴有甲状腺功能亢进症（简称甲亢），部分患者甲状腺功能也可低下或正常。因其确切的发病机制并不完全清楚，给治疗带来困难。临床上多采用糖皮质激素、免疫抑制剂、眼部放射和外科手术等治疗方法，虽然有一定疗效，但可产生较多或较重的不良反应，在药物减量过程中或停药后病情可能反复。配合中医辨证论治对缓解 TAO 病情、改善症状及减少治疗中的不良反应具有积极意义。

左新河教授认为，TAO 的病理因素复杂多样、毒邪深重、病情顽固、病势缠绵，一般性缓力弱类药物很难获得较好的疗效，应打破常规，侧重于选用一些性猛力强的有毒中药，达到以毒攻毒的目的。

一、有毒中药的界定

药物毒性的含义有广义与狭义之分。广义上的药物毒性主要指药物的偏性，狭义上的药物毒性主要指人体服用药物后，药物对人体器官造成损伤。药物毒性不仅会影响到人体的正常生理功能，甚至会危及人的生命。《普济方》云："然药无毒，则病不瘳。"含有毒性成分、毒副作用显著、药性峻烈的药物，若应用不当易引起中毒症状，严重者危及生命，这也是有毒中药的现代概念。《中华人民共和国药典》2015 年版共收载有毒中药 83 种，记录在"性味与归经"下，"有大毒""有毒""有小毒"的表述，是基于历代本草著作的记录而做出的，以作为临床用药的警示性参考。然而在防治疾病方面，有毒中药也有其特殊、重要的作用，尤其是在治疗恶性肿瘤、类风湿疾病、白血病、糖尿病并发症等疑难重症方面有较为显著的效果。

二、常用有毒中药

1. 攻毒息风类

左新河教授认为，TAO 主要因有毒之邪瘀积体内而引起，常由于脏腑功能失调和气血运行失常导致"痰""火""瘀""毒"产生且不能排出，交杂于体内，痹阻眼络，致病情缠绵、发展迅速且预后不良。治疗中当配伍性善走之类药物如全蝎、蜈蚣。蜈蚣有毒，辛，温；全蝎有毒，辛，平。二者都有攻毒散结、息风镇痉、通络止痛的功效。近年来，药理学研究发现全蝎、蜈蚣具有抗肿瘤、镇痛、抗凝、抗血栓、抗癫痫的作用，临床应用也较为广泛。两药均归肝经。TAO 本在肝，可引经入络，通畅眼络，有疏流开渠之效，能以毒攻毒、松透病根。全蝎乃治风要药，蜈蚣搜风通络止痛之功强于全蝎，两者相须配伍增强功效，祛风通络止痛，解毒散结消肿。TAO 初起时，眼睑肌痉挛严重，眼睑退缩、斜视、复视明显者常配伍两药使用。

2. 清热泻火类

左新河教授认为，TAO 急性期基本病机为肝火上炎灼目，多产生目赤肿痛、畏光流泪、眼结膜充血、眼球突出等症状，此期多用清法，可运用清热泻火类中药，如青葙子。青葙子有毒，味苦，微寒，有清肝火、祛风热、明目之效。现代研究表明，青葙子还具有保护肝细胞、抗肿瘤、降血糖等作用。《本草纲目》记载，青葙子"治肝脏热毒冲眼，赤障青盲翳肿"，因其能治眼疾，故别名为"草决明"。配伍后可治疗肝火上炎所致目赤肿痛、视物昏花、眼生翳膜等，如青葙丸。TAO 早期以火毒为主，可配伍清热解毒类中药（如重楼）。重楼有小毒，味苦，性微寒，归肝经，可清热解毒，消肿止痛。重楼是中成药云南白药、抗病毒颗粒等的重要组成原料。现代研究表明，重楼具有突出的抗肿瘤、抗纤维化、抗菌和抗炎作用。两药运用于治疗 TAO，苦寒直折以祛火毒之邪，防止火毒结聚。

3. 活血化瘀类

血液流变学研究发现，TAO 患者在甲亢稳定期时，眼部血液处于黏滞状态，血液周流不畅，病变以血瘀为主，此时当配伍活血化瘀类中药，如水蛭、土鳖虫等。水蛭有小毒，咸、苦，平，有破血通经、逐瘀消癥的作用，破血逐瘀力猛，而且能选择性只破瘀血不破新血。土鳖虫有小毒，咸，寒，有破血逐瘀、消癥破坚的作用。现代药理学研究发现，二者有抗肿瘤、抗凝血、抗血栓形成、免疫调节等作用。两药均归肝经，味咸，走血分又可直达 TAO 病位，搜剔络脉。水蛭素是水蛭中的活性成分，是目前发现的最为有效、安全的凝血酶抑制剂，能显著改善血液的高凝状态。TAO 患者在甲亢稳定期时，可配伍应用土鳖虫、水蛭，以改善眼部周围的血液循环，缓解眼睑和结膜水肿、充血及眼球突出。

三、小结

传统的"药物毒性"是指药物对机体的损害，也是药物本身属性或药物偏性，"毒"与"效"是两个密切相关的属性，是药物与生俱来的。其与所谓的可引起功能障碍、病理变化和死亡的现代"药物毒性"的概念不同。如果将传统中药的"毒性"和现代医学的"毒性"画等号，无疑是将"有毒中药"的概念扩大化了。临床用药不应避讳有毒或作用峻猛的药物，而应该通过正确合理的使用，达到去毒取用的目的。《医学源流论》言："虽甘草、人参，误用致害，皆毒药之类也。"若有毒中药运用得当，也能够达到治疗疾病的目的；若用之不当，甘草、人参等上品中药也会害人性命。

左新河教授认为，在使用有毒药物治疗甲状腺相关性眼病时应当注意以下几点：①严禁超剂量使用；②有毒药物大多炮制后入丸、散用，可有效缓解毒性；③药物毒性可以通过合理配伍来降低，如常配伍炙甘草缓解毒性；④孕妇禁用；⑤使用过程中当注意观察有无毒副作用，中病即止，不可久服。

近年来，随着中药行业的发展，有毒中药也有了新的概念。传统意义上的毒药,如砒霜,当前可辅助治疗白血病;雷公藤,对于类风湿性关节炎等具有一定的治疗效果。因此,加大对有毒中药的研究,采取合理的利用方式,可能会给重大疾病患者带来福音。

从络病理论探析甲状腺相关性眼病的辨治

甲状腺相关性眼病(thyroid-associated ophthalmopathy,TAO)是一种与Graves病密切相关的自身免疫性疾病,伴有或不伴有甲状腺功能亢进症,发病率较高,占自身免疫性甲状腺疾病的50%,约占眼眶疾病的20%,其发病率居成年人眼眶疾病的首位,且近几年在我国有增高趋势。甲状腺相关性眼病在中医学上属于"鹘眼凝睛"范畴,其病势缠绵难愈,符合"久病入络"的特点。左新河教授认为,本病与络病密切相关,并试从络病理论对甲状腺相关性眼病的辨治进行分析,为治疗本病提供新的思路。

一、络病理论渊源

《说文解字》曰:"络,絮也。一曰麻未沤也。"而古典医籍中关于络脉的描述最早见于《黄帝内经》,书中记载"经脉为里,支而横者为络,络之别者为孙……当数者为经,其不当数者为络也",指出了经脉与络脉的联系;"经脉十二,络脉十五,凡二十七气,以上下"及"阳络伤则血外溢,血外溢则衄血;阴络伤则血内溢,血内溢则后血"等条文,阐述了经络的组成、分类及循行路线,为络病理论的形成奠定了基础。受《黄帝内经》及《难经》的影响,汉代张仲景所著《伤寒杂病论》从络脉瘀阻病机论治血痹、虚劳、积聚、水肿等多种疾病,提出虫类药通络之法,并创制旋覆花汤、大黄䗪虫丸、鳖甲煎丸、抵当丸等络病名方,对后世络病的临床辨治产生重要的影响。清代叶天士遵络病之说,在其代表作《临证指南医案》中创造性地提出"久病入络""久痛入络"的观点,并认为病邪"初为气结在经，久则血伤入络"。叶天士继承张仲景络病用药特点，根据《黄帝内经》"辛甘发散为阳"的论点，提出络以辛为泄，临床中善于运用辛味药通络治疗络病。叶天士全面总结并发挥络病辨治特色，对络病理论的发展做出了卓越的贡献。这三次大发展形成了络病学说发展史上的三个里程碑。

二、络病理论内涵与特点

1. 络脉生理特点

从狭义的角度来看，吴以岭院士将络脉分为经络之络（主运行经气）和脉络之络（主运行血液），即气络和血络，二者共同发挥着"气主煦之，血主濡之"的正常生理功能。在气血的作用下，络脉具有以下生理特点。①渗灌血气：《灵枢·本藏》曰："经脉者，所以行血气而营阴阳，濡筋骨，利关节者也。"人体阴阳的调和、筋骨的滋养、关节的通利是通过络脉中气血的交换来实现的。《灵枢·卫气失常》亦云："血气之输，输于诸络。"这再次印证了气血运行于络脉，络脉是其渗灌血气的通道。②互渗津血：《灵枢·邪客》谓："营气者，泌其津液，注之于脉，化以为血。"《灵枢·营卫生会》又曰："夺血者无汗，夺汗者无血。"这说明津血同源而异流，通过络脉的互相渗化，血渗络外而成津，津返络中则又成血。③贯通营卫：《素问·气穴论》曰："孙络三百六十五穴会，亦以应一岁……以通荣卫。"营行脉中，卫行脉外，说明孙络有贯通营卫的生理功能。④环流经气：十五经脉像树枝一样逐层细化，形成别络、孙络，遍布全身脏腑四肢百骸，气血津液在孙络中发挥渗灌濡养作用后，又复入别络，回归经脉，如环无端，畅流经气。

2. 络病的病机特点

络脉是气血运行的通道，也是病邪侵入的通路。六淫外邪、七情内伤、饮食起居、跌仆金刃等各种致病因素均可损伤络脉而导致络病发生，从而产生络脉瘀阻、络虚不荣、络脉损伤等主要病机变化。具体如下。①络脉瘀阻：邪气袭络，壅滞络道，络脉气机升降出入失常，络气瘀滞，气滞则血行不利，故而为瘀；或久病耗气，气虚血运无力而致血瘀。气血津液输布障碍，津凝为痰，痰、气、瘀交阻于络脉，绵绵不休。②络虚不荣："最虚之处，便是容邪之处"。久病邪气入络，则络脉行气血、渗灌濡养功能失常。络中气虚，因虚而留滞，可导致痰凝、血瘀的出现，络血不足则使络脉更虚。络中气血不足又可加重痰、瘀等病理产物的蓄积。③络脉损伤：各种致病因素导致络脉损伤，影响其运行气血的功能，血瘀、痰凝于络脉中，日久郁而化毒。毒邪不易排出脉外，久之又会损伤络体。

由上可知，络病主要表现出与络脉结构和气血循行相适应的病机特点：易滞易瘀、易入难出、易积成形。然而在不同的病机变化之中，络脉瘀阻又是它们的共同病机，随着病情的发展，痰、湿、瘀、毒等病理因素蓄积于络，使疾病缠绵难愈。

三、甲状腺相关性眼病从络病理论论治依据

1. 眼与经络联系紧密

《素问·五脏生成》曰："诸脉者，皆属于目。"目作为体内相对封闭的器官，其与脏腑的联系离不开体内经络的沟通。人体十二经络均直接或间接同目相关联。除此之外，奇经八脉中的任脉、督脉、阳维脉、阴维脉及阳跷脉、阴跷脉六条经脉也与目存在一定的联系。同时，目中终末血管，极为纤细，属中医学络脉，尤其是孙络的范畴。正如《灵枢·邪气藏府病形》所说，"十二经脉，三百六十五络，其血气皆上于面而走空窍，其精阳气上走于目而为睛"，这说明经络脉道的通畅是保证气血津液上注于目而行使生理功能的前提。

2. 络病致甲状腺相关性眼病

甲状腺相关性眼病是与多种甲状腺疾病相关，累及眼外肌和眼眶结缔组织的一种自身免疫性疾病。本病较常见的临床表现是炎症反应导致的眼球突出、眼睑退缩、球结膜水肿及纤维化所致的眼球运动障碍、复视、视神经压迫等症

状。在本病的发展过程中,始终存在着络脉的病理改变。络脉是气血运行的通路,络中气血充实,目内众多细小的络脉能够为其输送气血津液,以维持正常的视觉功能。现代医学认为,络脉可能与微血管病变、微循环代谢异常有关。李岩等进一步提出中医络病中瘀、虚、痰、毒等病理变化与血管活性物质调控异常,血管内皮细胞、血管平滑肌细胞的损伤,细胞外基质代谢异常,细胞因子及信号传导通路调控异常等病理实质相关。周霞通过对已行眼眶减压术和复视矫正术的 30 例甲状腺相关性眼病患者的眼眶结缔组织及眼外肌进行 HE 染色和 Masson 染色,分析组织病理切片,发现眼眶脂肪间新生血管增多,纤维增生,眼眶脂肪后透明质酸堆积和脂肪细胞数量增加。彭娟等通过手术方式获得甲状腺相关性眼病患者的眼外肌组织,采用光学显微镜和透射电镜对其结构进行观察,结果发现各种病理改变中血管组织增生发生率最高为78.6%。同时有研究结合血液流变学检查发现,稳定期突眼患者的血液"浓""黏",系血行不畅所致,以"瘀血"为主。以上研究说明甲状腺相关性眼病的发病过程中眼部血管存在不同程度的微循环障碍和显著的血液流变学异常。此外,目前人们认为,在多种因素(遗传、免疫、吸烟及放射性碘)的共同作用下,T 淋巴细胞及 B 淋巴细胞被激活并产生各种细胞因子,进而刺激眼肌成纤维细胞增生,分泌大量糖胺聚糖,引起局部炎症反应,导致组织间隙水肿,最终导致本病的发生。吴以岭院士认为,气络病变与神经-内分泌-免疫系统网络高度相关,这也能解释络脉受损为何会导致眼部微循环障碍及代谢异常。而这些微血管病变、微循环代谢异常的产物,可看作是中医学广义的"毒"。脏腑功能失调和气血运行失常,不能濡养脏腑,病理产物久久不能排出,缓慢蓄积,以致邪气壅塞,郁而化火成毒;或甲状腺疾病患者行放射性碘治疗后,毒邪(放射性碘)损伤眼部络脉,又与痰湿瘀互结,使得络脉中气血阻滞,失于输布。加之目为密闭的器官,且细络众多,毒邪入络,难以消除,以致本病复杂多变,病程漫长,治疗颇为棘手。综上所述,痰火湿瘀毒是甲状腺相关性眼病的病理基础,络脉瘀阻在本病的病机演变过程中起关键作用。

四、治疗方法以"通络"为主

左新河教授认为,甲状腺相关性眼病的主要病机为痰火湿瘀毒停聚络脉,治疗原则以"通络"为主,可采用逐瘀通络、化痰通络、利湿通络、解毒通络法治疗本病。但随着病情的发展,不同时期偏重有所不同。

早期为邪气郁结肝络,气有余便是火,肝开窍于目,火毒为患,兼夹湿邪,壅滞络脉,气血运行不畅,当以清肝火,利湿热,祛邪通络。方选龙胆泻肝汤或丹栀逍遥散加减。临床常选用苦寒之龙胆草、栀子、黄芩清肝火,夏枯草、决明子清肝明目;柴胡疏肝解郁,使肝气条达;车前草清热利湿,引火下行;牡丹皮、赤芍清热凉血;生地黄清肝不忘养肝柔肝;蒲公英、甘草清热解毒,又能补土缓木;加半枝莲、土茯苓、金银花、贯众以透邪解毒通络。

中期为痰湿阻滞络道,兼夹血瘀,损及肝脾,湿热之象并不显著,当以利湿化痰,活血通络,补益肝脾。方选杞菊地黄丸合二陈汤加减,常投以半夏、陈皮、橘核化痰通络,茯苓、泽泻利水渗湿,当归、鸡血藤、赤芍补血活血通络,山药、山茱萸、生地黄、枸杞子健脾补肝,滋阴养血。

该病缠绵难愈,病至后期时,阴损及阳,脾肾阳虚,气不行血,痰瘀胶结眼络,以络瘀为甚,当以温补脾肾,化痰活血通络。方选右归丸和桃仁红花煎化裁,常予以炮附子、肉桂、鹿角胶温补元阳,干姜、茯苓、白术暖补脾阳,熟地黄、菟丝子、杜仲益精填髓,以取阴中求阳之意,佐以青皮、延胡索、郁金、法半夏行气开郁化痰,桃仁、红花、三棱、莪术祛瘀活络,瘀血较甚者,可加用水蛭、蜈蚣、蛴螬、土鳖虫等善于破血逐瘀之虫类搜剔之品。

五、结语

综上所述,甲状腺相关性眼病的发病过程与络病息息相关,情志不畅,邪气郁结于肝络,肝开窍于目,久之化火成毒,或外邪袭络,目为宗脉之所聚,络脉气血阻滞，气不行水则聚湿生痰，气滞或气虚影响血液运行，则瘀阻于络，进而痰火湿瘀毒互结，痹阻络脉，最终导致络病。因此，基于络病理论，针对血瘀贯穿疾病发生发展全程的病理特点，左新河教授提出以"通络"为主，兼顾逐瘀、化痰、利湿、解毒的方法治疗本病。相信随着络病理论的发展，中医药治疗本病会产生独特的效果。

从湿浊论治高尿酸血症经验

高尿酸血症（hyperuricemia，HUA）是嘌呤代谢紊乱引起的代谢异常综合征。无论是男性还是女性，非同日 2 次血尿酸水平超过 420 μmol/L，即为高尿酸血症。尿酸水平超过其在血液或组织液中的饱和度时，可在关节局部形成尿酸晶体并沉积，诱发局部炎症反应，使组织被破坏，即为痛风。尿酸在肾脏沉积引发急性肾病、慢性间质性肾炎或肾结石，则称为尿酸性肾病。HUA 和痛风是慢性肾病、心脑血管疾病及糖尿病等疾病的独立危险因素，是过早死亡的独立预测因子。HUA 的发病率为 2.5％～36％，近年呈现明显上升趋势，发病人群逐渐年轻化。中医学中并无高尿酸血症的病名，现代医家大多将其归于"痹病""历节""痛风"等范畴。左新河教授认为，湿浊内蕴是高尿酸血症的主要病机，治疗以健脾祛湿降浊为主。现将左新河教授治疗 HUA 的经验总结如下。

一、湿浊内蕴是 HUA 的主要病机

《张氏医通》中载："肥人肢节痛，多是风湿痰饮流注。"脾胃为后天之本、气血生化之源，主运化水液和水谷精微，若脾气亏虚，则清阳不升，浊阴不降。左新河教授认为，HUA 多由恣食肥甘厚腻之品或酒热海腥发物，或体质肥胖，导致脾失健运，无力运化湿浊之邪，邪气内蕴、不能排出体外而引起。湿浊蕴结，日久化热，湿热痹阻，气血运行失常，痰浊、瘀血蕴结关节，则红肿、疼痛，故出现痛风。因此，HUA 的发病以脾虚失运为本，湿浊内蕴为主要病机。

二、健脾祛湿降浊为基本治法

基于 HUA 以脾虚失运、湿浊内蕴为基本病机，左新河教授确定了健脾祛湿降浊为基本治法，脾胃功能恢复，运化正常，湿浊之邪排出，可有效降低血尿酸水平。

左新河教授以四君子汤、四妙散和四土汤化裁为基础方，随证加减。方中党参性平味甘，归脾、肺经，以补脾肺之气为主要作用，与补气健脾除湿的白术、茯苓同用，增强其补气健脾之功；白术性温味甘苦，归脾、胃经，以健脾、燥湿为主要作用，有"补气健脾第一要药"的美称，既能补气以复脾运，又能燥湿、利尿以除湿邪；茯苓味甘而淡，甘则能补，淡则能渗，药性平和，既可祛邪，又可扶正，利水而不伤正气，善渗泄水湿，使湿无所聚，痰无由生。薏苡仁淡渗甘补，既利水消肿，又健脾补中；土牛膝性善下行，既能利水通淋，又能活血祛瘀；黄柏苦寒沉降，长于清泻下焦湿热；苍术苦温燥湿以祛湿浊，辛香健脾以和脾胃，辛散苦燥长于祛湿。土茯苓甘淡渗利，解毒利湿，通利关节，每重用土茯苓为主药，脾胃健运则营卫从，风湿祛则筋骨利，配伍萆薢，则泄化湿浊之力大增。土贝母味苦性凉，归心、肺经，有清热化痰、散结拔毒的功效；土大黄苦寒，归心、肝、大肠经，具有清热通便、解毒杀虫、消肿散结、止血等功效，使湿浊之邪从大便出。

实验研究表明，四君子汤具有降尿酸作用，在一定程度上能抑制大鼠肝组织黄嘌呤氧化酶（XOD）mRNA 的表达。四妙散治疗 HUA 的临床报道较多。包扬等运用加味四妙散（四妙散加淫羊藿、白术、茯苓、金银花、茵陈蒿、土茯苓、萆薢、鸡血藤）治疗高尿酸血症，单纯西药组（30 例患者）口服别嘌呤醇，中药组（30 例患者）在口服别嘌呤醇的基础上加服加味四妙散，结果显示中药组血尿酸水平下降，症状缓解，提示加味四妙散结合西药治疗 HUA 效果显著。程时杰等自拟加味四妙散（四妙散加萆薢、土茯苓、川芎、赤芍、玉米须、蚕沙）治疗老年高尿酸血症，选用别嘌呤醇治疗组为对照组，服药 3 个月后观察血尿酸水平及颈动脉内膜中层厚度，结果显示，加味四妙散治疗组较别嘌呤醇治疗组血尿酸水平显著下降，颈动脉内膜中层厚度减小，动脉粥样硬化进展减缓。高碧珍等研究发现四妙散可改善尿酸引起的细胞活性抑制，下调 α-平滑肌肌动蛋白、转化生长因子-β1 的表达，推测四妙散可能通过清热利湿促进尿酸排泄，减少尿酸沉积和重吸收。

三、常用药物

左新河教授临证时，借鉴前贤之经验，结合现代中药药理学研究及临床研究，在辨证论治的基础上，常用下列药物治疗 HUA。

（1）萆薢：薯蓣科植物绵萆薢、福州薯蓣或粉背薯蓣的干燥根茎，味苦，性平，归肾、胃经，具有利湿去浊、祛风通痹等功效。《本草纲目》记载，萆薢之功，长于去风湿，所以能治缓弱顽痹、遗浊、恶疮诸病之属风湿者。萆薢含有甾体、黄酮、二芳基庚烷、木脂素、有机酸及脂质等化学成分。萆薢总皂苷能剂量依赖性地降低高尿酸血症大鼠血清中尿酸水平。萆薢水提物能下调高尿酸血症大鼠血清中单核细胞趋化蛋白-1（MCP-1）和肾脏中肿瘤坏死因子-α（TNF-α）、细胞间黏附分子-1（ICAM-1）、血管细胞黏附分子-1（VCAM-1）的基因表达，提高机体抗炎作用，对高尿酸血症引起的痛风性关节炎具有一定的缓解作用。

（2）威灵仙：毛茛科植物威灵仙、棉团铁线莲或东北铁线莲的干燥根及根茎。《本草经疏》云："主诸风，而为风药之宣导善走者也……风能胜湿，湿病喜燥，故主之也。"本品辛散温通，性猛善走，通行十二经，既能祛风湿，又能通经络而止痛。其根含有原白头翁素、白头翁素、白头翁内酯、甾醇、糖类、皂苷、氨基酸及生物碱等物质。研究证实，威灵仙可以明显改善尿酸性肾病大鼠的肾脏损害，其作用可能与降低血清中尿酸水平、减少肾小管间质尿酸盐结晶沉积和炎性细胞浸润有关。

（3）玉米须：禾本科植物玉蜀黍的花柱及柱头，最早药用记载见《滇南本草》。玉米须甘淡渗泄，利水渗湿消肿。玉米须富含黄酮、生物碱等成分，其中黄酮是其主要有效成分。研究发现，玉米须总黄酮显示出一定的促进模型大鼠肾脏排泄尿酸、降低模型大鼠血清中尿酸水平以及改善模型大鼠胰岛素抵抗、降低血清胰岛素水平的作用。

（4）蚕沙：蚕蛾科昆虫家蚕幼虫的粪便。本品辛甘发散，可以祛风，温燥而通，又善除湿舒筋，入脾胃，能和胃化湿。陆国寿等研究了蚕沙水提物对次黄嘌呤致急性高尿酸血症小鼠血尿酸含量的影响，结果表明，小鼠注射次黄嘌呤后半小时，模型组小鼠血尿酸含量明显高于正常组，组间差异有统计学意义（$p <$ 0.05）。高、中、低剂量组连续给药 7 日后腹腔注射次黄嘌呤，只有高剂量组小鼠血尿酸含量低于模型组，组间差异有统计学意义（$p < 0.05$）。可见蚕沙水提物高剂量（3.6 g 生药/kg）预防性给药能抑制次黄嘌呤致小鼠急性高尿酸血症。

左新河教授还常用木瓜、虎杖、大黄等抑制黄嘌呤氧化酶活性，猪苓、泽泻、滑石、车前子等促进尿酸排泄，当归、白芍、地龙等减少尿酸合成。

四、高尿酸血症合并糖、脂代谢异常

左新河教授认为，HUA 合并糖、脂代谢异常的主要病因为情志不舒、饮食不节及体质禀赋不足或肥胖。情志不舒导致肝气疏泄不及，其气郁滞，则木不疏土，中焦失于健运，谷反为滞，湿浊内生；饮食不节，脾胃运化失司，水谷精微失于输布，停滞中焦，形成中焦痞满，日久由滞转虚，土虚不能达木，气机升降出入失司，进一步影响肾的气化蒸腾功能；禀赋不充，肾精亏虚，气化无权，导致血中尿酸排泄不畅，积聚体内，痰湿浊邪更甚，气机运行受阻，脾胃之气升降失常，加重消渴；素体肥胖之人，痰湿壅盛，阻遏脾肾气机，损伤阳气，脾阳亏虚，清气不升，痰浊下注，壅滞血脉，血行不畅。因此，左新河教授认为，肝、脾、肾功能失调是 HUA 合并糖、脂代谢异常的发病基础，湿、浊、痰、瘀是致病因素。

《金匮要略》云："见肝之病，知肝传脾，当先实脾。"左新河教授治疗 HUA 合并糖、脂代谢异常以疏肝解郁、健脾祛湿、补肾泄浊为主，肝气条达，则助脾气升降协调，脾运健旺，肾气充足，湿浊自除。小柴胡汤、升降散、金匮肾气丸三方化裁是治疗高尿酸血症合并糖、脂代谢异常的基础方。小柴胡汤出自《伤寒论》，是治疗少阳枢机不利的名方，具有和解少阳枢机之功效。其方由柴胡、黄芩、半夏、人参、大枣、生姜、甘草这 7 味药组成。全方辛开苦降，寒热并用，攻补兼施，具有疏利三焦、宣通内外、畅通气机的作用。升降散是中医医家十分推崇的名方，其首见于明代龚廷贤的《万病回春》，被载为内府仙方。明代张鹤腾《伤暑全书》将其收录为治暑良方，后得清代医家杨栗山的发挥，载于《伤寒瘟疫条辨》，将其作为治疗瘟疫 15 方之首。此后，升降散广泛应用于临床。该方原由僵蚕、蝉蜕、姜黄、大黄、黄酒、蜂蜜这 6 味药组成，后世多以前 4 味入药。四药合用寒温并用，升降相合，具有升清降浊的作用。金匮肾气丸出自《金匮要略》，方中地黄滋阴补肾，山茱萸补肝肾、益精血，山药固肾益精，茯苓、泽泻利水泄浊，牡丹皮活血化瘀，桂枝、附子温补肾火，肾火充盛则体内蒸腾气化之功得复，促进湿气浊毒排出。三方相须为用，增强全身脏腑气机的运化，以条达肝气、健运脾气，肾气得复而湿浊与痰瘀尽除。

五、小结

左新河教授强调，HUA 是一种慢性、全身性疾病，可导致多个靶器官损伤，HUA 患者要保持健康的生活方式，始终将血尿酸水平控制在理想范围。《金匮要略》云："四季脾王不受邪。"《脾胃论》云："饮食失节，寒温不适，脾胃乃伤。"患者多有暴饮暴食、嗜食肥甘厚味等不良生活习惯，因此，对 HUA 的治疗要顾护脾胃，兼顾舒肝、补肾，湿浊之邪方可排出。

基于络病理论论治痛风性关节炎

痛风是由嘌呤代谢紊乱和（或）尿酸代谢障碍所致的一组异质性、代谢性疾病，临床特征包括高尿酸血症、急性痛风性关节炎、痛风石、痛风性肾病、关节畸形和功能障碍。痛风不但表现为关节肿胀、疼痛，而且与高血压、糖尿病、高脂血症等疾病密切相关，严重影响人们的生活质量。近年来，随着人们生活方式的改变，痛风的发病率明显升高，而且发病人群越来越年轻化。中医学将痛风归属于"痹证""白虎历节风"范畴。本病病程较长,病情缠绵,大部分患者需长期治疗,左新河教授深谙清代叶天士"久病入络"之道,根据该病顽缠、反复难愈,且可见痛风性肾病、痛风石的特点,提出基于络病理论治疗痛风性关节炎的临证思路。

一、络病理论

络病理论的形成最早可追溯至春秋战国时期,《黄帝内经》中多处阐述了经络之间的关系,对经脉及络脉进行了描述,其中提到络脉系统分布位置及功能是络病理论的重要立足点。汉代张仲景继承了《黄帝内经》中经络脏腑病的思想,在《伤寒杂病论》中创新性地提出"经络受邪,入脏腑,为内所因也"以及"四肢九窍,血脉相传,壅塞不通,为外皮肤所中也"的发病机制,在治疗瘀血所致疾病的药物的选择上,能看到化瘀通络的雏形,尤其是辛味药及虫类药的应用,在现代络脉相关病的治疗上,仍具有非常大的应用价值,为络病理论研究奠定了病机、治法及药物基础。清代著名医家叶天士在《临证指南医案》中提出了病久痛久则入血络的思想,认为寒、热、痰、湿、瘀血等均能导致络脉瘀阻,并提出"络以通为用"的疾病治疗原则,对络病理论的形成具有重大指导意义。当代吴以岭院士在大量文献研究的基础上,提出了"三维立体网络系统",总结出络病易滞易瘀、易入难出、易积成形的病机特点,并将通络药物按照功能进行了分类,标志着络病理论框架的形成。

络脉是人体经络的重要组成部分,相比于经脉,分布范围更加广泛。《灵枢·脉度》曰:"经脉为里,支而横者为络,络之别者为孙。"二者结构相连而功能不同,如叶天士曰:"经主气,络主血。"络脉是气血运行的通道,主渗灌气血,是人体血气营养脏腑组织的部位,经脉系统借助络脉渗灌作用而实现濡养功能。《灵枢·卫气失常》云:"血气之输,输于诸络。"吴以岭院士等认为经络之络运行经气称为气络,脉络之络运行血液称为血络。

二、病因病机

《素问·痹论》云："风寒湿三气杂至，合而为痹也。"《素问·经脉别论》云："饮入于胃，游溢精气，上输于脾，脾气散精，上归于肺，通调水道，下输膀胱，水精四布，五经并行。"左新河教授认为，痛风性关节炎是本虚标实之证，主要是由于先天禀赋不足，或后天过食膏粱厚味、醇酒海鲜，致脾胃运化失常，酿生湿浊，聚而成痰，日久化瘀，脉络瘀滞。脾虚湿浊内阻是其病机关键，湿、热、痰、浊、瘀是其致病之本，而外感风寒湿邪是其发病外因。脾虚湿浊内阻，运化失职，蕴结日久，痰浊壅滞，瘀阻脉络，导致关节肿痛反复发作，甚则形成痛风石、痛风性肾病，缠绵难解。

三、络病与痛风性关节炎

痛风性关节炎多由高尿酸血症时尿酸晶体在软组织、关节、软骨和肾脏中沉积所致，临床表现为反复发作的关节炎或肾脏病变，发病时出现红、肿、热、痛，甚至剧痛难忍。《格致余论·痛风》描述痛风："恶血入经络证，血受湿热，久必凝浊，所下未尽，留凝隧道，所以作痛。"湿、热、痰、浊、瘀内伏，流注关节，络脉受阻，气血运行不畅，胶着关节，故缠绵难愈；郁久成毒，毒损肾络，则生变证，阻塞水道，发为癃闭，水液泛溢，发为水肿。

四、从络病论治

1. 清热利湿通络

痛风性关节炎多表现为膝以下关节及其周围猝然红、肿、热、痛，拒按，触之局部灼热，得凉则舒，疼痛剧烈，足不能履地，屈伸不利，可伴发热、口渴、烦躁，小便短赤,舌质红、苔黄腻,脉滑数或弦数。多由湿邪入里化热,或恣食肥甘厚味,或素体阳胜,内有蕴热,湿热交蒸,痹阻络脉而致。《金匮翼》云:脏腑经络,先有蓄热,而复遇风寒湿气客之,热为寒郁,气不得通,久之寒亦化热,则痛痹,火翕然而闷也。常以四妙丸加减,选用苍术、白术、黄柏、薏苡仁、川牛膝、地龙、鸡血藤、土茯苓、萆薢、山慈菇、甘草等。局部红、肿、热、痛甚者,加重楼、王不留行等,合并尿路结石者,加金钱草、青皮等。

2. 活血化痰通络

患者关节肿痛反复发作,日久不愈,时轻时重,或呈刺痛,固定不移,关节肿大,屈伸不利,甚则强直畸形,皮色紫暗,舌质紫暗、苔薄白或白腻,脉弦或沉涩。多由于久病入络,久病多瘀,湿浊、痰瘀蕴结,痹阻络脉。常以身痛逐瘀汤和二陈汤加减,选用秦艽、桃仁、红花、当归、川芎、茯苓、陈皮、威灵仙、土茯苓、萆薢、炙甘草等。关节疼痛较甚者,加制乳香、制没药;关节肿甚者,加木瓜、汉防己等;病情缠绵难愈者,加水蛭、蜈蚣、全蝎等。

3. 祛风散寒通络

患者关节肿痛,屈伸不利,或见皮下结节,风邪偏胜则关节游走疼痛,或恶寒发热等,寒邪偏胜则关节冷痛,舌质淡红、苔薄白或白腻,脉弦紧或濡缓。多因湿浊久伏脉络,复感风寒,风寒湿浊相搏结,痹阻气血而发病。治以蠲痹汤加减,选独活、黄芪、姜黄、白芍、防风、苍术、当归、制川乌、薏苡仁、土茯苓、乌梢蛇、甘草等。风邪偏胜者,加海风藤、秦艽;寒邪偏胜者,加制附子、干姜、细辛等。

4. 健脾补肾通络

患者病久屡发,关节疼痛如被杖,昼轻夜重,时轻时重,甚或关节变形,屈伸不利,肌肤麻木不仁,步履艰难,筋脉拘急,腰膝酸软,畏寒肢冷,舌质淡、苔白腻,脉沉细无力。多为脾肾亏虚、复感寒邪而发。治以独活寄生汤加减,选用独活、桑寄生、杜仲、细辛、怀牛膝、茯苓、党参、当归、白芍、淫羊藿、露蜂房、甘草等。关节冷痛者,加制川乌、制附子等;畏寒肢冷者,加仙茅、续断等。

五、善用虫类药、藤类药及枝类药

左新河教授在辨证论治的基础上，还善于运用虫类药治疗痛风。叶天士指出："久则邪正混处其间，草木不能见效，当以虫蚁疏逐。"因虫类药善攻逐走窜，无处不至，能搜风逐邪，通络化瘀，且吸收利用度高，对痛风治疗效果显著。全蝎息风镇痉、攻毒散结、通络止痛，土鳖虫破血逐瘀、续筋接骨，蜈蚣息风镇痉、通络止痛、攻毒散结，乌梢蛇祛风湿、通经络、止痉，蕲蛇祛风通络、定惊、止痉、消癥、镇痛，但需注意虫类药走窜之性峻猛，宜中病即止。

《本草便读》云："凡藤蔓之属，皆可通经入络。"盖藤者缠绕蔓延，犹如网络，纵横交错，无所不至，其形如络脉。《本草纲目》云："藤类药物以其轻灵，易通利关节而达四肢。"由此以取类比象的方法，使藤类入药，取其善走经络、解痉止痛之效，且其为引经报使药，引药达四肢末端，对肢体经络疼痛可以起到较好的治疗作用。忍冬藤清热解毒、疏风通络，鸡矢藤祛风除湿、健脾、消肿止痛，络石藤祛风通络、凉血消肿，青风藤祛风除湿、通经活络，海风藤行经络、和血脉、宽中理气、下湿除风，鸡血藤补血活血、舒筋活络、养血调经，大血藤清热解毒、活血祛风。

枝类药具有舒展条达的生长特性，其形态与分支横出的络脉相似，清代吴鞠通就有"凡枝皆走络"的观点。桂枝味辛甘，性温，温通血脉、化瘀消癥，桑枝味苦性平，入肝经，具有祛风通络之效。

六、内外同治

《理瀹骈文》云：外治之理，即内治之理，外治之药，即内治之药，所异者法耳。急则治其标，缓则治其本。在痛风急性期，患者症状多由湿浊痹阻、积久化热所致，常选用自制金黄膏外敷患处；而在痛风慢性迁延期，患者症状多由痰凝、血瘀痹阻关节所致，常选用自制消癥膏外敷患处。

左新河教授分型论治 2 型糖尿病

糖尿病是一种与遗传因素和多种环境因素相关联的以慢性血糖水平增高为特征的代谢紊乱综合征。中医学中没有该病名的记载,而将其归于"消渴"的范畴。消渴是以多饮、多食、多尿、乏力、消瘦或者尿液有甜味为主要临床表现的一种疾病。

象思维是中医学的原创性思维,是中医药文化的灵魂。象思维首要在于"察象",此"象"可有象有形,也可无象无形。有象有形者,取自然之形;无象无形者,取自然之理。前者取自然之"图象",后者取自然之"法象"。如肾位于腰部脊柱两侧,左右各一,此为有形之象,即图象、物象。再如在中医藏象中,脾主运化,将水谷化为精微以营养人体,促进人体生长。自然界中土壤可以化生万物,种子在土壤中可以生根发芽,长成参天大树,因此脾在五行中属"土"。此为无形之象,即法象、意象。

一、2 型糖尿病的中医病机

糖尿病的发生主要是由于体内胰岛素分泌缺陷和(或)胰岛素作用缺陷。胰岛素抵抗是 2 型糖尿病的主要发病机制,此类患者可有糖尿病家族史,多数体形肥胖,特别是中心性肥胖。胰岛素是全面促进物质合成代谢的关键激素,能促进全身组织,特别是肝、肌肉和脂肪组织摄取和氧化葡萄糖,同时促进肝糖原和肌糖原的合成与储存。当机体内胰岛素缺乏或胰岛素作用缺陷时,经消化吸收的血糖不能被机体利用而产生能量,血液中葡萄糖水平就会升高,超过肾糖阈即可出现糖尿。在中医学中,胃主受纳,腐熟水谷,将水谷化为精微物质。脾主升清,是指脾气的升动传输作用,将胃肠道吸收的水谷精微和水液上输至心、肺等脏,通过心、肺的作用化生气血,以营养濡润全身。肾藏精,精可分为先天之精和后天之精,先天之精来源于父母的生殖之精,与生俱来,后天之精来源于脾胃化生的水谷之精。在西医学中，血糖为人体的主要能源物质，而在中医学中，水谷精微营养全身，化生气血，为人体生命活动提供动力。由此可见，血糖与水谷精微对人体有相似的功能象，即法象、意象。因此，可将血糖归于中医学"水谷精微"范畴。同样，胰岛素的作用一方面是促进全身各组织利用葡萄糖，而脾主升清是指脾将水谷精微输至全身以营养全身，两者具有相似的功能象；另一方面是将多余的血糖合成糖原以储备能源物质，而肾藏后天之精是指将脏腑之精在支持生理功能后的剩余部分输送至肾，两者具有相似的功能象。2 型糖尿病患者多有家族遗传倾向，多体形肥胖，其发病机制主要是胰岛素抵抗。此与中医学中肾藏先天之精、痰湿困脾之理不谋而合。因肥人多痰，痰湿困脾导致脾气不升，此与西医学中胰岛素抵抗多与肥胖相关一致。肾藏先天之精，即父母的生殖之精，此与西医学的遗传机理相一致。因此左新河教授认为，糖尿病的发生多与脾主升清及肾藏精的功能失调有关。

二、2 型糖尿病高血糖前期的中医证候分型

在 2 型糖尿病高血糖前期，患者多有肥胖、高血脂或高脂蛋白血症、高血压等，部分患者有家族遗传倾向。此期患者多无明显症状，有的可出现轻度的乏力、口干等。此时虽达不到诊断糖尿病的标准，但有胰岛素抵抗或胰岛素分泌不足的现象。左新河教授认为，肥人多痰，痰湿之邪困阻脾气，脾主升清功能受阻，津液不能上承于口，故有口干症状，精微物质不能完全化生气血而营养全身，故有乏力症状。部分患者由于具有遗传倾向，属于中医学"先天不足""肾虚"的范畴。因此，此期中医证候分型为痰湿困脾证、脾肾两虚证。

三、2 型糖尿病高血糖期的中医证候分型

在 2 型糖尿病高血糖期，患者可出现口渴、多饮、多尿、多食、消瘦、乏力、皮肤瘙痒等症。随着病情的发展，脾主升清的功能进一步减退，水谷精微不

能正常输布至全身，反而下陷，大量从尿液中排出，因此出现多尿、尿糖等症状。多尿导致津亏，津亏而生内燥，所以患者有口干、多饮等症。脾主肌肉，脾气亏虚，精微物质不能化生气血，患者可有消瘦、乏力等症。血虚津亏化燥生风，患者可有皮肤瘙痒。津亏日久导致阴虚，患者可有内热症状。由于此类患者多嗜食肥甘厚味，痰湿蕴结于胃，日久化火，胃火炽盛，患者可有多食善饥的症状。因此，左新河教授认为，此期中医证候分型多为津亏燥热证、气阴两虚证。

四、2型糖尿病慢性并发症期中医证候分型

在2型糖尿病慢性并发症期，患者可出现大、中动脉粥样硬化，表现为下肢疼痛，严重者可致肢体坏疽。同时可出现微血管病变，主要是糖尿病肾病和糖尿病视网膜病变。另外还可出现神经病变，患者可有肢体麻木、感觉异常，还可因感染而出现皮肤深溃疡、糖尿病足等并发症。中医认为，在疾病的发展过程中，若人体长期不能将精微物质化生为气血，反而陈留于脉中，则形成浊痰、瘀血等病理产物而导致血瘀脉络，阻于心脉则形成胸痹，阻于眼络则形成目盲，阻于足部则形成脱疽，阻于脑络则形成中风。又由于人体气血不足，抵抗外邪能力减弱，外来湿秽之邪侵犯肺脏，可形成肺痿，侵犯皮肤可形成痈疽。脾虚日久，土虚水侮，最终形成脾肾阳虚证，患者可出现水肿等症。因此，左新河教授认为，此期中医证候分型多为脾肾阳虚证、痰瘀互结证。

由上分析可知，2型糖尿病的病变关键为脾、肾两脏，在疾病的发展过程中，亦可以出现气血津液运行失常，其中医证候分型为痰湿困脾证、脾肾两虚证、津亏燥热证、气阴两虚证、脾肾阳虚证和痰瘀互结证。在2型糖尿病的治疗上，应始终顾护人的先后天之本，即脾、肾两脏。与此同时，要根据2型糖尿病高血糖前期、高血糖期、慢性并发症期的不同证候特点予以辨证论治，并时刻兼顾痰瘀的治疗。

左新河教授论治糖尿病并发症

一、糖尿病周围神经病变

糖尿病周围神经病变（DPN）是糖尿病患者常见的并发症之一，随着糖尿病发病率的不断上升，DPN 的发生率亦在不断增长。《王旭高医案》记载，消渴日久，但见手足麻木，肢冷如冰；《证治要诀》记载，消渴日久，精血亏耗，可致雀盲或四肢麻木疼痛，根据其"麻""痛"等特点将其归为"痹症"范畴，故称"消渴痹症"。左新河教授认为，本病属于"痹证""痿证"范畴。消渴日久，耗伤正气，阴阳气血、脏腑受损，不荣则痛且痿；另久病入络，痰瘀痹阻则痛。本病乃因消渴经久不愈、脉络失养而成，本虚标实，以本虚为主。

消渴日久，必然本元大伤，虚损之象迭现，气虚则血运无力，阴虚则血行艰涩，而成久病入络、久虚入络之血瘀证候。治当益气养阴，活血通络。《金匮要略》记载"血痹，阴阳俱微，寸口关上微，尺中小紧，外证身体不仁，如风痹状，黄芪桂枝五物汤主之"。左新河教授在临床中治疗糖尿病周围神经病变多用黄芪桂枝五物汤加减化裁。黄芪为君药，甘温补气，且补在表之卫气，使气旺以促血行，祛瘀而不伤。现代研究表明，黄芪具有改善局部微循环血流灌注的作用。桂枝辛温，辛能发散，温通卫阳，能"温经通脉"，主要起温阳助卫、通行经脉之作用。桂枝与黄芪配伍可益气温阳、和血通经，黄芪得桂枝能固表而不留邪，桂枝得黄芪能益气而振奋卫阳。气虚则无力运血，致血行不畅，发为瘀血，瘀血阻络，出现肢麻肢凉、疼痛、针刺感、蚁行感等。当配伍辛温之川芎、丹参活血祛瘀止痛。血中之气药川芎，既能活血化瘀，又能行气止痛。麻木较明显者，加用鸡血藤。麻木与瘀血关系密切，如《张氏医通·麻木》云"麻则属痰属虚，木则全属湿痰死血"。鸡血藤苦、甘、温，归肝、肾经，善于活血补血，调经止痛，舒筋活络，常用于风湿痹痛、麻木瘫痪等症。现代研究发现，鸡血藤有扩张血管、抑制血管通透性、改善微循环等作用。血瘀明显，见肢端刺痛、皮肤色暗者，可酌加虫类药搜风通络。地龙性走窜，善通行经络，可合用以增强疗效。叶天士认为虫类药"俾飞者升，走者降，血无凝着，气可宣通，与攻积除坚，徒入脏腑者有间"，虫类药中含有草木药所不具备的抗凝及纤溶活性成分，具有独特的活血化瘀作用。牛膝逐瘀通经，补肝肾，强筋骨，引血下行。引诸药下行，可加强活血之效。侧柏叶苦、涩，寒，归肺、肝、脾经，凉血止血。鱼腥草辛，微寒，归肺经，可清热解毒，消痈排脓，利尿通淋。二药性寒，寒能凉血，防止血热动血，活血化瘀药与之同用可增强疗效。泽泻甘、淡、寒，归肾、膀胱经，可利水渗湿，泄热，化浊降脂。上述多味药为辛味药，辛能行、能散、能润，化瘀除积。《临证指南医案》指出，辛以通络，虫以通络，化瘀以通络。补气活血药同用，补气之品若得活血之药，则补不留滞；活血之品若得补益之药，则行不伤正。清代吴师机《理瀹骈文》云："外治之理，即内治之理，外治之药，即内治之药，所异者法耳。"鸡血藤活血补血，调经止痛，舒筋活络。忍冬藤清热解毒，疏风通络。钩藤息风定惊，清热平肝。络石藤祛风通络，凉血消肿。桂枝辛温，温通经脉。桑枝祛风湿、利关节。威灵仙祛风湿，通经络。外用以祛风除湿、通络止痛为法。方中多用藤类药。藤类生性盘根错节，缠绕蔓延，四面施展，形如络脉。藤类药具舒展、蔓延之性，善走经络，能通瘀滞。《本草便读》云："凡藤蔓之属，皆可通经入络，此物味苦平善治风疾，故一切历节麻痹皆治之。"此类药多作用于人体筋脉，局部"以通为用"。外用联合内服，可最大限度发挥改善微循环、调节神经系统功能的作用，使症状减轻，从而治疗糖尿病并发的神经病变。

二、糖尿病视网膜病变

糖尿病视网膜病变是糖尿病的主要微血管并发症之一，是由长期高血糖以及与糖尿病有关的其他因素（如高血压、高血脂等）所引起的以视网膜微血管损害为特征的眼病，以眼底出血、渗出、水肿、增殖以及慢性进行性视力下降为主要表现。本病当属中医学"消渴内障"范畴，散见于"云雾移睛""视瞻昏渺""暴盲""血灌瞳神"等疾病的论述中。其中医学发病机制主要是气阴两虚伴随着整个病程，导致血液瘀滞于患者的眼部脉络。病变部位在目，病变脏腑主要涉及肝、肾，其特征是虚实夹杂、本虚标实。气阴两虚为糖尿病视网膜病变的基本病机，且为致病之本，随着本病病程的迁延及病情的进展，气虚逐渐加重，阴虚燥热日盛，进而损及阳气致阴阳两虚，表现为糖尿病微血管并发症。

左新河教授治疗糖尿病视网膜病变方选桃红四物汤加减。四物汤由当归、白芍、川芎、熟地黄组成，补血不留瘀，活血不伤血，多用于血虚、血行不畅的疾病。桃红四物汤是由四物汤化裁而成的，最早见于清代吴谦等所著的《医宗金鉴》，具有活血化瘀、调经止痛之效，由四物汤加桃仁、红花组成，活血化瘀效力更强。现代药理学研究表明，桃红四物汤能广泛治疗由血瘀引起的各种病证，其作用机制可能与抑制血小板聚集、改善血液流变学等有关。桃仁味苦甘而性平，具有活血化瘀、润肠通便的功效，能舒张血管。红花辛，温，入心、肝二经，能活血、润燥、止痛、散肿、通经。红花质轻，善于通达外上，善祛病位在上之瘀血。桃仁与红花二药为活血化瘀的经典药对之一。丹参活血通经，川芎活血行气，当归补血活血、调经止痛、润肠通便，泽兰活血调经、祛瘀消痈、利水消肿。现代药理学研究表明，红花、桃仁等活血化瘀中药具有促进毛细血管开放、改善血液微循环、降低血液黏稠度及改善眼底病变的作用。还能对抗渗出，预防和消除水肿，减少静脉充盈，改善视网膜血管的渗漏，促进渗出物的吸收，调节视网膜的血液循环，促进受损视网膜功能恢复。原方中熟地黄擅于补血养阴，改为生地黄可加强活血作用，且生地黄有清热生津的作用，可缓解消渴阴虚所致的口渴症。增加活血益气中药，重用黄芪以补气活血。糖尿病视网膜病变由消渴日久，损伤精气而气虚，导致血运不能承上，血瘀阻滞，目络瘀堵，目失所养而发病。治本当补气，以黄芪补脾益气。现代研究表明，黄芪多糖不仅可以降低血糖，还可以影响视网膜的 Muller 细胞，使糖尿病视网膜病变的发生率降低。消渴本阴伤，酌加南沙参等养阴退热之品。南沙参甘，微寒，归肺、胃经，可养阴清肺，益胃生津。川牛膝活血通经，性善下走，通利血脉，治疗下半身酸痛。山药甘，平，归脾、肺、肾经，可补脾养胃，生津益肺，补肾涩精。柏子仁养心安神、润肠通便。

三、糖尿病肾病

糖尿病肾病是糖尿病的主要微血管并发症之一,起病较隐匿。根据糖尿病肾病的临床表现,其归属于中医学"消渴""水肿""尿浊""关格""肾劳"等范畴。唐代王焘《外台秘要方》中有"肾消病"病名,其描述与糖尿病肾病较为相近,还援引隋代甄立言《古今录验方》所载"消渴病有三……三渴饮水不能多,但腿肿,脚先瘦小,阴痿弱,数小便者,此是肾消病也"。肾、脾两脏乃先后天之本,脾主运化水液,肾主水。消渴久病,饮食肥腻厚甘,易损伤脾胃,脾精不足则不能荣养肾脏,脾肾两虚,不能固摄和藏精,可致蛋白精微下泄,运化水湿和气化蒸腾不利。肾为先天之本,脾为后天之本,二者相辅相成,脾气虚不可滋先天,肾气虚不能养后天,二者互相消耗。左新河教授认为,本病病机为本虚标实,本虚为脾肾亏虚,标实则主要体现在脾肾亏虚基础上出现湿、毒、瘀等。本虚可致标实生成,标实又可进一步加重本虚程度。

左新河教授治疗本病重用黄芪以补脾肾气、利尿消肿、活血生血。现代研究表明,黄芪具有明显的肾脏保护作用,可减轻糖尿病大鼠肾脏氧化应激损伤程度,且存在明显的剂量效应关系。黄芪在抑制糖尿病大鼠早期肾脏重量或体重增加和减少尿白蛋白排泄方面具有相似的作用,可以减少尿蛋白,并且可以延缓糖尿病肾病的进展。女贞子滋补肝肾之阴、强腰膝。现代研究表明,女贞子能够有效抑制肾皮质氧化应激反应,减轻肾脏损害。而女贞子配伍黄芪,具有气阴双补、补而不燥、滋而不腻,兼顾肾虚开阖失司、水湿为患的特点。金樱子、芡实并用称为"水陆二仙丹",出自《洪氏集验方》,有益肾滋阴、收敛固摄之功。方名中"水陆",指两药生长环境,芡实生长在水中,而金樱子则生长于陆地上,一在水而一在陆。"仙"谓本方之功效神奇。方中芡实甘涩,能固肾涩精;金樱子酸涩,能固精缩尿。两药配伍,肾气得补,精关自固,能使肾虚所致的男子遗精白浊、女子带下,以及小便频数、遗尿等症消除。近年来发现,此方可明显改善糖尿病肾病患者症状，同时能改善多项指标如肾功能、尿蛋白等，可有效延缓终末期肾病的发生。胡卢巴补肾助阳，可以修复受损胰岛 β 细胞，刺激胰岛 β 细胞，促进胰岛素分泌。北沙参归属肺、胃二经，具有养肺阴、清肺热、生津止渴之功效。北沙参体质轻清，气味俱薄，具有轻扬上浮之性，而富脂液，故专主中上焦，专主肺胃，清肺胃之热，养肺胃之阴，兼有益气之功；天门冬养阴润燥生津，主养肺肾之阴。北沙参与天门冬同用可有效改善口渴症状。肾主水，脾主运化，脾肾亏虚，水液代谢失司，精微下泄则"尿浊"，若水液停于体表则为"水肿"，若水液停滞，气机失调则为"胀满"。《医方考》云："气泄则无湿郁之患，脾强则有制湿之能。"方中同时配伍茯苓、土茯苓、薏苡仁、车前子四药以健脾利水渗湿，使浊邪水湿得去。大黄泻下清热、化浊解毒。六腑以通为用，通腑降浊，既可排解体内浊毒，亦可宣通气机、助脾胃之升降。现代研究表明，大黄的有效成分大黄酸不仅具有抗凝血作用，还可改善糖尿病大鼠的胰岛素抵抗、脂代谢紊乱与肾脏病理损伤。大黄不仅能改善糖尿病肾病患者的血肌酐、尿素氮水平，还能延缓肾损伤。鬼箭羽活血消肿止痛、破血通经杀虫，借其活血通络、推陈致新之功，意在恢复水津平衡，使补益药物活泼畅荣而不壅腻。消渴病程较长，久病必瘀，久病入络，导致肾络瘀阻，鬼箭羽有较好的破血功能。现代研究发现，鬼箭羽防治肾病具有独特的优势，可通过调节血脂、血糖，调节免疫功能，抗氧化等改善肾血流量，降低血尿素氮、肌酐水平，减少尿蛋白，减少免疫复合物沉积，保护肾小管上皮细胞，促进肾小球基底膜的修复，防治肾小球硬化，延缓糖尿病后期的肾损伤。

外治法治疗甲状腺疾病

一、中药外敷

中药膏剂外敷是将中药制成的膏剂按照适应证外敷，以药力刺激相应穴位,通过经络系统之间的相互作用,使气血运行通畅而达到治疗目的的方法。颈前甲状腺部位毛孔多,脂肪少,有利于膏剂渗透,直达病所。膏剂渗透皮肤后,一部分药物直接作用于甲状腺,另一部分药物进入血液循环,调节机体的整体功能。外敷膏剂还可刺激体表末梢神经,反射性调节中枢神经系统活动,保持下丘脑-垂体-甲状腺轴的平衡。

由紫苏子、莱菔子、牛蒡子、香附等理气消瘿中药制成的理气消瘿膏,可用于甲状腺质地柔软、随情志消长变化的气滞痰凝型甲状腺疾病,如单纯性甲状腺肿、桥本甲状腺炎、结节性甲状腺肿、Graves 病等。

由水蛭、猫爪草、夏枯草等活血散结中药制成的散结消瘿膏,可用于甲状腺质地坚硬、经久难消的痰阻血瘀型甲状腺疾病,如甲状腺结节、甲状腺囊肿等。

由赤芍、白芷等活血止痛中药制成的金黄消瘿膏,可用于甲状腺局部疼痛或压痛的肝经郁热型甲状腺疾病,如亚急性甲状腺炎等。

由麻黄、白芥子等温阳散结中药制成的温阳消瘿膏,可用于阳虚痰凝型甲状腺疾病,如亚急性甲状腺炎恢复期、甲状腺功能减退症等。

二、按摩疗法

根据瘿病的病因病机,施以不同的按摩手法会对瘿病的治疗起到一定的作用。

（1）局部按摩:按甲状腺局部,主要采用的手法是指腹揉法,持续时间为5～10 min,主要起加强散结消瘿、活血化瘀的作用。针灸治疗后行局部按摩的方法,能够提高和延长针灸的治疗效果,从而取得很好的临床疗效。

（2）穴位按摩:甲亢以阴虚阳亢为本,以痰、气、火、瘀交结上下内外为标,以滋阴降火、理气化痰、活血化瘀为基本治法,后期气阴两伤者,以益气养阴为主。基础手法:让患者取仰卧位或坐位,推夹脊穴及脊柱两侧,滚腰背部,按揉大椎、大杼、厥阴俞等穴位,擦背部,以透热为度。患者仰卧,点揉廉泉、天突、中府、气户，拿揉人迎，一指禅推颈部，按揉臑会、合谷、足三里诸穴，摩腹，振颤腹部。阴虚火旺者加揉太溪、三阴交、风池、曲池、肩井、内关。气阴两虚者加按揉太溪、三阴交、内关、脾俞、肾俞诸穴。捏脊，摩腹。痰气凝结者，加按揉中脘、丰隆、内关诸穴，摩腹。肝胃火旺者加按揉内庭、太冲、足临泣、外关、天枢、梁门诸穴。阳亢风动者，加按揉肩井、太冲、风池、太阳、曲池、阳陵泉、肾俞、肝俞、太溪诸穴。甲亢以外其他甲状腺肿常分为气郁痰阻型及痰结血瘀型。气郁痰阻型患者取坐位，医师用双手拇指点按肝俞、心俞，以调理气血，疏肝利胆，理气解郁；采用揉拿手三阳法，点按内关、合谷、臑会，以行气活血，通三焦之气，疏导经络瘀滞。取仰卧位时用梳胁开胸顺气法，点按天突、天鼎、天容，以行气散结，活血化瘀。痰结血瘀型患者取坐位，采用揉拿手三阴法，点按内关、神门，以宁心安神，调通气血，活血化瘀，软坚散结。取仰卧位时，施用推脾运胃法，点按中脘或顺时针与逆时针交替按揉心窝部以调和脾胃，促进运化，理气化痰。

（3）足部按摩：常用足底反射区为肺、肝、甲状腺、甲状旁腺、垂体、胆、脾、肾上腺、肾、膀胱、输尿管、生殖腺、淋巴结、颈椎、颈项、扁桃体、眼、内耳迷路、胸部淋巴结及阳性反应点，应用点法、按法、刮压法及推法等按摩手法。先以轻度手法快速刺激全足一遍，然后以轻度手法刺激各穴位，胆、脾、肝定点按压，甲状腺由上至下刮压，甲状旁腺定点按压，颈椎由上至下刮压，颈项左右刮压，扁桃体、眼、内耳迷路定点按压，胸部淋巴结上下刮压，上、下身淋巴结定点按压，约 10 min，以中度手法反复刺激以上穴位各 5～10 次，约 15 min，使患者有刺痛感。再以轻度手法推压足部，舒缓合适，约 15 min，每日按摩 1 次，每次约 40 min，10 次为一个疗程。

（4）耳穴按摩：耳穴选取轮 1～轮 6、耳门、内分泌、甲状腺为主穴，心动过速者加心耳穴，多汗者加肺、肾耳穴，烦躁易怒者加肝、交感耳穴，易饥者加胃耳穴，口干者加渴点耳穴，失眠者加枕耳穴，眼突胀者加眼耳穴。按摩时采用直径约 1.5 mm 的无尖圆头针，将针头对准所选耳穴，每次每穴按摩 5 s 左右，间隔 14 日按摩 1 次。

三、针刺疗法

针刺时采用一定的物理刺激,直接作用于腧穴或病变部位,发挥疏通经络、扶正祛邪、调整阴阳的作用,纠正机体阴阳偏衰或偏盛的状态,从而达到治疗甲状腺疾病的目的。

1. 辨证选穴

气郁痰阻证者,治以疏肝理气、解郁化痰为主,宜选用肝俞、合谷、足三里、丰隆、天突等穴位,辅以阿是穴。针刺肝俞、丰隆能疏肝、理气、化痰;针刺足三里能开通阳明经之气。除足三里外均以泻法为主。对局部阿是穴可采取围刺法给予针刺,从肿块边缘向肿块中心底部斜刺,等距离围刺 6～8 针。痰结血瘀证者,侧重阳明经穴。阳明经为多气多血之经,循行于颈前,可以调整瘿肿周围气血。常选用水突、天鼎、合谷,配合阿是穴,共奏活血化瘀之功,如舌苔较厚可加用丰隆、足三里等穴,配合捻转手法以补泻,活血化瘀。肝火亢盛证者,以厥阴经为主,清肝泻火,辅以养阴。常用穴为太冲、间使、太溪、肝俞,配合阿是穴。选用泻法可起到清肝降火之作用。心肝阴虚证者,选穴以任脉、三阴交为侧重,穴位以关元、照海、三阴交、太溪、公孙、足三里、内关等为主。均采用补法,奏益气养阴之功,可根据阴虚情况加用肾俞、复溜、脾俞等穴。脾肾两虚证者,以益气健脾为主,选用肾俞、膻中、关元、脾肾、足三里、命门、大椎等穴。均应用补益手法,以达到兼顾脾肾、顾护元气的作用。

2. 辨病选穴

(1) 甲亢:①主穴:内关、合谷、曲池、三阴交。分为内关与合谷、曲池与三阴交两组,每日或隔日一次,两组交替使用,每次留针 15～30 min。②配穴:心俞、肝俞、肾俞、脾俞,心悸不宁、心动过速者,可用内关配心俞;胸闷不舒或兼有胸胁痛者,可用内关配肝俞,也可用内关配阳陵泉。

(2) 突眼:①主穴:天柱、风池、合谷、内关。②配穴:丝竹空、瞳子髎、攒竹、鱼腰、球后、睛明、太阳、三阴交。对视神经萎缩患者,针刺主穴时,以酸胀感较强疗效为好,隔日一次,每次均可留针 30 min,3 个月为一个疗程。

（3）甲减：①主穴：内关、合谷、关元、气海、足三里、三阴交,均取双侧穴,可分为内关、关元、三阴交与合谷、气海、足三里两组,交替使用,每日或隔日一次。②配穴：肾俞、命门、脾俞、胃俞、阳陵泉、曲池。留针时间 15～20 min,其间行针 2～3 次。

（4）结节性甲状腺肿：①主穴：水突、天柱、风池。②配穴：内关、间使、足三里、三阴交、攒竹、丝竹空、阳白、鱼腰。留针时间 15～20 min,其间行针 2 次,隔日一次,10 次为一个疗程。

（5）甲状腺囊肿：①主穴：合谷、足三里。②配穴：内关、天突、太冲。泛恶者配内关,吞咽不适者配天突,胸胁胀满配太冲。留针时间 30 min,其间行针 2 次,采用捻转法,每日 1 次,10 次为一个疗程。

四、中药雾化熏眼

中药雾化熏眼是将中医辨证论治与超声雾化相结合的一种方法,对于治疗甲状腺相关性眼病、干眼症等眼部疾病有着良好效果。中药雾化熏眼是通过超声雾化仪器以超声波和高速氧气流冲击药液,使药液震荡、分裂形成雾化分子,并直接作用于眼部病灶的方法,弥补了中药内服的不足,提高了局部的药物浓度。根据甲状腺相关性眼病的临床特征,甲状腺相关性眼病当属中医学"鹘眼凝睛"范畴,其病位在目,病本在肝。辨证使用中药雾化熏眼疗效较佳,以菊花、野菊花、密蒙花、月季花、玫瑰花等花类药组方。《神农本草经百种录》记载："凡芳香之物,皆能治头目肌表之疾。"菊花散风清热、平肝明目、清热解毒;野菊花清热解毒、泻火平肝;密蒙花清热泻火、养肝明目、退翳;月季花活血调经、疏肝解郁;玫瑰花理气解郁、和血散瘀,诸药合用共奏清肝泻火、通络明目之效。

五、耳穴疗法

耳穴疗法是用针刺或其他方法刺激耳廓上的相应穴位,达到防治疾病目的的一种方法。当人体患病时,耳廓上相应部位会出现不同的病理反应,如有压痛,或耳穴部位变形、变色,出现丘疹、脱屑等。出现这种病理反应的部位就是所应选取的耳穴,常用的耳穴有甲状腺、交感、内分泌、脾、眼、肝、肾、胃、皮质下、心、肾上腺、神门等。临床常采用毫针刺法、埋针法、压豆法。毫针刺法即在所选取的消毒后的耳穴上,使用短毫针常规针刺,针刺或留针期间,一般不进行针刺手法操作,针刺处有酸、胀、疼、热感者,疗效佳。埋针法也可称为皮内针法,即将皮内针刺入消毒后的耳穴内,用胶布固定,埋置 1～3 日。埋针期间应每日早、午、晚按压皮内针数次,以加强刺激,按压以轻度疼胀感为度。压豆法利用一些圆形、质地坚硬的中药或植物种子贴压于耳穴,对耳穴形成良性的刺激而治疗疾病。压豆法多用王不留行,将带有王不留行的胶布对准所取穴位贴紧,贴压应以患者耳穴部位有酸、麻、胀、痛感为宜。针对甲状腺疾病患者,刺激强度以轻刺激为主,按揉 1～2 min,一次贴穴 2～3 个,各穴位可双耳交替选用。

六、灸法

灸法是利用某些燃烧材料,熏灼或温熨体表一定部位,通过调整经络脏腑功能,达到防治疾病目的的一种治疗方法。取穴:肾俞、脾俞、关元、气海、三阴交、足三里、中脘、阴陵泉、曲池、合谷。每次可取其中 3～5 个穴位,交替使用,每日 1 次,每个穴位 10 min,10 日为一个疗程,每个疗程间隔 2 日。可以使用艾条灸、温针灸、灯心草灸、线点灸等。甲亢者取大杼、风门、肺俞、大椎、身柱、风池为主穴。甲减者可采用无瘢痕灸,艾条灸或温针灸,对腰背部及腹部的穴位施灸,时间可长一些,并可采用隔姜灸或隔附子灸,以加强温补脾肾的作用。

七、刮痧疗法

刮痧疗法是运用刮痧工具（以水牛角为材料做的刮痧板），按照一定的传统方式，在选定的体表皮肤上进行刮擦的治疗方法。"痧"是刮痧疗法诊断和治疗疾病的特有现象，是体内疾病在外的表象，也是治疗后体表皮肤出现的特有反应，主要以红色的疹子和斑块为特征。刮痧的功效主要有预防保健、镇痛、发汗解表、温经散寒、解毒祛邪、收敛、调整内分泌、强心等。刮痧部位选择如下。①头颈部：全息穴区→额中带，额旁 1 带，额顶带中 1/3、后 1/3；督脉→人中；胃经→双侧人迎；胆经→双侧风池。②背部：督脉→大椎至命门；膀胱经→双侧厥阴俞至肾俞。③胸部：任脉→天突、璇玑至膻中。④下肢：脾经→双侧阴陵泉至三阴交。刮痧治疗时应注意室内保暖。刮痧出痧后 30 min 忌洗凉水澡。刮痧出痧后最好饮一杯温开水，并休息 15～20 min。

八、拔罐疗法

拔罐疗法通过排气造成罐内负压，罐缘紧紧附着于皮肤表面，牵拉了神经、肌肉、血管以及皮下的腺体，可引起一系列神经内分泌反应，调节血管舒缩功能和血管的通透性，从而改善局部血液循环。取穴：肝俞、心俞、肺俞、膈俞、脾俞、肾俞。患者取俯卧位，督脉旁开 1.5 寸（1 寸约为 3.3 cm）。以上腧穴对称排列选用，每次选 3～4 个穴位。常规皮肤消毒后，取 75％酒精棉球，点燃后快速进罐旋转 1～2 圈，迅速将火棉球撤出，罐扣压于穴位部，使罐紧附于皮肤，10 min 后起罐，根据病情每 2 日一次，7 次为一个疗程。

荆楚中医药继承与创新出版工程·
荆楚医学流派名家系列（第一辑）

左新河

著作简介

《甲状腺功能亢进症》

甲状腺功能亢进症（简称甲亢）是临床上常见的内分泌系统疾病，是甲状腺分泌过多甲状腺激素所致的机体神经系统、心血管系统等兴奋性增高和以代谢亢进为主要临床表现的一组内分泌疾病的总称。该病可引起机体多系统、器官及组织的损伤和功能失调，对机体的生长发育、物质代谢造成极大的损害，严重影响人们的身心健康。

由于人们生活节奏的加快、精神压力的增大以及饮食结构的变化，自身免疫性疾病发病率明显升高，甲亢的发病率也逐年增长，这就要求我们具备更系统的专业知识和更丰富的临床诊治经验，不断提高诊断技术，研究和推广新的治疗方法和手段，以更好地服务广大患者。

中医学和现代医学诊治甲亢有着悠久的历史，为众多甲亢患者解决了疾痛之苦。随着科学技术的进步，现代医学临床诊断技术有了快速的发展，为甲亢的诊断和鉴别诊断提供了可行的方法和可靠的保障。治疗手段逐渐多样化，药物的规范化使用，手术方法的改良和新的手术技术的呈现以及[131]I治疗技术的日渐成熟和推广，使甲亢的疗效有了很大的提高。中医学在深化病因病机认识的基础上，形成了辨证施治、分期施治、专方专药及外治法等综合性治疗格局，对提高疗效和防治并发症起到了重要作用。为了对甲亢的诊疗进展有一个更全面、更系统的认识和了解，我们在多年临床实践的基础上，结合10余年来的文献资料和临床报道，对甲亢的病因病理、诊断技术、治疗方法等的研究进展进行总结并编撰成书，希望对广大同仁和读者有所参考和裨益。

本书共分为十二章，首先简要介绍了甲状腺激素的生理功能和调节机制，强调了近年来的新认识。然后分别从中医和西医的角度对甲亢的病因病理等进行了论述。第四、五、六章详细介绍了甲亢的临床表现、诊断与鉴别论断，以及实验诊断进展，并对不同的诊断手段进行了对比评价。第七、八章介绍了中医、西医的各种治疗方法，并对一些新的治疗方法的机制和疗效进行了详细介绍。第九、十章对甲亢的常见并发症,特殊类型甲亢的发病机制、临床表现及治疗方法进行了系统的介绍。最后两章介绍了甲亢的护理措施和预后,特别介绍了引起复发的相关因素及抗复发的措施,对不同的学术观点进行了论述。全书内容较丰富,以概括和阐述甲亢相关内容为主,对临床应用有较强的指导意义。

《甲状腺病中医学术源流与研究》

甲状腺是人体重要的内分泌器官,具有调节人体生长、智力发育、物质代谢等重要生理功能的作用,对人体多个系统和腺体有着重大影响。甲状腺病是一种常见、多发的内分泌疾病,严重影响着人们的健康,甚至关系到民族的兴衰。

瘿病,古籍中又称瘿、瘿气、瘿瘤、瘿囊、影袋等,是以颈前喉结两旁结块肿大为主要临床特征的一类疾病。中医学关于瘿病的论述有着悠久的历史,历代医家在同疾病的长期斗争中积累了十分丰富的经验。瘿病类属于甲状腺病,但又不等于甲状腺病。对甲状腺病的认识最早起源于我国。三千多年前夏商时期的甲骨文就有相关文字记载。从先秦到近代,没有瘿病专著及专攻医家,相关论述、方药及诊治经验散见于中医内科、外科以及医案医话类等著作中。本书运用传统文献学的研究方法,通过搜集古今文献资料,梳理了历代医家诊治瘿病的学术思想,整理了防治瘿病的有效方药,探讨其学术脉络和规律,发掘不同历史时期的主要特点,以提高瘿病诊治水平。

本书编写以中医药理论体系为指导,以中医药理论及辨治经验为主体,充分体现中医药特色。结合现代医学对甲状腺病的诊断治疗,反映临床辨治方药的新思路、新经验、新进展,以指导临床医疗实际。本书既详细介绍了中医瘿病学术流派基础理论体系,又详细介绍了临床实际诊疗及方药运用经验,并摘要反映了全国名中医关于瘿病的主要学术思想、诊治经验及实验研究进展,展示了其实用性、科学性、继承性与创新性。

　　全书共分十篇，第一篇为瘿病概论篇，叙述甲状腺病的中医病名的概念、古代文献记述，以及古今甲状腺病流行病学状况，提出甲状腺病中医药治疗特点与优势，以及研究思路与方法。第二篇为瘿病源流篇，追溯了有关瘿病的学术源流历史，分析不同年代的瘿病诊治特点，提出瘿病学术发展阶段大致可分为先秦萌芽启蒙期、秦汉理论奠基期、隋唐方药汇集期、宋金元充实进展期、明清应用发展期和现代研究创新期这六个时期。第三篇为藏象经络篇，介绍了甲状腺的脏腑归属及功能特点、甲状腺病与五脏理论及诊治关系、经络理论与甲状腺病、甲状腺病中医学病因病机认识等内容。第四篇为辨证治疗篇，介绍了甲状腺病中医药辨证体系，论述甲状腺病从痰、从瘀、从虚、从火毒论治等理论及诊治问题，以及"治未病"学术思想与甲状腺病防治等。第五篇为中药方剂篇，分析古今瘿病常用药物的性味功效、临床应用、用量用法、功效比较、现代研究及方剂的组成、主治、方解配伍等相关内容，还阐述了软坚散结法、虫类药、子实类药等在甲状腺病治疗中的应用。第六篇为富碘方药篇，重点介绍了主要富碘中药和代表方剂的功效、主治、组成配伍及临床应用，同时介绍了富碘方药的实验研究情况。第七篇为临床治疗篇，将湖北省陈氏瘿病学术流派传承工作室及工作站的甲状腺病临床总结与研究资料进行收集分类整理。对不同甲状腺病的概念、病因病机、辨证分型、治疗方药、临床应用等，进行了系统的整理研究，介绍常见甲状腺病的中医、中西医结合的临床诊治及研究进展，阐述了瘿病诊治的经验。第八篇为特色疗法篇，重点介绍针灸疗法、按摩疗法、穴位贴敷、穴位注射、局部硬化、消融治疗、饮食疗法、五音疗法等特色治疗方法。第九篇为医家经验篇，搜集并整理了当代名老中医对各种常见甲状腺病的诊治经验。第十篇为实验研究篇，介绍了各种甲状腺病的动物模型以及有关方药实验研究与毒理研究，阐述其作用机制，为今后深入研究提供借鉴和参考。书中以湖北省陈氏瘿病学术流派思想及临床经验与实验研究为主体，同时收载了辽宁中医药大学附属医院、河南中医药大学第一附属医院、武汉市中西医结合医院、襄阳市中医医院、黄冈市中医医院等单位的瘿病诊治经验与实验研究成果。

《甲状腺疾病的调养康复》

甲状腺疾病是临床常见的内分泌疾病。随着人们生活方式的改变和工作节奏的不断加快,该病发生率不断升高。全球受碘缺乏病威胁的人口数量约15亿人,甲状腺疾病曾是严重影响我国人民生命健康的地方病之一,分布极为广泛。在甲状腺疾病中,毒性弥漫性甲状腺肿(Graves病)患者数约占临床上甲亢患者总数的80%。慢性淋巴细胞性甲状腺炎患者数约占甲状腺疾病患者总数的20.5%。甲状腺结节更常见,普通人群的发生率约10%。高灵敏超声筛查显示,普通人群的甲状腺结节发生率达20%～76%。甲状腺癌在女性癌症中的发病率,已从第11位,上升到第3位,应引起人们的关注与重视。

调是调理、调治、调护之义,就是医患双方要学习、了解甲状腺疾病方面的常识、常规检验、辨病辨证、明确诊断、规范治疗、正规护理,以利于医患配合、促进康复、提高疗效。养是养生、保养、补养、颐养之意;养生即中医养生之道,有养精、养气、养神义。人们在正确诊治甲状腺疾病的同时,还应学习运动、饮食、心理等辅助治疗及预防疾病的方法,养成良好的习惯,以促进身体健康。

近年来,全国多家出版社出版了甲状腺疾病的科普书籍,或偏重介绍诊断、治疗方面的基本知识,或偏重介绍饮食调养,尚缺乏一本全面介绍关于甲状腺疾病的中西医基本知识及调养康复的普及读本。《甲状腺疾病的调养康复》以中医药理论与诊治实践为指导,结合甲状腺疾病临床防治实际,不仅从中医和西医的角度介绍甲状腺疾病的发病原因、症状、临床诊断及中西医多种治疗方法,还介绍了甲状腺疾病的心理养生、饮食调理、起居养生、按摩推拿、服药护理等基本调理和养生方法。全书深入浅出,内容翔实,通俗易懂,以问答的形式,全方位、多角度地阐述了甲状腺疾病的防治与调养知识,并对目前的新技术、新进展做适当的介绍,具有较强的实用性、科学性、普及性。本书不仅可作为医务人员的参考书,更是广大甲状腺疾病患者了解甲状腺疾病防治知识的良师益友。

本书由陈继东、熊常初、李宝华任主编,陈如泉、左新河任主审,方铁根、王雪、左新河、李宝华、张超、陈继东、梁南、黄浏姣、章程鹏、裴迅、黎诗祺、熊常初担任编委。本书共分十三篇。第一篇为甲状腺的基础知识,由章程鹏、方铁根负责编写。第二篇为甲状腺疾病的中医药知识,由黎诗祺负责编写。第三篇为碘与甲状腺疾病,由陈继东负责编写。第四篇为甲状腺疾病的精神调养,由裴迅负责编写。第五篇为甲状腺疾病的起居调养,由梁南负责编写。第六篇为甲状腺疾病的饮食调养,由黄浏姣负责编写。第七篇为甲状腺疾病的针刺按摩外治,由裴迅负责编写。第八篇为甲状腺功能亢进症的调养,由李宝华负责编写。第九篇为甲状腺功能减退症的调养,由熊常初负责编写。第十篇为甲状腺炎的调养,由左新河负责编写。第十一篇为甲状腺结节的调养,由李宝华负责编写。第十二篇为甲状腺癌的调养,由王雪负责编写。第十三篇为甲状腺疾病合并妊娠的调养,由张超负责编写。

《陈如泉教授医论与临床经验选萃》

陈如泉教授长期从事临床、教学、科研及教学管理工作,对临床教学各个环节及临床教学体制亦有一定了解,结合理论研讨、临床诊治、方药研究、中医教育等方面工作实际,得文稿百余篇。从中精选 80 篇汇编成《陈如泉教授医论与临床经验选萃》,于 2007 年 10 月由中国医药科技出版社出版。

本书由陈如泉教授担任主编,左新河教授、向楠教授担任副主编。本书分为辨证、辨病与论治述议,甲状腺病证理论探析,甲状腺病临床诊治撷记,血液病辨治说略,临床诊治粹言,方药拾穗与新药研究,教学笔谈这七大部分。

本书第一部分介绍了辨证与辨病结合研究的若干思路与方法,指出中医学和西医学是具有不同思维形式和观察研究方法的两种理论体系。中医学和西医学在我国同时存在,是我国医学的特点。中医学具有整体观念和辨证论治的特点。辨证和辨病是医学领域中意义相关但有区别的两种不同的概念。中、西医学的共性都是研究人体,都是探索人类生命活动的客观规律,都是为了防病治病、保障人体健康，临床实践表明两者是可以结合的。这一部分详述了辨证与辨病结合的重要意义、基本原则以及思路方法，同时指出了病证结合诊治的局限性。还通过介绍李时珍《本草纲目》医学学术思想、叶天士肝火证治析要、张锡纯血证证治精粹等阐述了具体如何应用该思路。第二部分探讨了中医药诊治甲状腺病的特色和研究思路。在评价中医药对甲状腺病的治疗作用时，常有人认为，现代医学具有抗甲状腺药物、甲状腺素制剂等特效药物，而中医药没有什么治疗效果，研究中医药没有什么意义。毋庸讳言，在大多数情况下中医药治疗甲状腺功能亢进症等疾病，作用较为缓和，不如西药起效迅速、作用确切。但这并不能否定中医药对甲状腺病的治疗作用，中西医结合治疗甲状腺病尚具有一定的优势，其作用温和而持久，具有综合治疗作用。我们要看到中医、中西医结合治疗甲状腺病的有效性和优越性。

本书体现了陈如泉教授勤求古训，研精覃思，重视穷源溯流的精神。本书紧扣诊疗实际，突出中医药诊疗特点，适当地融贯现代医学知识，对本专业疾病的病因、病理、诊法、方药治疗等予以综合分析、思考，以达到辨治思路清晰、分析病情翔实、药物选用具有新意之要旨，体现了陈如泉教授继承、弘扬、开拓、创新的成长之路，是陈如泉教授学术观点、临床诊疗、治学方法及教学实践的体会汇集，可为中医药教学、科研及临床工作者提供参考，以指导临床诊治活动。

荆楚中医药继承与创新出版工程·
荆楚医学流派名家系列（第一辑）

左新河

医论医话

甲状腺功能亢进症

甲状腺功能亢进症(简称甲亢)是甲状腺激素分泌过多,引起氧化过程加快、代谢增高的一组常见的内分泌疾病。中医学中没有该病名的记载,该病应属中医学"瘿病"的范畴,根据其临床表现(如心悸、食欲亢进、手足颤抖、周围神经麻痹等),又属于中医学"心悸""中消""痿证"等病的范畴。

1. 中医学对甲亢发病的认识

中医学对甲亢的认识较独特,认为甲亢发病的原因首先在于水不涵木、肝阴失敛、素体阴亏。《诸病源候论》云:"瘿者,由忧恚气结所生。"说明人们早就认识到情绪和精神因素对甲亢发生的影响。情志抑郁,肝失疏泄,气郁化火,从中医学角度来说,甲亢的发病与情志、体质有直接关系,也可以说成与肝、肾、心、脾有直接关系。中医学所说的情志因素是指突然受到剧烈的精神创伤或长期思想忧郁、精神压抑、七情不遂而导致肝郁气滞,气郁化火,火随气窜,上攻于头,故甲亢患者急躁易怒,面红目赤,口苦咽干,头晕目眩;肝郁化火,灼伤胃阴,胃火炽盛,故消谷善饥;脾气虚弱,运化无权,则消瘦乏力;肝郁气滞,影响冲脉,故月经不调,经少,经闭;肾阴不足,相火妄动,则男子遗精、阳痿;肾阴不足,水不涵木,则肝阳上亢,手舌震颤;心肾阴虚,则心悸,失眠多梦,多汗;阴虚内热,则怕热,舌质红,脉细数。患者素体阴虚,遇有气郁,则易化火,灼伤阴血。若原来体质就肝肾阴亏,则更易炼液成痰,壅滞经络,结于项下而成瘿。总之,患者气郁化火,炼液为痰,痰气交阻于颈前,则发于瘿肿;痰气凝聚于目,则眼球突出。

2. 中医学对甲亢病因病机的认识

早在几千年前,人们就对甲状腺疾病的病因病机有了一定的认识。战国时期《吕氏春秋·尽数》曰:"轻水所,多秃与瘿人。"《外台秘要方》指出:"中国人息气结瘿者,但垂腮脆无核也,长安及襄阳蛮人,其饮沙水,喜瘿有核瘰瘰耳,无根浮动在皮中。"指出瘿病的发病与地理环境有关，不同的地域和病因会引起不同的体征出现。《医学入门·瘿瘤》载："瘿气，今之所谓影囊者是也。"《诸病源候论》曰："瘿者，由忧恚气结所生。"《太平御览》记载："争公事，不得理，乃发愤生瘿。"人们认识到该病的形成与情志因素密切相关，《圣济总录》还首次提出，妇人多有之，缘忧恚有甚于男子也，认为患该病的女性多于男性。

在对甲亢病因认识的基础上，古代医家对甲亢的发病机制也有了深入的阐述。《古今医鉴》曰："皆因气血凝滞，结而成之。"宋代严用和在《济生方·瘿瘤》中提出："调摄失宜，气凝血滞，为瘿为瘤。"明代陈实功在《外科正宗》中更明确地指出："夫人生瘿瘤之症，非阴阳正气结肿，乃五脏瘀血、浊气、痰滞而成。"说明气滞、痰凝、血瘀为甲亢的主要病理基础。在古代医家认识的基础上，后代医家多认为，情志因素对甲亢的影响最大，由此所致病者，肝脏首当其冲，因"木火同气""乙癸同源"，病久肝阴被灼，上能"母病及子"，引动心火，耗及心阴；下可"子盗母气"，损及肾水。甲亢涉及脾、胃、大肠等，使痰、瘀等病理产物互结，而见瘿肿、目突等症。

现代中医在古代医家认识的基础上，对该病的病因病机进行了更深入和系统的研究，有从虚实而论、情志而论、热毒而论等不同学术观点，总的认为，情志失调、肝火亢盛、素体阴虚为主要病因。本病初起多实，以气郁为先，兼有肝火旺盛、痰气凝结和瘀血阻滞；病久多虚，主要是阴虚、气虚、气阴两虚、阴虚火旺，日久阴虚可渐损及阳，而成阴阳两虚之证。

3. 中医的辨证分型

本病初起多实，病久则可见虚证或虚实夹杂之证。初期多为气机郁滞，痰气凝结于颈前所致，或由肝火亢盛、瘀血阻滞而成，多为实证。故可见急躁易怒、食欲亢进等症，病久不愈，而成气虚、阴虚、气阴两虚等证。由于本病常属本虚标实之证，以气郁、痰凝、血瘀为标，以气阴亏虚为本，因此，在疏肝解郁、理气化痰、活血祛瘀时，勿忘滋养阴血、补益元气。依据该病的病因病机和临床表现，对众多医家和学者的临床治疗经验报道进行整理，可归纳为以下常见的辨证论治分型。

1）肝郁气滞

（1）主症：甲状腺肿大，质软，随情绪波动而消长。急躁易怒，焦虑多疑，失眠，头晕目眩，眼干目胀，舌颤手抖。舌质红、苔薄，脉弦细数。

（2）治则：疏肝解郁，理气消瘿。

（3）方药：柴胡疏肝散加减。常用药物：当归、柴胡、赤芍、白芍、郁金、枳壳、钩藤、夏枯草等。气郁明显者，加川楝子、佛手以加强疏肝解郁之力；肝郁伤脾、脾失健运者，加白术、山药、羽扇豆等健脾理气；挟湿者，可配伍藿香、紫苏叶轻清宣化；气郁化火者加牡丹皮、栀子、黄芩等清泻肝火。

2）肝火亢盛

（1）主症：甲状腺肿大，质柔软，目睛突出，形体消瘦，自汗，消谷善饥，烦渴多饮，性情急躁易怒，舌质红、苔黄，脉弦数。

（2）治则：泻肝平阳，凉血清热。

（3）方药：龙胆泻肝汤加减。常用药物：龙胆草、生石膏、知母、栀子、生地黄、法半夏、黄芩、夏枯草等。口苦口干明显者，加天花粉、玄参等养阴生津；胃热较甚、渴饮多食、消瘦、便频明显者，可酌加黄连，以清肺胃之热；汗多者加生龙骨、生牡蛎、五味子等敛阴止汗；大便干结者加生大黄、全瓜蒌等清热通便，心烦、心悸等心经有热征象明显者，可选加莲子心、水牛角等直折心火，配以磁石、玄参等滋肾之品上济心火；目胀、烦热等肝火之征明显者，可选加茺蔚子、青葙子，配以赤芍、白芍、地骨皮清肝泻火。

3）肝肾阴虚

（1）主症：甲状腺肿大，质软或稍硬。兼头晕目眩，心悸，失眠，目胀干涩，口干颧红，腰酸乏力。舌质红、苔薄黄，脉弦细。

（2）治则：滋补肝肾，养阴清热。

（3）方药：一贯煎加减。常用药物：生地黄、地骨皮、女贞子、墨旱莲、白芍、制鳖甲、鸡血藤、何首乌、夏枯草、生甘草。兼气郁者，常可选四七汤，药用紫苏叶、半夏、厚朴、茯苓；兼痰血瘀阻者，加莪术、穿山甲、白芥子、生牡蛎等理气活血、化痰散结；兼见心悸、失眠等心阴虚者，宜加夜交藤、麦冬、柏子仁等养心阴之品以安神志。阴虚阳亢生风，症见舌颤、手抖明显者，加钩藤、石决明等镇肝息风之品。

4）气阴两虚

（1）主症：甲状腺轻、中度肿大，质软，心悸，气短，倦怠乏力，汗多纳差，腹泻便溏，苔薄白，脉细或细数无力。

（2）治则：益气养阴，化痰消瘿。

（3）方药：二至丸合四君子汤化裁。常用药物：炙黄芪、党参、墨旱莲、女贞子、麦冬、五味子、茯苓、白术、炙甘草、瓦楞子、夏枯草等。阴虚明显者，加生地黄、地骨皮；甲状腺较硬或有结节者，酌加桃仁、红花、露蜂房等活血散结之品；症见多食消瘦等胃热证者，加石膏、知母以清胃热。

4. 治法治则的认识

《神农本草经》有关于瘿病治疗的最早记载，如海藻"主瘿瘤结气"。《名医别录》中有昆布主"瘿瘤聚结气"的记载。葛洪《肘后方》介绍"海藻酒"可治疗瘿病。这些表明早在几千年前，古代医家就认识到含碘药物对甲状腺疾病的治疗作用。其后大量医书中记载了治疗瘿病的方剂，如《千金要方》有治疗瘿病的方剂 10 个，《千金翼方》记载了治疗瘿病的方剂 9 个，《外台秘要方》记载了治疗瘿病的方剂 36 个，《太平圣惠方》集录了 29 个方剂等，上述方剂大部分使用了含碘药物或动物甲状腺组织，为后世医家治疗瘿病提供了宝贵的经验，其中有些名方如四海舒郁丸、海藻玉壶汤等迄今仍在使用。并且当时人们还认识到瘿肿较难治疗，提出了应早期发现、早期治疗的理念。除药物治疗以外，古代医家还进行了手术治疗的尝试，如《三国志·魏书》记载"自启愿欲令医割之……十人割瘿九人死"。虽然疗效不理想，但足见当时医学发展的程度。由此可见，中医学从认识瘿病到探索和总结其病因病理、临床表现、分类及治疗法则等已有悠久的历史和丰富的经验。

现代中医在临床实践中，提出了多种治疗原则、方法，如以中医辨证理论为指导的辨证施治法。不同的学术流派有不同的分型法则，但多以气阴两虚、肝郁气滞、肝火亢盛为基本点进行分型论治；也有的以甲亢病程所处阶段为基本点，按早、中、晚期进行分期治疗；还有的制订了针对甲亢的专方、专药，获得较好的疗效；有学者以经络理论为指导，开展了针灸和穴位敷贴相结合的疗法。根据甲亢的临床特点，一些临床工作者开展了中医治疗、中西医结合治疗，或以中药为主加小剂量西药，或以西药为主，配以中药，也有将中西药制成复方制剂使用者，起到了增效减毒、改善症状、减少并发症等作用，还有的以此作为抗复发治疗手段，丰富了抗甲亢治疗方法，也大大提高了疗效。

5. 从五脏论治甲亢

左新河教授认为，本病属中医学"瘿病"范畴。其基本病机为本虚标实，初起多实，久病致虚，可见虚候或虚实夹杂之候。本病病理变化复杂，累及脏腑较多，重责于肝、心、脾、肾，与肺有关。现就甲亢从五脏论治分述如下。

中医对"瘿病"的认识源远流长，战国时期的《庄子》即有"瘿"的病名。关于其病因病机，《济生方·瘿瘤》曰："夫瘿瘤者，多由喜怒不节，忧思过度，而成斯疾焉。大抵人之气血，循环一身，常欲无滞留之患，调摄失宜，气凝血滞，为瘿为瘤。"《外科正宗·瘿瘤论》明确指出："夫人生瘿瘤之症，非阴阳正气结肿，乃五脏瘀血、浊气、痰滞而成。"《医学入门·瘿瘤》详细论述了该病与脏腑之间的关系及其临床表现，认为："瘿气，今之所谓影囊者是也。"该病由忧虑所生。忧虑伤心，心阴虚损，症见心悸、失眠、多汗，舌光红。七情不遂，则肝郁不达，郁久化火生风，症见性情急躁，眼球突出，面颊赤，脉眩，震颤。肝火旺盛，灼伤胃阴，阴伤则热，热则消谷善饥。若肝旺犯脾，脾失运化，症见大便溏泄，消瘦疲乏。综上可见，情志内伤、饮食水土失宜、体质因素是本病的主要病因，病位主要在肝、心、脾、肾，与肺亦有关，而其主要病理变化则为气滞、痰凝、血瘀。

（1）从肝论治：在生理上，肝主疏泄，调畅情志，肝为刚脏，喜条达，恶抑郁；肝开窍于目，目受肝血滋养而视明；肝经起于足大趾，上行环阴器，挟胃，属肝络胆，循喉咙，连目系。肝调畅情志与甲亢之急躁易怒相关、肝经循行与甲亢患者颈前肿大相关、肝开窍于目与甲亢突眼相关等，都说明甲亢与肝关系密切。另外，肝主升发，肝气与春气相应，肝脏对春生之气有疏泄升发输布的作用，甲状腺激素的主要功能为促进组织分化、生长与发育成熟，与中医学"升发"之意不谋而合。五脏之病，肝气居多，治疗上，应着重从肝论治。根据患者临床症状，辨证选方。如患者情绪不佳，善太息，胸闷，多属肝郁气滞，治宜疏肝理气，常用药物有柴胡、郁金、香附、玫瑰花等。若患者急躁易怒、怕热、目赤目突，多为肝火亢盛，治宜清肝泻火，药用龙胆草、黄芩、栀子、夏枯草等。若患者手颤、眼涩、视物模糊，多为肝风内动，治宜平肝息风，常用钩藤、龙骨、牡蛎、代赭石等药。其他兼夹病证，适当配伍用之。

（2）从脾论治：在生理上，脾主运化，主升清，主生血，脾为后天之本，气血生化之源，脾在志为忧思。甲状腺激素能调节糖、脂、蛋白质等物质的代谢并促进生长发育，这与脾为后天之本、气血生化之源，主运化的功能颇为一致。另外，足太阴脾经，上膈，挟咽，连舌本，散舌下，甲状腺的解剖学部位与脾之经络循行相连，必然受其影响。甲亢患者大多因情志内伤，气滞不畅，肝失疏泄，脾失健运，津液输布失常，凝聚为痰，壅结颈部而发病。脾胃为气机升降之枢纽，脾气不足，气机逆乱，则情绪易怒、多汗、心悸。肝旺乘脾，脾主升清功能受损，则易生腹泻。甲亢性周期麻痹以及甲亢性重症肌无力，病情凶险，因肝气郁滞，肝木传及脾土，土虚木乘，致脾气虚衰，脾主四肢肌肉功能失职而发病，属（相乘传变）病情较为深重。"见肝之病，知肝传脾，当先实脾"，治疗上应重视健脾。若患者多汗、乏力、腹泻、眼睑水肿，多为脾气虚弱，治宜益气健脾，药用党参、茯苓、薏苡仁、白术、山药、炙甘草等。

6. 结论

在甲状腺疾病中，甲亢的发病率较高。左新河教授指出，甲亢的临床表现十分复杂，不能以中医学某种疾病名称来统括本病，根据其临床表现，其类属于瘿病、心悸、消渴、目睛突出等疾病，不典型的甲亢，还类属于泄泻、痿证等疾病，甲亢危象则类属于温热病。其病机多责于肝的功能失调，并涉及心、脾、胃、肾等脏腑。根据患者的临床特点,本病以气阴两虚为本,火热、痰凝、血瘀为标,治疗大法为益气养阴、活血化痰、软坚散结。左新河教授根据此治疗大法研制的复方甲亢片、消瘿甲亢片等标本兼治,祛邪不伤正,扶正不留邪,且不良反应少,在治疗中显示出良好的效果。

浅谈象思维在甲亢中医辨证分型中的应用

1. 象思维的含义

象思维是以事物的各种外在表现为依据,充分利用观察者已有的知识经验,通过广泛联系,体悟事物的内在本质或变化规律的思维方法。象思维首要在于"察象",此"象",可有象有形,也可无象无形。前者取自然之"图象",后者取自然之"法象"。如肺位于胸腔,左右各一,肺共五叶,左二右三。此为有形之象,即图象、物象。再如在中医藏象中,脾主运化,水谷化为精微以营养人体,促进人体生长。自然界中土壤可以化生万物,种子在土壤中可以生根发芽,长成参天大树。因此脾在五行中属"土"。此为无形之象,即法象、意象。

2. 象思维在甲亢中医证候分型中的应用

甲亢是由各种病因导致甲状腺激素分泌过多而引起相应症状的一组内分泌疾病。甲状腺激素由甲状腺滤泡上皮细胞所分泌,包括甲状腺素(T_4)和三碘甲状腺原氨酸(T_3),有促进组织氧化及产热,促进生长、发育,兴奋神经系统、心血管系统、消化系统等作用。而中医学中的"气",是人体内活力很强的运行不息的精微物质,气可气化而产生热量,激发和促进人体生长、发育,起防御、固摄和中介作用,脏腑之气活力很强,其不断运动,推动脏腑活动,调控脏腑生理功能。由此对比可见,两者具有相似的功能象,即法象、意象。因此,中医认为甲亢可能是由人体之气发生病理变化而引起的疾病。

在甲亢早期,过量的甲状腺激素可以增加人体中枢神经系统的兴奋性,患者常有不安、易激动、多言、失眠等兴奋性增高的表现,甚至有严重的神经过敏或精神失常。而在中医藏象中，心主神明，肝主疏泄，调畅气机。人体的心气和肝气正常，则精神情志正常；当人体之气过量时，气有余便是火。心火盛则心悸、烦躁、失眠；肝气郁结，则心情抑郁不乐，悲忧善虑；肝郁化火，则烦躁易怒，亢奋激动。过量的甲状腺激素也可以增加外周神经系统的兴奋性（即拟交感作用），患者可有手抖、舌颤、突眼等表现。而在中医藏象中，肝为刚脏，主升主动，肝气郁结化火，火（热）极生风，患者可有手足颤抖、舌颤，甚至抽搐等风动之象。过量的甲状腺激素也可以增加人体心血管系统的兴奋性，患者可有心慌，脉搏加速，日久可导致甲亢性心脏病。而在中医藏象中，心主血脉，心火亢盛则心悸、脉数。过量的甲状腺激素也可以增加人体消化系统的兴奋性，患者可有食欲亢进，进食量增加，消谷善饥，烦渴多饮。由上分析可知，过量的甲状腺激素兴奋人体神经系统、心血管系统所表现出来的症状，与中医学中心肝火旺证所表现出来的症状相似，即具有相似的"象"；过量的甲状腺激素兴奋消化系统所表现出来的"象"与中医学胃火炽盛证所表现出来的"象"相似。因此，甲亢的中医证候分型为心肝火旺证、胃火炽盛证。

在甲亢中后期，由于人体各系统长期处于兴奋状态，人体能量被过度消耗，日久机体越来越消瘦，各种并发症也随之出现。根据中医理论，气盛化火，火盛伤阴，而肾阴肾阳为一身阴阳之本，肾阴亏虚，相火妄动，则男子阳强易举，精室被扰，则遗精早泄甚则阳痿；女子经血来源不足，故经少或经闭。乙癸同源，肾阴虚亦会导致肝阴虚，患者可见两目干涩等症。气盛化火，壮火食气，耗气伤阴，日久导致气阴两虚，则可见气短，倦怠乏力，纳差，低热盗汗，口干，形体消瘦，脉细或细数无力。此与现代医学认为过量的甲状腺激素对生殖系统和代谢产生影响所引起的病理变化相合，如过量的甲状腺激素可引起女性月经稀少、闭经，男性阳痿；过量的甲状腺激素可使人体产热增加，基础代谢率增加，蛋白质分解增加，肌肉屡弱无力，易疲劳，低热，口干，形体消瘦等。因此，甲亢中后期多为肝肾阴虚证、气阴两虚证。此外，气亦可以影响血和津液的正常运行。气滞日久则运行受阻，气滞血瘀，形成痰瘀互结证；气痰循肝经上行，交阻于颈前,瘿肿乃成,凝聚于目,则眼球突出。现代医学认为,甲状腺的肿大及眼球的突出与免疫系统有关,是由免疫复合物沉积所致。神经-内分泌-免疫系统是相互交叉影响的网络系统;而中医学中气血-津液系统也是相互交叉影响的系统,两者具有相似的象。

由上分析可知,甲亢的发生关键在于"气",病变脏腑主要涉及肝、心、肾、胃,在疾病的发展过程中,亦可以出现气血津液运行失常。中医证候分型为心肝火旺证,胃火炽盛证,肝肾阴虚证,气阴两虚证,气滞痰阻证,痰瘀互结证。

对甲亢的治疗,应根据疾病的特点,始终贯穿治"气"这条主线,与此同时根据早、中、后期病情的发展予以辨证论治,并兼顾痰瘀的治疗。

甲亢合并糖尿病

临床上糖尿病(DM)与甲亢并存或相继伴发者并不少见,又被称为自身免疫性多腺体功能减退综合征。甲亢与糖尿病,有 3 种可能并存的形式:一是甲亢合并 1 型糖尿病,二是甲亢合并 2 型糖尿病,三是甲亢继发糖尿病。发病时间可先可后,但多为甲亢先发或并发。甲亢时糖代谢受影响,如促进糖原分解和糖异生,增加肠道对葡萄糖的吸收等,均可在非糖尿病患者中造成餐后血糖升高和糖耐量减低。华山医院对 388 例甲亢患者进行分析,有 68 例患者行口服糖耐量试验,其中 28.5% 呈糖尿病曲线,33.3% 呈甲亢曲线,即服糖后血糖迅速达高峰,但 2 h 恢复至空腹水平。另一组纳入 51 例甲亢患者的糖耐量试验中,有 57% 呈糖尿病曲线,甲亢控制后,仍有 30% 未恢复正常。一般认为,甲亢并不引起糖尿病,但可加重原有糖尿病病情,甚至诱发酮症酸中毒。

某些甲亢伴糖尿病患者可能具有和遗传有关的免疫学基础。①在甲亢患者的近亲中,糖尿病发生率(33%～36%)较高;②甲亢和糖尿病可发生在同卵双生子中;③在糖尿病患者中甲状腺球蛋白抗体的阳性率高于对照组;④在发展为甲亢的妇女中,多有巨大儿分娩史;⑤施密特(Schmidt)综合征患者,主要表现为内分泌功能不全症候群，包括特发性肾上腺皮质功能减退，桥本甲状腺炎，甲状旁腺功能减退，糖尿病，还可有 Graves 病，患者均有特殊的人类白细胞抗原（HLA）。

可分别根据甲亢和糖尿病的治疗原则进行治疗，由于二者均系消耗性疾病，故应在一定疗程（2~3 个月）中补充蛋白质和多种维生素，总热量可酌情增加，迅速控制甲亢可减轻糖尿病病情。

1. 发生机制

（1）甲状腺激素过多可导致糖尿病：甲亢时甲状腺激素分泌过多，使肝糖原分解加速，并促进肠道对葡萄糖的吸收，胰岛素降解加速，机体对胰岛素的敏感性降低，导致机体对胰岛素的需要量增加；甲状腺激素还可激活 β 受体，增强机体对儿茶酚胺的敏感性，从而抑制胰岛素的释放，导致血糖增高。Mano 等发现，Graves 病（GD）甲亢患者中，线粒体对氧的消耗过量，黄嘌呤氧化酶的活性加强。在氧化物增加的情况下生成氧自由基，机体对胰岛素的敏感性下降，胰岛的外周作用效力降低。氧自由基增加，对胰岛 β 细胞产生损害，使胰岛 β 细胞分泌能力下降，且氧自由基的增加本身也抑制了自由基清除酶的活性。

在甲亢合并糖尿病患者中，甲亢对糖代谢产生影响的机制如下：①T_3、T_4 增多，使机体对胰岛素的降解加速，可促进肠道对葡萄糖的吸收，并使糖异生、糖原分解作用加强。②甲亢时 TSH 分泌减少，对胰岛 β 细胞兴奋性减弱。③甲亢患者的糖代谢异常，本身也可致胰岛 β 细胞功能衰竭而发展为糖尿病。GD 患者存在胰岛 β 细胞的胰岛素分泌异常及外周组织对胰岛素抵抗。肝脏葡萄糖转运子 GLUT2 表达水平增高，胰高血糖素、生长激素水平升高，胰岛素受体数目减少是 GD 患者发生胰岛素抵抗的主要因素。无活性胰岛素原生成增多，胰岛素自身抗体形成和胰岛素降解加速不同程度参与了胰岛素抵抗的形成。

（2）甲亢与糖尿病两者有着共同的免疫学基础，甲亢是一种免疫功能障碍性疾病，而糖尿病的发生机制也和免疫有关，故甲亢很可能为糖尿病的诱发因素之一。有报道显示,甲亢合并糖尿病患者的 TMAb、TGAb 阳性率比甲亢继发糖尿病患者高,差异有统计学意义,说明两种疾病有共同的致病基础。

（3）甲亢与糖尿病的发病均与遗传因素有关。两种疾病可能同时发生在一个患者身上。两种疾病的发生有共同的遗传、免疫学基础,多互为因果。GD 和糖尿病存在高度特异的独特型抗体,如甲状腺 TSH 受体抗体（TRAb）、胰岛 β 细胞表面抗体（LCSA）和胰岛细胞抗体,此类独特型抗体在发病中起重要作用。某些细胞表面 HLA DR 抗原的异常表达和细胞极性倒置也会导致自身免疫性疾病的发生。近来发现,糖尿病伴甲状腺功能障碍的患者数量有所增加,1 型糖尿病患者常伴有内分泌疾病,尤以甲状腺炎常见。目前对糖尿病的病因和病机研究结果显示,第 6 对染色体短臂上的人类白细胞抗原 D（HLA-D）基因决定了 1 型糖尿病的遗传易感性,易感个体对环境因素,特别是病毒感染或化学毒物刺激的反应异常,直接或间接通过自身免疫反应,引起 B 淋巴细胞破坏,致胰岛素分泌不足而发病。另外,研究者还发现在 1 型糖尿病发病过程中,有许多细胞黏附分子诱导表达于胰岛周围及内部血管内皮上,它们同淋巴细胞上的黏附分子相互作用,引导淋巴细胞向胰岛浸润形成胰岛炎,导致胰岛细胞损伤,进而使胰岛素分泌减少而形成 1 型糖尿病。在 2 型糖尿病的发病过程中,遗传性和环境因素作用更强。遗传学研究发现,胰岛素受体基因、载脂蛋白 A1（ApoA$_1$）及载脂蛋白 B（ApoB）基因、葡萄糖激酶（GCK）基因与 2 型糖尿病有关联。胰岛素抵抗是 2 型糖尿病发病的基本环节,且"葡萄糖毒性作用"也被视为 2 型糖尿病发病的重要因素,肥胖为 2 型糖尿病的主要诱发因素之一。

（4）甲状腺激素可以拮抗胰岛素的作用。甲亢时超生理水平的甲状腺激素拮抗胰岛素的作用更强,并加速肝糖原分解,致肝脏产生葡萄糖增加,引起血糖增高,导致继发性糖尿病或使隐性糖尿病转化为症状性糖尿病。

（5）糖尿病的发生也可促进甲亢某些并发症的发生与发展。有研究对 28 例甲亢伴糖尿病患者进行临床分析,出现心律失常的有 7 例,其原因除与甲亢时心肌细胞 Na^+-K^+-ATP 酶活性增强,影响心肌细胞电生理特性有关外,还与糖尿病时的心血管病变有关。甲亢可引起儿茶酚胺释放增多,导致心肌细胞耗氧量增加,而糖尿病患者由于胰岛素抵抗而发生动脉粥样硬化,心脏顺应性下降。故甲亢合并糖尿病时心血管疾病的发生率增加。

2. 诊断标准

甲亢与糖尿病的临床表现有相同之处,两种疾病也有各自相应症状。二者并存时,若患者以某一疾病症状为主诉,则较易造成误诊或漏诊,而使疗效欠佳。对于控制不良的糖尿病患者、体重明显减轻的老年糖尿病患者、伴有高代谢症候群的糖尿病患者,应想到可能合并甲亢,需做全面的甲状腺功能检查。经正规治疗后,消瘦、乏力、食欲亢进等临床症状无好转甚至加重者,均要及时检查血糖。空腹血糖正常或轻度升高者,应进行糖耐量试验,以协助诊断。有学者采用Ⅳ型胶原(Ⅳ-C)放射免疫分析法进行研究,结果显示,2 型糖尿病和GD 患者血清中Ⅳ-C 浓度高于正常人($p<0.05$)。王鸿等检测 65kD 热休克蛋白抗体,结果表明,1 型糖尿病患者中检出率为 83%,2 型糖尿病患者中检出率为 13%,而单纯 GD 患者中未检出该抗体。Yamaguchi 等报道,一组自身免疫性甲状腺疾病(AITD)患者血清胰岛细胞抗体(ICAs)阳性率为 76%,其中合并1 型糖尿病患者的 ICAs 阳性率达 95%。近来发现,干扰素(IFN)在 1 型糖尿病和 2 型糖尿病患者中水平明显高于正常人,可通过检测 IFN 来协助诊断。上述几种方法,可协助诊断两病是否并存。

甲亢伴糖尿病的诊断:①糖尿病患者严重消瘦,经积极治疗改善不明显,不能用其他原因解释;②糖尿病患者心悸明显,排除心血管病变;③糖尿病患者心率持续增快或出现心律失常,尤其是心房颤动;④重视对糖尿病患者眼及甲状腺的检查,有报道显示,28 例甲亢伴糖尿病患者中 71% 突眼度≥16mm,89% 有甲状腺肿大;⑤糖尿病控制不理想,不能用其他原因解释;⑥甲亢患者应常规进行血糖检查,特别是餐后 2 h 血糖的检查。

对于甲亢合并糖尿病的诊断目前无统一标准。国内周氏的报道可作为参考:①甲亢患者可出现空腹及餐后高血糖,尤其是餐后 30 min 或 60 min,而餐

122
荆楚中医药继承与创新出版工程·荆楚医学流派名家系列(第一辑)
左新河

后2～3 h血糖几乎全部恢复正常。若甲亢患者经治疗恢复正常后,仍有糖尿病耐糖曲线,又排除其他原因,就考虑合并糖尿病。②甲亢合并糖尿病时,由于血糖基础值较高,故糖耐量诊断标准应适当提高,且应追踪观察,慎重诊断。③甲亢伴持续高血糖患者,对胰岛素治疗有依赖性,甚至出现糖尿病急性合并症,应诊断为甲亢合并糖尿病。④糖尿病患者突然病情加重,出现消瘦、多食、多汗、甲状腺增大或有血管性杂音,心率增快或心房颤动等甲状腺激素过多症候群,以及不能解释的胰岛素需要量增加时,要考虑合并甲亢。⑤甲亢伴明显消瘦、抗甲状腺药物治疗有效后患者体重无明显增加,应考虑合并糖尿病。甲亢与糖尿病的临床表现有共同之处,症状重叠,互相影响。淡漠性甲亢多见于年龄较大者,体重减轻和心房颤动是其主要症状。值得注意的是,患糖尿病的老年人出现不明原因的体重减轻、消瘦时,除考虑恶性肿瘤外,还要考虑到甲亢的可能。

3. 治疗

(1)左新河教授指出,必须重视甲亢合并糖尿病的早期诊断和及时治疗,这对于预防两种疾病并存时的各种并发症的发生是极为重要的。治疗过程中糖尿病患者饮食控制不宜过严,这是因为甲亢为消耗性疾病。因β受体阻滞剂具有诱发糖尿病和使糖尿病恶化的潜在危险,同时可使低血糖症状难以恢复及掩盖低血糖症状等,故甲亢合并糖尿病时对甲亢的治疗应尽可能避免使用β受体阻滞剂。例如,心得安可掩盖低血糖症状,故对甲亢的治疗应尽量避免使用心得安。应用降糖药时,随着甲亢病情的控制,应减小降糖药的使用剂量。甲亢和糖尿病同时存在与甲亢继发糖尿病的鉴别:前者在甲亢病情得到控制后,需继续进行降血糖治疗,否则血糖不能降至正常;后者不用继续进行降血糖治疗,血糖就可以恢复正常。在两病兼治的过程中应警惕甲亢危象、酮症酸中毒、高渗性昏迷或低血糖反应,一旦发生应及时处理。

(2)甲亢合并糖尿病的治疗:应甲亢和糖尿病兼治,但应首先控制甲亢,甲亢被控制后,胰岛素和口服降糖药的需要量下降,可使糖尿病迅速被控制。

（3）甲亢合并糖尿病患者的抗甲状腺药物的使用剂量、使用持续时间一般是单纯甲亢患者的1～2倍。甲亢合并轻型糖尿病患者，口服降糖药即可控制血糖，但较重病例须改用胰岛素治疗或降糖药与胰岛素合用。在治疗过程中，应密切观察和定期检查甲状腺功能、空腹血糖及餐后2 h血糖，以便及时调整用药剂量。

（4）甲亢影响糖尿病病情的控制。值得注意的是，甲亢合并糖尿病患者必须谨慎选择手术治疗，以免发生甲减，手术及与遗传有关的自身免疫紊乱可能是甲减发病的原因。

（5）若采用抗甲状腺药物确实未能奏效，年龄较大者可考虑采用中等剂量[131]I分次治疗，重症、复发型或结节性甲亢患者，可行甲状腺次全切除术，可能取得良好疗效。

（6）合理应用胰岛素：甲亢合并轻型糖尿病患者，适当控制饮食并配合口服降糖药往往效果不佳，需及时改用胰岛素治疗，否则不仅容易导致酮症酸中毒，还会促使甲亢恶化。甲亢合并糖尿病患者发病初期所需胰岛素剂量比单纯糖尿病患者更大，但随着甲亢病情的控制，胰岛素的需要量相对减少。一般病程越长，对胰岛素依赖性就越大。

甲亢与情志病

甲亢是一种常见的内分泌疾病，其发病和演变均与精神-心理因素密切相关，既有心理应激导致的甲亢，又有躯体症状导致的心理障碍。Oknin等研究后发现，94％的甲亢患者发病前有不良个性特征。国内调查研究发现，A型行为是甲亢发病的性格基础，心理-社会应激因素常可诱发甲亢，而甲亢又使A型行为充分发展。心理-社会应激因素作用于下丘脑边缘系统而引起情绪反应，下丘脑内某些肽类物质或细胞因子致使内分泌系统失调，B淋巴细胞分泌大量自身抗体而发病。发病后患者的负性情绪又可加重病情，形成恶性循环。测评甲亢患者的心理状态，进而采取相应的心理干预对策，对甲亢的治疗具有重要意义。

1. 中国传统医学对情志内伤的认识

喜、怒、忧、思、悲、恐、惊七种情绪反应谓七情,因七情太过、不及等原因而致疾病发生者谓七情内伤,又称情志内伤。情志内伤的致病特点如下:①情志内伤致病多伤及相应内脏;②情志内伤可交互致病;③七情病因可相互转化;④七情内伤,多伤心神;⑤七情内伤致病直接影响气机。

情志内伤的致病性质各有所见。

喜:一为损伤心气,二为致病狂乱。

怒:使气机逆乱,阳气升发,气血上逆。由于肝主疏泄,故"怒伤肝"。

忧与悲:两者区别为程度不同。过度的忧愁和悲哀容易导致气机收敛,闭塞不行,导致肺气宣发和肃降失常、肺气消损等。

思:思为思虑,为长期持久地专注于某一事物,或所求不遂以致太过。思虑太过则志凝神聚,久之出现气机运行滞碍的种种表现。因脾"在志为思",故"思伤脾",从而引起运化无力、运化失常的病变。

惊与恐:两者区别是恐为自知而惊为不自知。恐则气下,惊则气乱,使机体的气机运行紊乱或者肾气摄纳无权。

长期情志抑郁或紧张,或突遭剧烈的精神创伤,可致肝气郁结,失于疏泄,气机郁滞,津液输布失常,凝而化为浊痰;或气郁日久而化火,生热伤阴,炼液为痰;或肝旺乘脾,脾失健运,聚湿成痰,痰气交阻,随肝气上逆,搏结于颈前而成瘿气;邪聚于目,上犯肝窍则成突眼;肝郁化火,则急躁易怒,面热目赤,口苦而干;胃火炽盛,则多食善饥;肝气犯脾,脾失健运,则便溏,消瘦,倦怠乏力;火热伤阴,心阴不足,心神不宁,则心悸怔忡,心烦不寐,自汗;久病及肾,水不涵木,可致阳亢风动,见手抖舌颤。

2. 结论

从总体上看,甲亢患者的 90 项症状自评量表(SCL-90)评分与全国常模相比,前者在总分和阳性项目均分上体现出极显著差异,并且在大部分因子得分上表现为极显著或显著差异,揭示了初诊甲亢患者与常人在精神-心理上确实存在差异，其结果与赵林双和钟志廷等的同类研究相似。在不同性别患者的对比上，女性多项得分高于男性，这与女性应激应对能力及心理承受能力相对较弱的特点相对应。在不同年龄段患者的对比上，其研究结果符合 30 岁以上人群生活紧张、工作压力大、负担重的特点。在伴有和不伴有甲状腺相关性眼病（TAO）患者的对比上，研究结果与上述相似。TAO 可改变人体外貌特征，由此而引起的心理-情志改变为继发性，两者互为因果，形成恶性循环。

90 项症状自评量表是一种初级心理量表，反映的是某人于某段时间里自我感觉的心理状态好坏。心理状态易受多项因素的影响，特别是近期生活事件的影响，从而对调查结果造成干扰，降低调查研究的可信度。90 项症状自评量表虽然已有许多大样本的调查研究，但其具体分类却较少，在许多心身疾病上缺乏常模，此为该调查量表的局限性。为弥补其缺陷，研究者常将 90 项症状自评量表联合其他量表使用，以排除非调查事件的干扰。例如，先用卡特尔 16 种人格因素问卷（16PF）筛选出具有发病人格特征的患者，再用 90 项症状自评量表对入选者进行分析。其他心理量表的使用也屡见不鲜，如王珏等使用艾森克人格问卷和自编社会环境调查表对甲亢患者进行病因学调查等。

有研究认为，心理治疗配合抗甲状腺药物治疗甲亢、抗精神药物治疗配合抗甲状腺药物治疗甲亢是有效的，单独采用心理干预治疗早期甲亢也是有效的，这印证了甲亢是一种心身疾病，这就从精神-心理-情志层面，为甲亢的进一步研究指明了方向，也为甲亢的预防、治疗和护理方案的制订提供了新的依据。

甲状腺功能减退症

1. 对病名的认识

甲状腺功能减退症，简称甲减，是一种基础代谢率降低的内分泌疾病，中医学上目前没有与其相应的专属病名，《千金要方》提出"石瘿""气瘿""瘿劳""土瘿""忧瘿"的名称。左新河教授认为,甲减应属于中医学"瘿劳"范畴。不同类型甲减在中医古籍中对应的证型也有所差别。未伴有甲状腺肿大者,依其主症在中医学中当属"虚劳";伴有不同程度甲状腺肿大者,如桥本甲状腺炎所致甲减,在中医学中可归为"瘿浊"。

2. 对病因病机的认识

从目前研究的结果来看,大多数研究者认为本病的主要病机是肾阳虚、脾肾阳虚,病因多为先天禀赋不足、后天失养,或者积劳内伤、久病失调引起的肾气、脾气不足,继之脾肾阳虚。归纳起来,本病有如下特点:①虚证、寒证居多,无单纯实证,多无热证(除非合并感染);②错综复杂,多虚实夹杂,本虚标实。所以临证所见,因其程度不同而机理各异。

(1)肾阳虚为病机之本,肾阴虚亦不可忽视,通常认为气滞、痰凝、血瘀是甲状腺疾病初期的基本病理变化,但同时中医认为,阳主动而阴主静,阳主化气而阴主成形,故腺体功能减退者多属阳虚阴盛。由于肾阳是人体诸阳之本,五脏之阳皆取之于肾阳,才能发挥正常功能,所以肾阳虚是甲减病机之根本。肾阳衰微、阳气不运、气化失司、开阖不利,以致水湿、浊痰、瘀血等阴邪留滞,患者出现面色晦暗、精神萎靡,甚至神志昏蒙、眩晕、尿少或尿闭、全身水肿等浊阴上逆之证。同时肾阳虚衰也可导致其他脏器阳气衰弱。肾阳不足,火不生土,不能温煦脾阳,或肾虚水泛,土不制水而反为所侮,脾阳受损,而出现脾肾两虚;肾阳虚衰,不能温煦心阳,则会形成心肾阳虚;肾阳不足,日久则阳损及阴而致阴阳两虚。

(2)病程长而病情复杂,由脾及肾各证型出现甲减者起病缓慢,病程较长,在发展过程中又有诸多变化。初病多因禀赋不足,素体阳虚,外邪侵犯"奇经腺体"——甲状腺。开始在脾,日久及肾,脾肾同病,甚则肾之真阳衰竭,出现危象。脾为后天之本,气血生化之源,脾伤则不能化生气血,致使气血亏虚,倦怠乏力,少言寡语,面色无华;脾虚不能运化水湿,致水湿内停,发为水肿;脾不能为胃行其津液,则大便干结;久病伤肾,日久肾阳虚衰,则督脉阳虚而见畏寒少汗,腰脊酸痛,不能作强,阳事异常,则男子性欲减退甚至阳痿,女性经少或闭经;精血不能上承,髓海空虚,头晕重听,表情呆滞,反应迟钝;肾阳虚不能化气行水则发为水肿;阳虚阴耗,皮肤苍白多屑,毛发枯稀脱落。

(3)日久不愈,病情复杂,变证颇多。现代医学研究认为,机体长期缺乏甲状腺激素,可致心血管系统损害。耿氏认为此属"心悸"范畴,其病机为脾肾阳虚、心气不足,其本为虚。至于甲减并发腹水则属于中医学"水肿"范畴,脾肾阳气虚衰,水寒之气不行,故腹胀大不舒;阳气虚衰,无以温化水湿,水无去路,泛溢肌肤故面浮肢肿。

3. 辨证论治

甲减之证候,以肾阳虚、心肾阳虚、脾肾阳虚为多,故治则常见温肾助阳、温补心肾、补脾益肾、温肾健脾利水等。

(1)肾阳虚:症见畏寒、面色㿠白、腰膝酸冷、小便清长或遗尿、水肿(以腰以下为甚)、阳痿滑精,女子带下清冷、宫寒不孕,舌淡、苔白,尺脉沉细或沉迟;治以温肾助阳,常用右归丸加减。药用熟地黄、鹿角胶、山药、山茱萸、枸杞子、菟丝子、巴戟天、狗脊、附子、茯苓、牛膝。

(2)心肾阳虚:症见形寒肢冷、心悸、胸闷、怕冷、汗少、身倦欲寐、水肿、表情淡漠,女性月经不调,男性阳痿,舌质暗淡或青紫、苔白,脉迟缓微沉。治宜温补心肾、利水消肿。常用方药为真武汤合苓桂术甘汤加减。药用炮附子、茯苓、白术、党参、黄芪、干姜、桂枝、甘草、仙灵脾(又称淫羊藿)、白芍。

(3)脾肾阳虚:症见神疲乏力、畏寒肢冷、记忆力减退、头晕目眩、耳聋耳鸣、毛发干燥易落、面色苍白、少气懒言、厌食腹胀、便秘,男子遗精阳痿,女子月经量少,舌淡胖有齿痕、苔白,脉弱沉迟。

(4)阳虚水泛:此证在脾肾阳虚的基础上兼见双下肢凹陷性水肿,治宜温肾健脾、通阳利水,方用防己黄芪汤、济生肾气丸合五皮饮加减。

(5)心脾两虚:症见肢倦神疲、面色少华、皮肤干燥、饮食无味、多梦易醒、健忘心悸、头晕目眩,女性月经量少或闭经,舌质淡、苔薄,脉细弱。治宜补养心脾,以生气血,方选归脾汤加味。如因心脾虚甚而致冲任不固,症见面色苍白无华,阴道出血淋漓不断、色淡红、质稀无血块,舌质淡、苔白,脉沉细,查体见贫血貌,宜温补脾肾、固冲止血。药用党参、淫羊藿、巴戟天、肉苁蓉、鹿角胶、山茱萸、菟丝子、当归、艾叶炭、炮姜、三七粉等,同时应用甲状腺片。

（6）气血亏虚、气滞血瘀:症见心慌气短、神疲乏力,月经延迟、量少色紫,劳作汗出、大便或溏或干、面色少华,舌胖色淡,脉细濡。予补中益气汤加减。气行则血行,药用人参、黄芪、焦白术、当归、升麻、柴胡、半夏、夏枯草、海藻、生甘草。

（7）气滞血瘀、胸阳衰微:症见表情淡漠、反应迟钝、毛发稀疏、皮肤粗糙、形寒肢冷等,并有胸部痛甚、舌紫而肿大、脉沉迟等。治宜温阳益气、活血化瘀,药选吉林参、白芍、桂枝、仙茅、黄芪、茯苓、泽泻、车前子、淫羊藿、白术、赤芍、炙甘草,亦可用复方丹参注射液静脉滴注(简称静滴),并辅以甲状腺片口服。

（8）气血亏虚、肾精不足:症见畏寒、腰膝酸软、倦怠乏力、食欲不振、心悸、面色苍白、脉弱或沉,女性月经不调、性冷淡,男性阳痿等。

（9）肝肾阴虚:本型患者常为禀赋素弱,因劳倦内伤或七情不和而致精血虚衰,症见怕热、口干舌燥、耳鸣、失眠多梦、视物模糊,舌红少津、苔薄黄,脉细数。治宜温肾益气、滋阴平肝,方用右归饮加味。药用熟地黄、山药、山茱萸、枸杞子、菟丝子、鹿角胶、黄芪、丹参、白芍、酸枣仁、甘草、杭菊、柴胡等。

（10）痰瘀互结:成人甲减一般病程较久,常缠绵不愈。"久病入血"又兼素体脾胃虚弱,运化失常,聚湿为痰,痰积日久,络脉瘀阻,从而形成痰瘀互结之证。此证多见于年迈体弱、长期未确诊、误治而成的甲减患者。对于一般方药治疗乏效者,应考虑此证型的存在。症见面色蜡黄、肌肤甲错、非指凹性水肿、感觉迟钝、表情呆滞、形体肥胖、纳呆泛恶、呕吐清涎,舌质暗红、苔白腻,脉涩或滑。治宜活血通络,温化痰浊,方用桃红四物汤合温胆汤。

（11）阳气衰竭:由成人甲减长期迁延不治,或误治而成。此时患者病情严重,阳气已经衰竭,随时可出现"阴阳离决、精气乃绝"之候,因此要抓紧抢救。此证常见于黏液性水肿昏迷患者,表现为神昏肢厥、肢冷、呼吸低微、肌肉弛张无力、舌质淡、舌体胖、脉微欲绝。治宜振奋阳气、救逆固脱，方用四逆加人参汤加减。

（12）阴阳两虚：症见畏寒蜷卧、腰膝酸冷、小便清长或遗尿、大便干结、口干咽燥、喜热饮、眩晕耳鸣、视物模糊，男子阳痿、遗精滑精，女子不孕、带下量多，舌质淡红、舌体胖大、舌苔薄白，尺脉弱。治宜温肾滋阴、调补阴阳。方以金匮肾气丸加味，药用熟地黄、山茱萸、山药、牡丹皮、泽泻、茯苓、附子、肉桂、枸杞子、女贞子、龟板、鳖甲等。

左新河教授认为，虽然临床上甲减证型复杂，但多不离肾阳虚的根本病机，故大多数医家采用温肾助阳法施治，常用温补肾阳之品，如熟地黄、补骨脂、巴戟天、菟丝子、肉桂、肉豆蔻等，鹿角胶、龟板、鳖甲等血肉有情之品效果亦较为明显。另外，针对水肿之症，常用茯苓、干姜、泽泻等渗利温化之品。部分甲减病机在脾，所以健脾助运也是较常用的治则，多以人参、黄芪、甘草等加减组方。其他证型或可见于久病变证，故需结合实际，辨证论治，方能收到较好的效果。

目前，甲减的临床治疗及基础研究工作开展得颇为广泛和深入。针对其肾阳虚、脾肾阳虚等病机，治以温肾助阳、温补心肾、补脾益肾、温肾健脾利水等，取得了较好的效果，还可同时减少激素用量，从而避免或减轻激素治疗的不良反应。今后我们仍应坚持辨证论治的原则，中西医结合，抓住重点，寻找出治疗甲减的最佳途径，从而更有效地提高甲减患者的生活质量。

自身免疫性甲状腺炎

自身免疫性甲状腺炎（autoimmune thyroiditis，AIT），又称慢性淋巴细胞性甲状腺炎、桥本甲状腺炎，是一种临床常见的甲状腺疾病，表现为甲状腺自身抗体——甲状腺过氧化物酶抗体（TPOAb）、甲状腺球蛋白抗体（TGAb）、甲状腺微粒体抗体（TMAb）形成，同时伴甲状腺功能及形态上的改变。近年来有资料显示，自身免疫性甲状腺炎的发病率有升高趋势，该病具有病程长、发病缓慢的特点，甲状腺呈弥漫性、轻至中度肿大，质地坚韧，临床上多无症状，偶见轻度疼痛等不适。目前西医主要根据甲状腺功能采用相应治疗,包括激素治疗、免疫治疗、硒补充治疗等,疗效不够理想且可引起不良反应。中医针对本病的病机特点,辨病与辨证相结合,治疗本病具有独特优势,现将近年来相关研究成果整理如下。

1. 中医对病因病机的认识

自身免疫性甲状腺炎属中医学"瘿病"范畴,情志内伤、饮食劳倦、水土失宜及自身体质等因素导致肝失疏泄,脾失健运,肾气化失司,以致气滞、痰凝、血瘀相互作用凝结于颈前而成"瘿"。

现代医家对本病病因病机的认识大体相同,但各有阐述。薛慈民认为本病早期为外感风热入里,热毒壅盛,中期痰凝、血瘀、气滞并现,后期以脾肾阳虚为主。病位在肝、脾、肾,与心相关,肝郁脾弱阳虚为其本,痰瘀互结为其标,肝失疏泄、脾失健运、肾阳不能温煦,终致气血失和,全身脏腑功能失调而致病,病属本虚标实。黄铮结合中医学"久病及络,络脉易瘀、络脉易虚,络脉以通为用"的理论,从络病理论角度阐述了对自身免疫性甲状腺炎病因病机的认识。

2. 临床治疗

(1)分期治疗:王高元等总结许芝银教授经验,将本病分三期论治。本病早期多伴甲亢,病程较短,证属郁热伤阴,方选自拟清肝泻心汤以养阴疏肝。首诊以中期多见,痰瘀互结,治以化痰消瘀,方用桃红四物汤合二陈汤加减。后期阳气耗损,以脾肾两虚为主,故以温阳散寒、软坚散结的扶正消瘿方加减。李琳瑜总结张兰教授经验,认为情志因素为本病的主要病因,临床中应重视情志疗法的运用。早期宜从肝论治,方选柴胡疏肝散加减以清热泻火,理气疏肝;中期以肝脾立论,治宜疏肝健脾、理气化痰,方用逍遥散加减;后期方选真武汤或实脾饮化裁,以温补脾肾为主,兼软坚散结。范佳莹总结王晖教授经验,将本病分甲亢期、甲状腺功能正常期、甲减期三期。甲亢期病机为阴虚阳旺,以杞菊地黄汤为基本方治疗;甲状腺功能正常期多存在痰瘀互结,选用自拟软坚散结汤(夏枯草、浙贝母、猫爪草、三棱、莪术、山慈菇)为基本方;甲减期正虚邪实,常用自拟三和汤(由桂枝汤、小柴胡汤、玉屏风散三方组成)治疗。

(2)分型论治:陈如泉教授治疗本病经验丰富,辨证分为四型。①气郁痰阻型:治以疏肝理气化痰,以柴胡疏肝散合四海舒郁丸加减。②痰结血瘀型:当活血化痰,以自拟活血消瘿汤化裁。③气阴两虚型:生脉散合二至丸,配伍疏肝、活血、化痰之品。④脾肾阳虚型:以右归饮或右归丸加减,临床获得了良好的疗效。程汉桥同样将自身免疫性甲状腺炎分成四型:气郁痰阻型,治宜理气解郁、化痰消瘿,方用四海舒郁丸合柴胡疏肝散加减;阴虚阳亢型,用三甲复脉汤加减,以滋阴降火、化痰消瘿;痰瘀互结型,用海藻玉壶汤加减,以理气化痰、活血消瘿;阳虚痰凝型,用阳和汤温阳散寒、祛痰化湿。程益春根据本病的发展规律,确立疏肝解郁、益气祛痰活血、健脾益肾为基本治疗方法。将本病分为三个基本证候,并将辨证论治作为治疗关键:阴虚火旺型,方选生脉散合柴胡疏肝散加减;痰凝血瘀型,方选当归补血汤加清热散结片;脾肾阳虚型,方选肾气丸加软坚散结药,亦获良效。

(3)专家经验方:钟欣婵等以疏肝清热方(香附、夏枯草、连翘、黄芪、白术、生地黄)为基础方治疗自身免疫性甲状腺炎患者40例,总有效率为85%,高于对照组的62.5%。高卫卫等以温阳化痰法组方(炙麻黄、鹿角片、熟地黄、干姜、白芥子、肉桂、仙茅、淫羊藿、海藻、夏枯草等)治疗自身免疫性甲状腺炎患者60例,患者症状明显改善,血清中 TSH、TGAb、TMAb 水平在治疗后显著降低,同时血清 T_4 水平升高,总有效率为90.17%。刘爱武等运用消瘿化结汤(金银花、菊花、桔梗、夏枯草、玄参等)治疗230例自身免疫性甲状腺炎患者,治疗6个月后评价疗效,临床有效率达到97.8%。

(4)中成药治疗:王彩玲等将自身免疫性甲状腺炎患者分为火把花根片治疗组35例,泼尼松治疗组35例,对照组35例,通过观察甲状腺球蛋白抗体(TGAb)及甲状腺过氧化物酶抗体(TPOAb)的血清浓度,评价火把花根片对本病的临床疗效。结果发现,火把花根片与泼尼松的作用效果相似,可以降低患者血清中 TGAb 和 TPOAb 两种抗体的浓度。魏静等研究发现夏枯草胶囊与左甲状腺素钠片联用治疗本病,可明显提高临床疗效,改善患者甲状腺功能,降低自身免疫反应和 Th17 细胞水平。冬虫夏草制剂百令胶囊、金水宝胶囊用于治疗自身免疫性甲状腺炎,能明显降低 TGAb、TPOAb、TMAb 滴度,改善自身免疫反应,临床运用有一定疗效。

（5）中西医结合治疗：曹莹等运用补元胶囊加左甲状腺素钠片治疗自身免疫性甲状腺炎伴甲减患者,疗效肯定,具有明显优势。薛科辉等应用自拟理气活血消瘿汤联合左甲状腺素钠片治疗自身免疫性甲状腺炎患者,患者临床症状得到有效缓解,总有效率为 91.7%。李春霞等的研究显示,加味柴胡疏肝散联合左甲状腺素钠片治疗自身免疫性甲状腺炎伴甲减患者,有效率为 75%,而单用左甲状腺素钠片的有效率为 54.5%。

（6）中医外治法：徐惠芬采用隔药饼灸加口服左甲状腺素钠片治疗自身免疫性甲状腺炎伴甲减患者 59 例,发现可以加快改善甲状腺功能,减轻患者症状。张毅等采用青黛外敷颈前甲状腺区配合西医治疗,可提高疗效并能有效降低甲状腺自身抗体水平等免疫性指标。李玲等采用耳穴压豆法辅助中药治疗自身免疫性甲状腺炎引起的甲状腺肿大,对称性取双耳内分泌、皮质下、脾、胃、肝、肾 6 穴,结果发现疗效显著,可调节患者脏腑功能并有效促进肿大的甲状腺缩小或恢复正常。

3. 实验研究

近年来中医药治疗自身免疫性甲状腺炎的实验研究也取得了一定进展,使其作用机理进一步明确。张兰等通过软坚消瘿汤（颗粒）（当归、柴胡、生牡蛎、海藻、昆布等）,观察实验性自身免疫性甲状腺炎大鼠 TNF、IL-6、甲状腺自身抗体等指标及对大鼠甲状腺滤泡及滤泡上皮细胞结构损伤的影响。结果发现软坚消瘿汤（颗粒）可调节细胞因子的释放,增加甲状腺细胞表达 Bcl-2,减轻大鼠甲状腺组织淋巴细胞浸润,减弱甲状腺滤泡上皮细胞结构的病理改变,改善自身免疫紊乱,对实验性自身免疫性甲状腺炎大鼠疗效明显。有学者研究发现,温肾方（补骨脂、淫羊藿、麻黄、防己、红花）可通过降低实验性自身免疫性甲状腺炎大鼠 IL-6 mRNA 的表达水平及 TGAb、TPOAb 水平，抑制大鼠甲状腺自身免疫反应和甲状腺细胞凋亡，从而减轻甲状腺自身免疫性损害，发挥有效的预防作用及治疗作用。海藻玉壶汤为治疗瘿病的经典方，现代研究提示其能调节实验性自身免疫性甲状腺炎大鼠的甲状腺激素及抗体水平，同时能抑制凋亡蛋白的表达，以避免细胞过度凋亡而破坏甲状腺组织。关于单味中药的研究也并不少见。徐晓光等研究显示，雷公藤多苷可以调节 Th1/Th2 平衡，其机理可能是通过降低 CXCR3 水平、升高 CCR4 水平改变实验性自身免疫性甲状腺炎大鼠体内 Th1 细胞、Th2 细胞及细胞因子的比例。有学者研究人参皂苷对实验性自身免疫性甲状腺炎大鼠的影响，发现其能有效降低甲状腺自身抗体水平，调节免疫功能，保护甲状腺组织。其作用机制可能是通过降低 IL-2 的表达、升高 IL-4 的表达，抑制 Th1 细胞功能而调节 Th1/Th2 平衡。

4. 小结

自身免疫性甲状腺炎存在多种致病因素，在西医明确诊断的基础上，中医利用独特的整体观念辨证论治，从患者的体质出发，结合情志、外界环境等诸多因素，针对其病机特点，个体化地遣方用药，有效降低甲状腺自身抗体水平，减轻自身免疫反应，维持正常甲状腺功能，缓解患者的临床症状，调节患者的免疫力。配合西药使用也能达到增强疗效、减少不良反应的效果，提高了患者的依从性，中医药优势得以发挥。但是目前中医药治疗自身免疫性甲状腺炎存在着病因病机解释较为笼统，辨证分型不一致，疗效标准制定不统一，临床研究缺乏严格的科学设计和大量样本，缺乏相关的病理及实验研究等问题，因此无法进行系统的对比与评估，限制了中医药治疗的推广应用。今后的研究应在中医理论的指导下，结合现代病理研究，总结归纳病因病机；采用规范化的辨证分型论治，制定疗效判定标准；增加研究样本量，进行高质量的临床研究；运用前沿的科研理念和技术来研究中医药调节机体自身免疫功能的作用机制。这样才能达到系统化、多层次研究本病，提高临床疗效的目的。

结节性甲状腺肿

结节性甲状腺肿归属于中医学"瘿病"范畴，乃五脏瘀血、浊气、痰滞而成。历代医家以疏肝理气、养阴清热为主，以软坚化结、消痰化瘀为辅进行治疗，遣方用药多从心、肝、脾、胃着手，并结合局部外敷、针灸等方法，给予综合性治疗，其治疗效果据临床报道显示良好。结节性甲状腺肿以痰气凝结、瘿络瘀阻为主。多数患者颈部肿大多年，甲状腺肿块质硬，无其他明显全身症状，口黏多痰，舌质有瘀点或瘀斑，苔薄少津或白腻，脉涩或濡。故以活血消瘿为主，辅以疏肝理气、清热解毒、扶正祛邪等。

一、病名

早在战国时期便有关于甲状腺疾病的记载，但由于受到客观条件的限制，无法给予其类似于结节性甲状腺肿的命名，一般将其归属于"瘿病""肉瘿"或"瘿瘤"等范畴。《吕氏春秋·尽数》云："轻水所，多秃与瘿人。"《释名·释疾病》曰："瘿，婴也，在颈婴喉也。"明确指出瘿病的病变部位为颈前部，也就是现代医学所认识到的甲状腺所在部位。瘿，以颈前喉结两旁肿大为临床特征，肿块可随吞咽动作而上下移动。《说文解字》云："瘿，颈瘤也，从病婴音。"因瘿与瘤病因和病理相似，故不少医家常把二者合称为"瘿瘤"。巢元方的《诸病源候论》最早将瘿病分为血瘿、息肉瘿、气瘿3种。《千金要方》中已有"五瘿"之称，分别为石瘿、气瘿、劳瘿、土瘿、忧瘿；此后《三因极一病症方论》将其按照瘿肿形态分为气瘿、血瘿、筋瘿、肉瘿、石瘿这五瘿，并沿用至今。

总体可以看出，结节性甲状腺肿以情志失调、水土失宜、体质因素为病因，病变部位在颈前部（甲状腺处）。可因情志不调，气机郁滞，凝于颈前；或水土失宜，影响脾胃功能，脾失健运，湿聚生痰，痰凝气滞，痰气交阻于颈；或先天体质因素，阴亏火旺，灼津化痰，痰凝血瘀，痰血交阻于颈而发病。本病以气滞、痰凝及血瘀为病机，且与肝、脾、肾均有关，尤其与肝脏关系最为密切。情志所伤，疏泄失职，肝气郁结，气郁生痰，痰气结于颈下而成瘿。气为痰滞，痰因气结，如此互为因果，则瘿瘤渐大。久病入络，瘀血内停，痰气与瘀血纠结形成结节。本病初起多实，以气滞为先，兼有痰气凝结和瘀血阻滞；病程迁延，病久可耗伤正气而致气虚。

二、病因病机

古代中医认为，瘿病多与饮食水土、情志损伤、先天禀赋等有密切关系。早在春秋战国时期《吕氏春秋·尽数》就记载着"轻水所，多秃与瘿人"。《外台秘要方》指出："中国人息气结瘿者，但垂腘腘无核也，长安及襄阳蛮人，其饮沙水，喜瘿有核㿗㿗耳，无根浮动在皮中。"皆指出瘿病的发生与人所处的地域有关，地域不同，所出现的体征也会不同。隋代巢元方的《诸病源候论》曰："诸山水黑土中，出泉流者，不可久居，常食令人作瘿病，动气增患。"《名医类案》记载："汝州人多病颈瘿，其地饶风沙，沙入井中，饮其水则生瘿。"上述论述都说明瘿病的发病与地域水土有关。古人虽然不知道"轻水""黑土"因缺碘或含有毒素而对人体甲状腺产生影响，却已认识到瘿肿与水土地域有关。《医学入门·瘿瘤》载："瘿气，今之所谓影囊者是也。"《诸病源候论》曰："瘿者，由忧恚气结所生。"《太平御览》记载："争公事，不得理，乃发愤生瘿。"都阐述了瘿病的形成与情志因素关系密切。《圣济总录》中还首次提到，妇人多有之，缘忧恚有甚于男子也，明确指出女性患该病的概率高于男性。在对先天禀赋的认识中，《柳洲医话》指出："禀乎母气者尤多。"提出子女患病有可能承自其母，这就与现代医学中的遗传学研究一致。

在病机上，《古今医鉴》曰："皆因气血凝滞，结而成之。"明代陈实功的《外科正宗·瘿瘤论》云："夫人生瘿瘤之症，非阴阳正气结肿，乃五脏瘀血、浊气、痰滞而成。"说明气滞、血瘀、痰凝为该病的主要病理变化，并将瘿与瘤合称为一种疾病。《三因极一病证方论》根据临床表现将瘿分为五种："坚硬不可移者，名曰石瘿;皮色不变,即名肉瘿;筋脉露结者,名筋瘿;赤脉交络者,名血瘿;随忧愁消长者,名气瘿。"清代沈金鳌在《杂病源流犀烛·瘿瘤》中亦指出:"瘿瘤者,气血凝滞,年数深远,渐长渐大之症。"《医宗金鉴》曰:"脾主肌肉,郁结伤脾,肌肉浇薄,土气不行,逆于肉里,致生肉瘿、内瘤。"

综上所述,从疾病与居住环境、饮食水土的关系,到情志因素与疾病的关系,再到先天禀赋对疾病产生的影响,古人的认识在逐步加深,眼界在不断拓宽。从提出瘿病的病因为气滞,到逐步认识到血瘀和痰凝在本病中所起的重要作用,都说明人们对瘿病的认识是在不断发展的。气滞、血瘀、痰凝,亦被古代中医视为瘿病的基本病机。

三、辨证施治

左新河教授对中医治疗结节性甲状腺肿有客观的评价。

首先,近年来中医药治疗结节性甲状腺肿取得了一定的临床疗效。有文献报道,中医药治疗的临床总有效率最高达 96%,最低为 66%,通常情况下较西药疗效好。而且疗效的评判大多以 B 超检查结果为依据,比较客观可靠。其次,随着现代各医家对本病的病因病机研究的逐渐深入,人们对结节性甲状腺肿也有了一个相对完整的认识,普遍认为其病变部位在颈部(甲状腺),主要因情志失调、水土失宜、体质因素引起气滞、血瘀、痰凝,而致气、痰、血交阻于颈前而形成。最后,在用药上虽然各家组方不尽相同,但遣方用药都具有一定规律,亦可以在将来的研究中找到一个更加适合的方案,发挥中医与西医各自的优势,使治疗方案更加完善,为患者提供更好、更安全方便的治疗。

古代各医家多以理气解郁、活血化瘀、化痰软坚、调和冲任为治疗法则。较多采用含碘类植物与动物甲状腺进行治疗。结节性甲状腺肿是外科领域的一种常见疾病。近年来,随着 B 超检出率的增加,其发病率有明显的上升趋势,目前多采用手术治疗。目前国内外大多医师认为,如果只切除部分甲状腺,其术后复发率较高(国外报道为 10%～30%,国内报道为 18%～30%),完全将甲状腺切除者必须终身服用甲状腺激素,患者术后生活质量降低。其中结节性甲状腺肿术后复发的患者由于颈部血管神经解剖结构发生改变,再次手术存在较大的困难。因此,近年来,欧美等国学者对无症状的良性结节多主张采用非手术治疗,即口服甲状腺激素治疗,以抑制甲状腺结节的生长,但效果并不令人满意,且口服甲状腺激素所产生的不良反应,影响患者健康,也使此种方法存在较多争议。

由于本病发病之初患者并无明显临床症状,故在发现时多已日久,患者大多颈前区肿大,伴或不伴有疼痛不适,肿块韧或硬,口黏多痰,舌质暗或有瘀斑,苔薄少津或白腻,脉涩。故多以活血化瘀、消瘿散结为法,加以疏肝理气、清热解毒等。多年来,经过各种临床研究观察,中医药治疗结节性甲状腺肿且取得较好效果的报道屡见不鲜。活血消瘿方是左新河教授的常用经验方,是针对结节性甲状腺肿病机而制成的中药复方制剂。活血消瘿方由蜈螂、土鳖虫、蜈蚣、莪术、王不留行、桃仁、猫爪草、柴胡组成。全方有活血化痰、消瘿散结之效。君药:蜈螂。蜈螂,味咸,性寒,有毒,归肝、胃、大肠经,有破瘀消肿、止痉解热之功效。主活血化瘀,《本草纲目》载其治瘿病。现代药理学研究表明,蜈螂的药理作用广泛,可以增强心肌收缩力,增加心输出量,扩张血管,还有抗癌作用。臣药:土鳖虫,蜈蚣。土鳖虫,味咸,性微寒,有活血止痛、续筋接骨、破血通经、入血软坚等功效。其功效在虫类药中较为缓和,故多用作缓剂或臣药。现代药理学研究表明,土鳖虫有抗凝血、调脂、保护血管内皮细胞的作用,还具有增强人体免疫力、抗肿瘤及抗纤维化作用等。蜈蚣,味辛,性温,有毒,有息风止痉、解毒散结、通络止痛之效。现代药理学研究指出,蜈蚣具有调节脂代谢、降低血脂、改善血流情况、增强心肌抗氧化能力、保护心肌及预防动脉粥样硬化形成的作用,其抗肿瘤作用也在研究之中。土鳖虫、蜈蚣二味,皆归肝经,针对"瘿瘤"多因情志不畅,致肝气郁结而成的特点,自肝经入,咸寒辛温互补,可发散行气血、软坚散结,避免药性过热或过寒,共达活血消瘿之效。以上君臣三药均为虫类药,虫类药具有破积消癥、活血祛瘀、消痈散肿等独特的功效,其因容易被人体吸收,且作用较草木药强,而被临床广泛应用。近年来,对于虫类药抗癌作用的研究也有了一定的进展,故针对结节性甲状腺肿可能发展为甲状腺癌的特性,使用虫类药也能从一定程度上预防癌症的发生。佐药:莪术、王不留行、桃仁、猫爪草。莪术,味辛、苦,性温,有行气破血、消积止痛的功效。莪术是活血化瘀药物中的传统药,擅破血逐瘀,又擅行气止痛,可用于血瘀气滞所致的闭经、心腹疼痛及食积气滞、脘腹胀痛。王不留行,味苦,性平,有活血通经、下乳消痈、利水通淋之效,上可通利血脉而通乳汁、消痈,下可通利血脉而通经、利尿。桃仁,味苦、甘,性平,主要有活血祛瘀、润肠通便、止咳平喘的功效,主治瘀血、血闭。《金匮要略》指出,虫类药治瘀血配桃仁。陈元犀《金匮方歌括》对桃仁亦极为推崇:妙在桃仁一味,平平中大有功力,郁血已败而成瘀,非得生气不能流通,桃得三月春和之气,而花最鲜明似血,而其生气皆在于仁,其味苦又能开泄,故直入血中而和之、散之,逐其旧而不伤其新也。猫爪草,味甘、辛,性微温,具有化痰散结、解毒消肿等功效。现代药理学研究表明,大多数活血化瘀药物(如桃仁、莪术)具有免疫抑制作用,故应用以上四味药可在一定程度上对甲状腺免疫机制产生影响。莪术、王不留行、桃仁、猫爪草配伍,共化瘿病之痰血瘀阻。使药:柴胡。柴胡味苦、辛,性微寒,可疏散退热、疏肝解郁,作为使药入肝胆二经,既入气分又入血分,能行气活血,疏泄肝气而解郁结,可起到协助上药达疏肝化瘀之效。活血消瘿方是一种较好的保守治疗药物,其为片剂形式,服用方便,不良反应少,易被患者接受,是一种安全、有效、简便、经济的治疗结节性甲状腺肿的药物。因此活血消瘿方与小剂量优甲乐(左甲状腺素钠片)联用,可治疗高敏促甲状腺激素(sTSH)高于正常值的结节性甲状腺肿合并亚临床甲减的患者,一方面有利于调节甲状腺激素水平,避免 sTSH 长时间偏高所造成的身体机能损伤,另一方面减少药物用量,从而减少其不良反应。故中西医结合治疗结节性甲状腺肿是可行的。

甲状腺腺瘤与甲状腺癌

甲状腺腺瘤是起源于甲状腺滤泡组织的良性新生物,临床发病率较高,女性多于男性,多数为单发,2 个以上者甚少。甲状腺腺瘤可分为良性腺瘤和恶性腺瘤两类。良性腺瘤有清楚的包膜,无浸润及转移;恶性腺瘤的组织结构紊乱,且有浸润及转移。临床上甲状腺良性腺瘤和甲状腺恶性腺瘤有时仅表现为甲状腺结节,因此常把甲状腺腺瘤与甲状腺结节混用。甲状腺结节是对形态的描述,它包括肿瘤、囊肿、由正常组织构成的团块或其他疾病所引起的甲状腺肿块。甲状腺腺瘤是常见病,在不同地区其发病率有较大差异。

甲状腺癌是颈部较常见的恶性肿瘤,其来源于甲状腺上皮细胞,绝大部分起源于滤泡上皮细胞,按病理类型可分为乳头状癌、滤泡状癌、未分化癌、髓样癌等。其中乳头状癌(占比约 60%)、滤泡状癌(占比约 20%)患者,预后较好。滤泡状癌的癌细胞生长较快,属中度恶性,易发生血行转移。未分化癌患者预后很差,平均存活时间为 3～6 个月。目前分化型甲状腺癌的治疗方法主要包括手术治疗、术后[131]I 治疗、术后促甲状腺激素(TSH)抑制治疗及中医药治疗等。其中手术治疗是目前甲状腺癌的首选治疗方法。对分化型甲状腺癌患者采用手术联合[131]I 治疗和术后促甲状腺激素抑制治疗是重要手段。但多项研究表明,甲状腺癌在常规手术治疗后,极易复发,复发率高达 82%。术后患者多有不适,故而中医药治疗甲状腺癌术后患者具有其独特优势。左新河教授对甲状腺癌的中医药及中西医结合治疗,有独到的见解。

一、病名

甲状腺癌及甲状腺腺瘤在中医学中属于"瘿瘤"的范畴。《三因极一病证方论》中提到"坚硬不可移者,名曰石瘿",宋代东轩居士所著《卫济宝书》(公元 1171 年)中提到"癌",并将其作为中医外科里的痈疽五发之一。故而左新河教授常把甲状腺癌称为"瘿癌",术后合并甲状腺功能减退的称为"瘿劳",有淋巴结肿大的称为"瘰疬"。其主要表现为颈前单侧或双侧甲状腺肿大,质坚难移,局部疼痛,或伴有声嘶、吞咽疼痛,甚至出现吞咽或呼吸困难。西医多利用彩超、局部穿刺或术中快速切片病检明确诊断。人们多因颈前肿物突然增大或短时间症状急剧加重,或常规体检发现本病。

二、病因病机

左新河教授根据多年的临床经验,认为本病多因情志内伤,木失条达,气机郁结,而致脾失健运,津液无以输布,凝聚为痰,壅结颈部而成。又因病延日久,气滞痰积,血行不畅,瘀阻于内,伏毒郁疾藏于体内。阴伤气耗,正气亏虚,此时又逢外邪入侵,邪气直达脏腑,而气、痰、瘀三者之间,又相互关联,互为因果。故而将病机概括为伏邪郁毒、阴伤气耗、外邪内侵、情志失调等。

(1)伏邪郁毒:因久病痼疾,瘀滞于体内,伏而为邪,又因表邪入里,久病阴伤气耗,正气亏虚,无力祛邪外出,使邪气深入血分、直达五脏六腑。又因伏邪隐匿,未能及时发现,以至于失治误治,或与他病兼夹,持续耗伤机体气血津液,待正气亏虚,正不胜邪,伏邪致病。

(2)阴伤气耗:素体本虚,或先天肾精不足,或他病兼夹,或妇女经带胎产,失血过多,导致气血耗伤,肾水亏于下,元阳元阴不能温煦滋润机体,邪气侵留于颈前两侧,甚或侵犯他脏,发而为病。

(3)外邪内侵:因既往核素照射和放化疗药物如火毒一般持续损伤机体,耗伤人体正气,造成阴虚火旺,以至于颈前淋巴结肿大、口舌生疮,病久则气阴两虚多见,出现自汗盗汗、五心烦热、疲乏无力、精神萎靡等。虚火灼津成痰,痰浊、瘀血相互胶着,同时左新河教授认为补充外源性的甲状腺激素,会激发人体肾脏的元气,致使虚阳外越,出现心率加快,面部潮红,四肢无力,骨质疏松;真阴不足,津液不能随肾经润于上则口干舌燥,眼睛干涩,不能濡养肝经,虚风内动,则手部震颤。

(4)情志失调:由于长期忿郁恼怒或忧思郁虑,机体气机郁滞、肝气失于条达。而津液的正常输布,均有赖于气的统帅。气机郁滞,则津液易于凝聚成痰。气滞痰凝,壅结颈前,痰气郁滞日久,使血液的运行发生障碍而产生瘀滞,则发为石瘿。《诸病源候论》云,"瘿者,由忧恚气结所生","动气增患"。《济生方·瘿瘤》亦云:"夫瘿瘤者,多由喜怒不节,忧思过度,而成斯疾焉。"

由上可知，伏邪郁毒及外邪内侵是其基本病理，阴伤气耗是其发病的关键，情志失调是疾病进一步发展的推手。其基本病理变化以虚证为主，尤以阴虚、气虚多见，兼夹痰浊、瘀血等。

三、诊断和鉴别诊断

根据甲状腺腺瘤的临床特征即可做出初步诊断。甲状腺良性腺瘤的特点：①颈前单发，个别病例可为多发的圆形或椭圆形结节，表面光滑，质韧实，可随吞咽活动，多无自觉症状；②甲状腺功能正常；③颈淋巴结无肿大；④服用甲状腺激素 3 个月后肿块不缩小或更显突出。甲状腺肿是常见的甲状腺疾病之一，结节性甲状腺肿合并甲状腺癌的发生一直是引人关注的问题。有文献报道，结节性甲状腺肿患者的手术切除标本中经病理检查证实为甲状腺癌的占比达 4％～17％，且近年有增加的趋势。至于两者的关系，目前尚存在争论。由于结节性甲状腺肿合并甲状腺癌患者中，甲状腺癌的病理类型以微小癌、乳头状癌和混合癌为主，加上病程长、肿物生长慢、癌肿往往被结节性甲状腺肿的临床表现所掩盖，加之临床医师对此认识不足，因而术前诊断困难，甚至术中冰冻切片也可能漏诊。

甲状腺腺瘤要与甲状腺癌、结节性甲状腺肿、甲状腺炎所产生的结节相鉴别。

1. 甲状腺腺瘤与结节性甲状腺肿

①包膜：甲状腺腺瘤结节的包膜完整、较薄且厚薄多一致，内无挤压的甲状腺滤泡；结节性甲状腺肿结节的包膜完整或不完整、厚薄不均，内含受挤压的甲状腺滤泡。②包膜内外组织形态：甲状腺腺瘤结节的包膜外为受挤压的正常甲状腺组织，其胞膜内外的组织结构、形态不一致；结节性甲状腺肿结节的包膜内外结构一致，部分包膜外可见增生的纤维结缔组织，并在甲状腺滤泡间形成分隔，有形成结节的倾向。③结节内组织结构：结节性甲状腺肿结节内滤泡大小

不一,常伴有淋巴细胞浸润,甚至淋巴滤泡形成,部分甲状腺滤泡间可有多少不等的纤维结缔组织增生,而甲状腺腺瘤是一种真性肿瘤,增生成分单一,其滤泡及滤泡上皮形态较一致,缺乏淋巴细胞浸润。④结节内乳头:主要应与甲状腺乳头状癌鉴别。结节性甲状腺肿伴有乳头状增生,其乳头多为含滤泡的宽大假乳头,结节内同时有甲状腺肿的多成分背景,而甲状腺乳头状癌有突出的毛玻璃样核、重叠核、核沟、核内包涵体,乳头呈多级细分支状,间质可见砂粒体。⑤结节性甲状腺肿常发生钙化、乳头状增生,以及坏死、囊性变等,这些变化提示可能是结节性甲状腺肿而不是甲状腺腺瘤。⑥囊性变的单结节:囊性变时大部分或全部组织液化,只残留少许变形的滤泡,造成组织结构膜内无法辨认、膜外无法对比,这是两者鉴别诊断困难最重要的原因。遇到这种情况,应对囊性变的部位仔细取材,尽可能取到囊内残留组织,再结合临床病史及术中所见,做出正确诊断。由于甲状腺肿的发生可能与缺碘有关,不同地域的水及土壤中含碘量不同,因此某些甲状腺疾病在不同地区有不同的发病趋势。有些病例仍不能明确诊断。最新的细胞遗传学研究表明,结节性甲状腺肿结节内的细胞具有多克隆性,而甲状腺腺瘤结节内的细胞为单克隆性。

2. 甲状腺腺瘤与甲状腺癌肿瘤标记物检测

肿瘤标记物检测有助于对甲状腺结节的良恶性做出早期诊断。研究发现癌或抑癌基因 Ret、Ras、P53 等,以及特殊蛋白(如 EGFR、VEGF、CK1、CK5、CK10、CK11 等)在甲状腺癌患者中均有高表达,可与良性肿瘤鉴别。甲状腺过氧化物酶(TPO),多在正常甲状腺组织及良性甲状腺疾病患者中表达,CD26 可作为分化型甲状腺癌的标记物,CD97 作为未分化型甲状腺癌的标记物,三者联合检测可进一步提高诊断的准确性。对于细针穿刺标本中不易区分良恶性的滤泡性肿瘤,可检测其端粒酶活性,正常甲状腺组织无活性,良性腺瘤阳性率19%,而恶性肿瘤100%有端粒酶活性表达。

3. 甲状腺肿块的良恶性鉴别

甲状腺癌的不同类型:甲状腺恶性病变有乳头状癌、滤泡状癌、髓样癌、未分化癌等。甲状腺腺瘤病因不明，可能是由 TSH 的慢性刺激作用等所致。甲状腺腺瘤可分为滤泡状、乳头状和不典型腺瘤。各型腺瘤的大体形态基本相同，常为单个圆形或椭圆形肿块，质地较周围腺体组织略坚硬，有完整的包膜，周围组织有受压的现象；切面呈较细腻的灰褐色或灰红色，有的切面呈蜂窝状或细颗粒状。有的腺瘤可发生退行性变，出现软化、坏死、纤维化、囊性变等。

镜下各种腺瘤可有不同组织学形态。

（1）滤泡状腺瘤：最常见的甲状腺良性肿瘤。根据其滤泡大小和所含腺质的多少可进一步分成五种亚型。①胚胎型腺瘤：瘤细胞小，多为立方状，胞质少，嗜酸性，边界不清，胞核大，染色质多位于细胞中央，细胞非常密集。有些细胞可排列成束状，无滤泡结构，间质较少，多有水肿，类似于胚胎期甲状腺。②胎儿型腺瘤：由体积较小的小滤泡构成，滤泡中含少量或不含腺质，滤泡细胞多呈立方状，其形态、大小和染色可有差异，滤泡间质疏松水肿，血管丰富，常见出血和囊性变。③单纯型腺瘤：滤泡形态及胶质含量与正常组织相似，但滤泡排列较紧，间质较少，包膜完整，与正常组织分界明显。④胶质型腺瘤：由成熟的滤泡构成，排列紧密，滤泡腔内有较多的腺质，有些滤泡可相互融合，形成胶性囊肿，上皮细胞扁平。⑤嗜酸细胞型腺瘤：细胞体积大，胞质内含嗜酸性颗粒，成条或成簇排列，偶见滤泡状结构。

（2）乳头状腺瘤：临床较少见。多呈囊性，又称乳头状囊腺瘤，乳头较短，分支较少，突入含有丰富胶质的囊腔内。乳头由单层立方状或低柱状上皮细胞被覆于结缔组织构成，瘤细胞较少，形态一致，无明显异型性和核分裂象。

（3）不典型腺瘤：细胞丰富、密集，常呈巢状和片块状排列，无滤泡或仅有幼稚滤泡，间质较少。细胞具有异型性，大小不一，可呈长形或梭形。胞核不规则，可见核分裂象，常疑为癌变。但包膜完整，无恶性肿瘤的包膜、血管及淋巴管侵袭现象。虽然各种甲状腺良性肿瘤的组织形态不同，但其共同特征如下：常为单个结节，有完整包膜，对周围组织有挤压现象，肿瘤组织与周围甲状腺组织结构不同，且内部结构单一，退行性变多见。除甲状腺腺瘤外，还有来源于间质的良性肿瘤，如血管瘤、纤维瘤和畸胎瘤等，临床上极为罕见。

4. 实验室检查

（1）甲状腺功能检查：包括 T_3、T_4、TSH 等。甲状腺腺瘤患者甲状腺功能正常。功能自主性甲状腺腺瘤患者 T_3、T_4 水平增高，TSH 水平下降。

（2）甲状腺放射性核素显像：甲状腺腺瘤多为"温结节"，也可为"冷结节"或"热结节"。一般恶性肿瘤的吸碘率下降，常表现为"冷结节"。因此，结节摄碘功能对提示肿瘤性质有较大的帮助。但是，肿块较小时难以被放射性核素显像发现，肿瘤前后方正常甲状腺组织也影响肿瘤性质的判断。且有些腺瘤的吸碘功能可近于正常。由于功能自主性甲状腺腺瘤表现为"热结节"，所以放射性核素显像对肿瘤性质的判断并非可靠的依据。

（3）甲状腺超声检查：甲状腺腺瘤为低、高或等回声的实质肿块，与周围组织有明显界限，有时腺瘤内见囊性变或钙化。而甲状腺恶性肿瘤边界不清，内部呈实质性衰减暗区。因此，超声检查对甲状腺肿瘤性质的判断有一定的价值，但可靠性较差。

（4）甲状腺穿刺活检：穿刺细胞学检查对结节性质的判断有一定的帮助，但穿刺所获组织较少，不能代表整个结节，容易漏诊，且穿刺有可能导致肿瘤细胞的扩散，故临床上不常用。当高度怀疑肿块为恶性肿瘤时，则主张采用开放性活检，快速病理检查属恶性者，即可行甲状腺癌根治术。

（5）X 线检查：巨大肿瘤患者可见气管受压移位，部分见瘤体内钙化。

（6）甲状腺淋巴造影：对甲状腺腺瘤患者行甲状腺淋巴造影，可见边缘规则的充盈缺损，周围淋巴结显影完整。

四、辨证论治

左新河教授将甲状腺腺瘤和甲状腺癌分为多种证型，对不同证型的甲状腺腺瘤和甲状腺癌的治疗，左新河教授有独到见解。

1. 气郁痰阻证

主症：颈前肿大，触之有结节或肿块，呈圆形或椭圆形，一侧或两侧，大小不等,肿块光滑、柔软,按之活动,颈部觉胀不舒,若肿块巨大,可有压迫感,或胸胁胀闷,或无任何不适,脉弦,舌苔薄白。左新河教授多以理气舒郁、化痰消瘿为法。用理气消瘿汤(经验方)化裁,药用:柴胡、青皮、橘叶、郁金、瓜蒌皮、猫爪草、白芥子、浙贝母、昆布、海藻等。加减:胸闷胁痛者,选加香附、枳壳等;肿块明显者,选加王不留行、三棱、莪术等;兼性情急躁、易怒、心慌、纳食亢进者,选加黄芩、栀子、龙胆草等。

2. 痰血瘀阻证

主症:颈前结块肿大,按之较硬、活动,局部觉胀或有压迫感,胸闷不舒或乳房作胀,舌质紫暗或有瘀点,苔白腻,脉弦滑。左新河教授多以理气化痰、活血消瘀为法。用海藻玉壶汤合小金丸加减,药用:昆布、海藻、青皮、猫爪草、浙贝母、山慈菇、王不留行、三棱、莪术等。加减:肿块较硬者,选加黄药子、露蜂房、皂角刺等;日久不消、正气亏虚者,选加黄芪、党参等。

3. 心神不宁证

主症:情绪不宁,多疑善悲,健忘,失眠,小便清长。舌质淡、尖部偏红、苔薄白或黄,脉细,尺部无力。左新河教授多以养心安神为法,用柏子养心丸加减。药用:柏子仁、酸枣仁、阿胶、黄芩、白芍、合欢皮、夜交藤、生龙牡(生龙骨、生牡蛎)。若肝郁气滞较著,加青皮、橘叶、郁金、香附等;若兼痰浊壅盛,加法半夏、夏枯草等;若兼脾胃不和,加陈皮、焦三仙(焦麦芽、焦山楂、焦神曲)等;若兼心肾不交,加黄连,阿胶加大用量。若女性患者月经不调,面部黄褐斑,加玫瑰花、当归、枸杞子、菟丝子等。

4. 肝气郁结证

主症:情志抑郁,烦躁易怒,胸胁胀满,口苦,咽喉哽噎不适,舌质淡红或红、苔薄白或白厚,脉弦或弦紧。左新河教授以疏肝理气为法,用柴胡疏肝散合半夏厚朴汤加减,药用:法半夏、厚朴、茯苓、生姜、浙贝母、香附、郁金、紫苏叶、羌活、菊花。若咽喉肿痛,加板蓝根、射干、桔梗等;若口干舌燥、喜饮,加葛根、瓜蒌等;若手术伤口疼痛,加延胡索、川楝子、赤芍等;若胸胁苦满、情志不舒,多加柴胡、香附、玫瑰花等。

5. 脾肾阳虚证

主症:四肢畏寒、便溏、嗜睡、神疲乏力、头晕、视物模糊。舌质淡、苔薄白,脉细弱。左新河教授以温阳健脾补肾为法,用温肾方加减。药用:淫羊藿、补骨脂、枸杞子、菟丝子、桂枝、炒白术、黄芪、浙贝母、鬼箭羽、炙甘草。若易感冒,加黄芪、防风、生白术等;若大便不成形,加党参、茯苓等。

6. 阴血亏虚证

主症:面色少华,纳差、消瘦,舌质淡红、苔少或有裂纹,脉沉细。左新河教授多以滋补肝肾为法,用一贯煎合六味地黄丸加减。药用:生地黄、沙参、当归、枸杞子、麦冬、山茱萸、怀牛膝、菟丝子、阿胶。若睡眠欠佳,加生龙牡、夜交藤、酸枣仁、远志等;若大便干结,加麻子仁、炒白芍、何首乌等。

7. 气阴两虚证

主症:颈部稍有胀痛不适、疲倦乏力、五心烦热、怕热、多汗、心悸、胸闷、咽干,女性患者月经不调或闭经,舌淡红或偏红、苔少或微黄,脉弦细。左新河教授多以健脾益气养阴为法,用二至丸合生脉散加减。药用:墨旱莲、女贞子、天门冬、麦冬、黄芪、太子参、玄参、浙贝母、猫爪草、半枝莲、白花蛇舌草。若头面烘热,加牡丹皮、栀子等;若面色少华、疲倦乏力,加黄精、当归、枸杞子等。若心悸、睡眠差,加莲子心、首乌藤、酸枣仁等。郁久化火、颈前有淋巴结肿大、表现为阴虚火旺者,加黄柏、夏枯草等。

五、西医治疗

1. 甲状腺激素制剂

口服甲状腺激素制剂能抑制垂体甲状腺激素(TSH)分泌,减少 TSH 对甲状腺腺瘤的刺激,从而使腺瘤逐渐缩小,甚至消失。可口服甲状腺片,从小剂量开始，每日 10～20 mg，逐渐加量，维持量一般为每日 40～120 mg，少数患者需每日 160 mg，适用于多发性结节或温、热单结节患者。如临床效果不佳，应改用手术治疗。

2. 手术治疗

由于单发性结节发展缓慢，且缺乏临床症状，过去多数学者主张采用甲状腺激素保守治疗，或不予处理，定期观察。目前多偏向于手术治疗。单发性结节切除后病理活检证实 5%～20% 为甲状腺癌。分化较好的甲状腺癌，早期行手术治疗，80% 以上预后良好，患者寿命可和正常人相同。目前对于甲状腺腺瘤的手术，主张采用患侧叶甲状腺全切或次全切除术，可减少复发率，而不宜行单纯肿瘤摘除术。术后应常规服用甲状腺激素，可防止腺瘤复发。

甲状腺癌的发病率近年呈增高趋势。资料显示，手术切除的甲状腺标本中，结节性甲状腺肿（NG）占比为 4.7%，手术治疗 NG 能迅速缩小增大的甲状腺体积，消除 NG 对颈部组织和器官的压迫，并可获病理诊断。NG 合并甲状腺功能亢进是手术指征之一，怀疑 NG 恶变也是手术指征之一。大量的临床资料和研究发现，结节性甲状腺肿常合并存在甲状腺癌，两者既是独立的疾病，亦有可能存在因果关系，即结节性甲状腺肿可恶变为甲状腺癌。

尽管如此，结节性甲状腺肿病灶中存在甲状腺癌细胞已有多篇文献报道。有研究者做动物实验，用碘缺乏地区的饮用水和粮食喂养大鼠，大鼠血清中TSH 水平增高，不仅能诱发结节性甲状腺肿，而且在结节性甲状腺肿中发生了甲状腺癌，包括乳头状癌和滤泡状癌，甲状腺癌的发生率高达 15.6%。可见，TSH 的长期刺激无论是在结节性甲状腺肿还是在分化型甲状腺癌的发病中，都有重要作用。以往认为甲状腺单个结节的癌变率比多个结节的癌变率高，近年来，多篇文献报道，多个结节与单个结节的癌变率相同。据此，部分学者认为结节性甲状腺肿是癌前病变。但沈康年认为，甲状腺癌的地理分布与甲状腺肿的流行不一致，临床上结节性甲状腺肿多发生于中老年人，而甲状腺癌多见于青年人。此现象似乎不支持结节性甲状腺肿是甲状腺癌癌前病变的观点。

Degroot 认为,地方性甲状腺肿切除标本中甲状腺癌的占比高是由组织学诊断标准不同所致,结节性甲状腺肿发生癌变的危险性小。左新河教授认为结节性甲状腺肿的恶变是长期、缓慢的过程,可能受内、外环境中多种因素的影响,需进一步探讨。

结节性甲状腺肿是否是癌前病变是近年颇受争议的一个问题。有学者认为结节性甲状腺肿与甲状腺癌并没有必然联系,理由如下:①比较两者的病理变化,结节性甲状腺肿是甲状腺滤泡的病变,但最常见的甲状腺癌是乳头状腺癌,而不是滤泡状腺癌;②比较两者的发病年龄,甲状腺癌的发病年龄明显低于结节性甲状腺肿合并甲状腺癌的发病年龄;③比较两者的发病率,甲状腺癌的发病率远远低于结节性甲状腺肿的发病率。

甲状腺相关性眼病

甲状腺相关性眼病(thyroid-associated ophthalmopathy,TAO)是由多种因素造成的与甲状腺疾病相关的一种器官特异性自身免疫性疾病,主要表现为眼球突出、眼睑退缩、眼球运动障碍和复视、暴露性角膜炎、压迫性视神经病变等,居成年人眼眶疾病发病率的首位。糖皮质激素具有免疫抑制作用和非特异性抗炎作用,一般作为 TAO 活动期的首选用药。但可能引起肾上腺皮质功能亢进、骨质疏松等不良反应。当 TAO 致严重暴露性角膜炎、压迫性视神经病变、限制性斜视等时,采用手术治疗可以维持视神经功能、保护角膜等。但手术治疗亦存在不足之处。中医常采用中药制剂、经方验方、针灸及耳穴压豆法等进行治疗。左新河教授认为,在治疗 TAO 时,应将该病的生理、病理和免疫改变等现代医学资料与传统的中医辨证有机结合,以提高辨证治疗水平和临床疗效。左新河教授擅长中西医结合治疗,常用抗甲状腺药物、小剂量糖皮质激素联合中药辨证治疗,可缩短治疗时间,降低复发率,减少不良反应,临床上有明显效果。

一、病因病机

TAO 在中医学上应归属于"目珠突出""鹘眼凝睛"等范畴。左新河教授认为，本病多为情志损伤、禀赋不足、饮食不节、环境因素所致。病位在目，病本在肝，与脾、肾有关，病理因素为"痰""火""瘀""毒"，病理特点是本虚标实，虚实夹杂。《灵枢》曰"五脏六腑之精气，皆上注于目而为之精"，说明眼睛与五脏六腑皆有关系，其中与肝的关系最为密切。肝开窍于目，肝主藏血，上奉于目，目得以滋润而视，肝主疏泄，通调气机，肝为气机之所司，目为宗脉之所聚。若平素情志不遂，肝气郁结，肝郁化火，肝火亢盛，则目赤肿痛；肝气横逆犯脾，脾主肌肉，脾失健运，聚湿成痰，结聚于目，则眼睑、结膜水肿；若先天禀赋不足，肾阴亏虚，水不涵木，阴不制阳，以致肝阳上亢，虚火内盛，则眼部干涩；病久气血亏虚，阴伤气耗，目失所养，则视物模糊、视力下降甚则失明。病程日久，气血运行不畅，痰浊、瘀血相互胶着，影像学表现为眼肌增粗、眼球后脂肪沉积，故视物重影，眼睑活动障碍，凝视，眼睑闭合不全。

二、辨证论治

中医历来注重眼病的局部辨证。结合 TAO 的病程特点，左新河教授将其分为活动期和静止期。活动期主要病理表现为淋巴细胞浸润和成纤维细胞活化，静止期病理表现为纤维化和脂肪沉积。左新河教授强调，TAO 患者往往缺乏全身症状和体征，通过局部辨证可抓住疾病的特征而获取辨证资料。同时，判断疾病的不同阶段是治疗的关键，通过分期辨证可指导治疗。左新河教授认为，肝火亢盛证是 TAO 活动期的代表证型，而痰瘀阻络证是 TAO 静止期的代表证型，可为临床治疗提供指导。

（1）肝火亢盛证：症见双目突出，结膜充血、红肿、疼痛，畏光多泪，焦躁易怒，口苦，两手颤抖，大便黄，小便短赤，舌质红、苔黄，脉弦数。治当清肝泻火、疏肝明目。常用药物：龙胆草、夏枯草、桑叶、菊花、黄芩、栀子、紫花地丁、川楝子、密蒙花、青葙子、决明子等。

（2）阴虚阳亢证：症见双目突出，眼睑肿胀，口干，眼易疲劳，双眼干涩，头晕目眩，视物不清，舌红少苔，脉弦细数。治当滋补肾阴、平肝明目。常用药物：熟地黄、生地黄、牡丹皮、黄精、女贞子、枸杞子、决明子、钩藤、龙骨、牡蛎等。

（3）气阴两虚证：症见单侧或双侧眼球突出，视物模糊，眼睑肿胀不显，神疲乏力，手足心热，舌质淡红、苔少，脉细弱。治当益气养阴、养肝明目。常用药物：黄芪、白术、当归、生地黄、玄参、赤芍、白芍、天门冬、麦冬、枸杞子等。

（4）痰瘀阻络证：症见目胀突出或双眼不等大，眼裂增宽，眼外肌增粗，眼球活动障碍，视物重影，舌质暗红、苔白厚腻，脉滑或涩。治当活血化瘀、化痰明目。常用药物：赤芍、紫草、丹参、法半夏、浙贝母、白芥子、厚朴、佛手、瓦楞子、莪术、三棱、僵蚕等。

左新河教授认为，上述中医证型，不是孤立存在的，临床上各证型常相互兼夹，辨证时当抓住主证，四诊合参，治法选方用药随证灵活，善于变通，且甲状腺疾病大多病程较长，切勿操之过急，宜缓而图之。

三、医案举隅

1. 肝火亢盛案

患者王某，女，61岁。患者约25年前有甲状腺功能亢进症（简称甲亢）病史，予以甲巯咪唑片治疗3年后停药。2013年复诊时查甲状腺功能示"甲亢复发"，于外院予以抗甲状腺药物治疗，2016年自觉双侧眼睑水肿、畏光流泪、球结膜充血、视物模糊。就诊时上述症状较前加重，无视物重影，纳食可，睡眠可，二便调。查体：甲状腺Ⅱ度肿大，左侧可触及结节，无压痛，突眼（＋），球结膜充血，眼球活动度可，手抖（－）。舌红、苔薄黄，脉弦。辅助检查：FT$_3$ 2.66 pg/mL（FT$_3$：1 pmol/L＝1.54 pg/mL）；FT$_4$ 1.06 pg/mL（FT$_4$：1 pmol/L＝1.3 pg/mL）；

TSH 1.96 μIU/mL(TSH：1 mIU/L＝1 μIU/L)。甲状腺彩超：甲状腺实质弥漫性病变,甲状腺左侧叶结节伴粗大钙化(1.92 cm×1.2 cm),甲状腺右侧叶低回声区(1.73 cm×0.83 cm)。中医诊断：瘿病,鹘眼凝睛,肝火亢盛证。西医诊断：甲状腺功能亢进症,甲状腺相关性眼病。治法：清肝泻火,明目消肿。药用：龙胆草 12 g,苦参 15 g,炒栀子 15 g,野菊花 10 g,蒲公英 15 g,青葙子 15 g,泽泻 10 g,车前子 15 g,生地黄 15 g,甘草 10 g,生石决明(另包先煎)15 g。水煎,每日 1 剂,分早晚 2 次服。二诊：患者诉服上药后双眼畏光流泪、视物模糊较前好转,仍感双眼水肿,无胀痛,无球结膜充血。守上方加牡丹皮 15 g,猪苓 10 g,淡竹叶 10 g,谷精草 15 g。水煎,每日 1 剂,分早晚 2 次服。

按语：《素问·金匮真言论》云："东方青色,入通于肝,开窍于目,藏精于肝。"本案中患者甲亢复发,且 TAO 在甲亢后期出现,缺乏典型全身症状。左新河教授强调以局部辨证为主,抓住双眼球结膜充血、眼肿、畏光流泪等主症,辨为肝火亢盛证。治疗上强调"治疗肝之实火如救火焚",遵循"热者寒之""实则泻之"的原则,选用龙胆泻肝汤为主方化裁。方中龙胆草清泻肝胆实火;炒栀子清泻三焦热邪;蒲公英清热解毒;苦参清热燥湿,药理学研究证明苦参具有明显的抗炎、免疫抑制作用;泽泻、车前子渗湿泄热,导热下行,使火邪从下焦而出;野菊花清热解毒;青葙子苦寒清降,功专清泻肝经实火;生石决明清肝明目;生地黄清热凉血;甘草既能缓解本方中苦寒之品导致的伤胃,又能调和诸药。二诊时患者双眼畏光流泪、视物模糊症状均较前缓解,无球结膜充血,以双眼水肿为主症,所以左新河教授在原方基础上加用淡竹叶、猪苓清热利湿,以加强湿热之邪从小便分消之力,谷精草疏风清热,明目退翳,用以改善患者视物模糊之症,牡丹皮清热凉血,活血化瘀,清肝热的同时可防止病久血瘀。药理学研究认为,猪苓具有利尿、调节免疫功能的作用,可直达病所。左新河教授辨证准确,选药精准,临床上取得满意疗效。

2. 痰瘀阻络案

患者林某,女,57 岁。患者 1 年前无明显诱因出现心慌、手抖症状,伴消瘦,无怕热、多汗、恶心、呕吐、腹痛、腹泻等不适,至外院行相关检查后诊断为"甲亢",予以口服甲巯咪唑片治疗,每次 10 mg,每日 3 次(tid),后病情有所缓解。5 个月前出现突眼,伴畏光、视物重影及视物模糊症状,左眼为甚,并伴有上视困难,未予以特殊治疗。现诉双眼视物模糊,有重影,畏光,左眼为甚,并伴有上视受限,无流泪、胀痛症状,纳可,夜寐良,二便调。查体:甲状腺 Ⅱ 度肿大,质软,无压痛,突眼(＋),手抖(－)。舌暗红、苔白,脉沉。辅助检查:FT_3 3.20 pg/mL;FT_4 1.17 pg/mL;TSH 0.832 $\mu IU/mL$。眼眶 CT:双侧各组眼肌直径分别如下。右侧:上—0.77 cm、下—0.89 cm、内—0.39 cm、外—0.28 cm,左侧:上—0.74 cm、下—1.06 cm、内—0.54 cm、外—0.35 cm。中医诊断:瘿病,鹘眼凝睛。证型:痰瘀阻络证。西医诊断:甲状腺功能亢进症,甲状腺相关性眼病。治法:化痰消肿,祛瘀通络。药用:钩藤 10 g,浙贝母 15 g,地龙 15 g,土鳖虫 15 g,山慈菇 10 g,川芎 15 g,法半夏 10 g。每日 1 剂,水煎,分早晚 2 次温服。甲巯咪唑片,5 mg/d。二诊:患者诉左眼视物模糊、上视受限较前好转,左眼视野范围较前增大,仍畏光,眼睑水肿。辅助检查:FT_3 2.88 pg/mL;FT_4 1.01 pg/mL;TSH 3.860 $\mu IU/mL$。守上方去钩藤,加苍术 10 g,泽泻 10 g。每日 1 剂,分早晚 2 次服用。甲巯咪唑片,2.5 mg/d。

按语:本案中患者以视物模糊、重影为主要表现,眼眶 CT 提示眼肌增粗,尤其是上直肌、下直肌,初诊时患者还伴有上视受限,且以左侧较甚。左新河教授结合症状、体征及影像学检查,分析该患者以痰瘀阻络证为主。《丹溪心法》中论述:"痰之为物,随气升降,无处不到。"左新河教授认为,怪病多痰瘀。痰浊、瘀血为本病的主要病理因素,二者可相互转化,相互影响,最终表现为眼肌纤维化。因此,左新河教授采用化痰散结、活血通络之法。方中浙贝母清热化痰、散结消瘿;地龙息风止痉,通行经络;土鳖虫破血逐瘀(地龙、土鳖虫皆为虫类药,具有行窜之性,可剔除滞痰顽瘀,彰显了用药特色);山慈菇清热解毒,化痰消肿散结;法半夏燥湿化痰,散结消肿;钩藤伍地龙,平肝息风,缓解眼肌麻痹。左新河教授选方用药精炼,猛药起沉疴。二诊时,患者明显感觉左眼上视受限情况有所好转,左眼视野范围及眼球活动度增大,仍感畏光、眼睑水肿,遂加用苍术健脾燥湿、明目，泽泻利水渗湿，以使痰瘀之邪顺势而出。

3. 肝火亢盛兼夹痰瘀案

患者王某，女，40 岁，2015 年 7 月 18 日初诊。主诉：发现突眼、眼部不适 1 个月。现病史：患者 1 个月前无明显原因发现突眼、眼部不适，遂于当地医院就诊，查甲状腺功能异常，诊断为甲状腺功能亢进症（简称甲亢），予以口服甲巯咪唑片（赛治），每次 10 mg，每日 3 次；咖啡酸片，每次 1 片，每日 3 次。服药 1 个月后，仍双眼突出，眼睑挛缩，眼裂增宽（右眼明显），眼睑水肿，视物重影，畏光，流泪，为求进一步治疗，今来我院就诊。患者既往体健。查体：一般情况可，双眼突出，眼睑中度水肿，结膜充血，眼球上视受限，上眼睑挛缩（右眼明显），手抖（＋），甲状腺 II 度肿大、质软、无压痛，心率 90 次/分，律齐，舌质暗红、苔白腻，脉弦滑。辅助检查：2015 年 7 月 18 日查甲状腺功能示游离三碘甲状腺原氨酸（FT_3）5.16 pg/mL，游离甲状腺素（FT_4）1.89 pg/mL，促甲状腺激素（TSH）0.005 μIU/mL，甲状腺球蛋白抗体（TGAb）34.5 IU/mL，甲状腺过氧化物酶抗体（TPOAb）284.3 IU/mL，查血常规及肝功能正常。西医诊断：甲亢合并TAO。处方：赛治，每次 20 mg，每日 1 次；醋酸泼尼松片，每次 20 mg，每日 1 次，每服 10 日减 5 mg。中医诊断：瘿病，鹘眼凝睛，肝火亢盛兼夹痰瘀证。治宜清肝明目、化痰祛瘀。方药如下：密蒙花 10 g，菊花 10 g，决明子 10 g，苍术 6 g，法半夏 10 g，白术 6 g（均用中药免煎颗粒），30 剂，每日 1 剂，分 2 次热水冲服。8 月 21 日二诊：患者按原方规律服药。现诉双眼畏光、流泪、重影、眼睑水肿较前明显缓解，右眼仍上视受限，上眼睑挛缩。甲状腺 I 度肿大、质软、无压痛，手抖（－），心率 76 次/分，律齐，舌质略红，苔白微厚，脉弦滑。查甲状腺功能示 FT_3 1.74 pg/mL，FT_4 0.70 pg/mL，TSH 1.116 μIU/mL。处方：赛治，每次 10 mg，每日 1 次；醋酸泼尼松片续服；中药守原方，加土鳖虫 10 g，30 剂，每日 1 剂，分 2 次热水冲服。10 月 6 日三诊：患者按二诊方规律服药。现诉上述诸症均较前好转，左眼恢复如常，右眼眼裂较宽，右眼上视稍受限。甲状腺 I 度肿大、质软、无压痛，手抖（－），心率 74 次/分，律齐，舌质淡红、苔白微厚，脉弦滑。

查甲状腺功能示 FT$_3$ 2.14 pg/mL,FT$_4$ 0.71 pg/mL,TSH 2.227 μIU/mL。处方:赛治,每次 10 mg,隔日 1 次;停服醋酸泼尼松片;中药守 8 月 21 日方,去决明子、法半夏,加青葙子 5 g、浙贝母 10 g,30 剂,每日 1 剂,分 2 次热水冲服。

按语:初诊时患者目珠突出,双目不等大,结膜充血,畏光多泪,双手颤抖,眼裂增宽,眼睑挛缩,视物重影,结合舌、脉之表现,辨证当属肝火亢盛兼夹痰瘀。左新河教授认为,TAO 的疗效与甲亢的控制情况密切相关,临床上应重视对甲亢的治疗,且控制甲亢用药宜依据甲状腺功能指标缓慢减量,勿过早停药,以防突眼加重。故用赛治缓慢减量。左新河教授认为配合小剂量糖皮质激素,不良反应少,服药方便,可尽快控制病情,再依据病情变化,辨证加减中药,以减轻患者症状,达到治疗目的。左新河教授临证精选中药,方中密蒙花清热泻火、养肝明目、退翳,菊花清肝明目、平抑肝阳,决明子清热明目,三者均为明目要药,主要用于治疗目赤肿痛、畏光多泪;苍术、白术健脾祛湿,以缓解结膜充血之症;法半夏化痰散结,旨在减轻眼睑挛缩、重影等症。诸药合用,可使肝火清,痰浊渐消,不适症状渐去。二诊时,患者畏光、流泪、重影、眼睑水肿等症状明显缓解,右眼仍上视受限,上眼睑挛缩,故按上方治疗,加用土鳖虫破血祛瘀消肿。左新河教授认为,虫类药在治疗顽疾方面有显效,可增强祛风通络之功。三诊时,患者诸症皆好转,仅右眼上视稍受限,故守二诊方去决明子、法半夏,加青葙子、浙贝母,以加强化痰明目之效。患者经上方辨证加减治疗 1 年后,诸症好转,停服中药,甲状腺功能指标正常,仅予以赛治,每次 2.5 mg,每日 1 次,以巩固疗效。由此可见,辨证用药,切合病机,患者配合治疗,当获良效。

荆楚中医药继承与创新出版工程·
荆楚医学流派名家系列（第一辑）

左新河

医案精选

甲状腺囊肿案

陈某,男,73 岁,退休。

初诊:2017 年 5 月 11 日。

主诉:发现颈前包块 3 日。

现病史:患者于 3 日前无明显诱因出现颈前包块,遂于当地医院就诊,完善甲状腺彩超检查,结果显示甲状腺左侧叶囊实性包块(大小约 4.7 cm×2.7 cm×3.2 cm),甲功五项正常。诊断为甲状腺囊肿,建议行手术治疗,患者拒绝,遂来我院就诊。现诉颈前肿胀,无疼痛,偶吞咽不适,无呼吸不畅,伴呕吐痰涎,口干,肢体沉重。

诊查:甲状腺Ⅰ度肿大,左侧叶可触及包块,质地中等,表面光滑,无压痛,随吞咽动作上下移动,舌暗、苔白腻,脉弦滑。

西医诊断:甲状腺囊肿。

中医诊断:瘿病。

辨证:痰凝血瘀证。

治法:化痰散结,活血祛瘀。

处方:法半夏 15 g,郁金 10 g,瓦楞子 15 g,夏枯草 15 g,猫爪草 10 g,穿山龙 15 g,鬼箭羽 15 g,生地黄 10 g,丹参 15 g,玄参 10 g,炙甘草 10 g,玉竹 10 g,葛根 10 g。

后守此方随证加减,经治 1 年,颈前包块明显缩小,2018 年 4 月 19 日复查甲状腺彩超,结果显示左侧叶实性结节伴钙化(1.6 cm×1.0 cm),遂停药观察,2019 年 2 月 21 日定期复查甲状腺彩超,结果显示左侧叶实性结节伴钙化(1.23 cm×0.84 cm)。

按语:甲状腺囊肿属于中医学"瘿瘤""肉瘿"之范畴。左新河教授认为,本病多见于女性,引发因素多为情志不遂、气滞,湿邪是重要的致病因素,肝郁失于疏泄,脾土运化失职,水液代谢失常,阻于颈前是本病发病的重要机制。湿邪侵袭，易困脾气，伤人阳气，脾运化失常，水液代谢失常，气机不利，气郁痰阻，痰水互结。患者为老年男性，病久必瘀，治以化痰散结、活血利水。常用药物：半夏、郁金、瓦楞子、夏枯草、猫爪草、玄参、穿山龙、鬼箭羽等。半夏内服能消痰散结，外用能消肿止痛。治瘿瘤痰核，常配昆布、海藻、浙贝母等。临床常用法半夏，取其燥湿之力强而温性较弱。瓦楞子消痰化瘀，软坚散结，制酸止痛；本品咸能软坚，消顽痰，常用于治疗瘿瘤、瘰疬。郁金活血止痛，行气解郁，清心凉血，利胆退黄；本品辛散苦泄，既能活血祛瘀，又能疏肝以解郁，可与丹参相伍，加强活血祛瘀之力。夏枯草辛以散结，苦以泄热，有较好的清肝火散郁结的作用，治瘿瘤、瘰疬，常与昆布、玄参等同用，如夏枯草膏。猫爪草化痰散结，解毒消肿。穿山龙祛风除湿，舒筋活络，活血止痛，止咳平喘，本方取其活血利湿之效。鬼箭羽破血通经，活血化瘀。诸药合用共奏化痰散结、活血祛瘀之效。

甲状腺结节案

陈某，男，18 岁，学生。

初诊：2019 年 6 月 10 日。

主诉：发现颈前包块 1 个月。

现病史：患者于 1 个月前发现颈前包块，遂于当地医院就诊，完善甲状腺彩超检查，结果显示甲状腺左侧叶囊实性结节，内有强回声斑（约 42.9 mm×30.2 mm ×20.7 mm），甲功五项正常。诊断为甲状腺结节，建议行细针穿刺细胞学检查（FNAC）及手术治疗，患者拒绝，遂来我院就诊。现诉无明显颈前肿胀，无疼痛，偶吞咽不适，无呼吸不畅，伴呕吐痰涎，口干，肢体沉重。

诊查：甲状腺Ⅱ度肿大，左侧叶可触及包块，质地中等，表面光滑，无压痛，随吞咽动作上下移动，舌暗、苔白腻，脉弦滑。

西医诊断：甲状腺结节，性质待查。

中医诊断：瘿病。

辨证：痰气互结证。

治法:疏肝行气,化痰散结。

处方:①建议手术治疗。

②中药处方:郁金 12 g,白芥子 12 g,猫爪草 15 g,昆布 15 g,海藻 15 g,浙贝母 15 g,法半夏 15 g,瓦楞子 12 g,鬼箭羽 20 g。水煎,30 剂,每日 1 剂,分 2 次口服。

③理气消瘿片,6 片/次,2 次/日(bid),口服。

后守此方随证加减(曾使用夏枯草等),经治半年,颈前包块明显缩小,2019 年 12 月 2 日复查甲状腺彩超,结果显示左侧叶囊实性结节伴钙化(3.3 cm×2.2 cm×2.1 cm)。患者继续治疗。

按语:《外科正宗·瘿瘤论》曰:"夫人生瘿瘤之症,非阴阳正气结肿,乃五脏瘀血、浊气、痰滞而成。"甲状腺结节多由气滞、痰凝、血瘀所致。左新河教授认为,甲状腺结节属于中医学"瘿病""瘿瘤"的范畴。本案患者证属痰气互结。患者 18 岁,学生,青年男性,学业压力大,休息睡眠不足,情志不畅,肝气失调,故气机郁滞,肝木不舒,木克脾土,脾失运化,水液代谢失调,津液聚集成痰,痰气交阻壅聚于颈前,痰湿壅盛,故呕吐痰涎;脾运化失调,津液阻于中焦,津不上承,故口干;脾主肌肉,湿邪泛滥,湿为阴性,湿性重浊,故肢体沉重、脘痞等。需疏肝行气、化痰散结。患者甲状腺结节大小约 42.9 mm×30.2 mm×20.7 mm,具备手术指征,但患者拒绝细针穿刺细胞学检查及手术治疗,要求药物治疗,遂左新河教授凭多年经验、B 超诊断等综合分析后,考虑良性可能性大,遂四诊合参,予以中药辨证论治。郁金活血止痛,行气解郁,清心凉血,利胆退黄;猫爪草化痰散结,解毒消肿;鬼箭羽破血通经,活血化瘀;瓦楞子消痰化瘀,软坚散结,制酸止痛;本品咸能软坚,消顽痰,常用于治疗瘿瘤、瘰疬;昆布、海藻消痰软坚散结;法半夏燥湿化痰;浙贝母化痰散结;白芥子为祛痰要药,祛皮里膜外之痰。

胸骨后甲状腺肿案

邱某,男,59 岁,退休。

初诊:2019 年 8 月 7 日。

主诉：颈前肿大 30 余年，加重 3 年。

现病史：患者于 30 多年前无明显诱因出现颈前肿大，在当地医院诊断为"甲状腺功能亢进症"，并行甲状腺部分切除术，其后未复查甲状腺功能及甲状腺彩超等，未予以药物治疗。3 年前患者自觉颈前肿大加重，但未系统诊治。1 个月前患者至华中科技大学同济医学院附属协和医院就诊，查甲状腺 CT，结果显示：甲状腺两侧叶所见，多考虑胸骨后甲状腺肿，气管明显受压左偏，最窄处宽约 9.5 mm，双侧舌下肌间隙喉结右前方异常密度结节（淋巴结？），甲状软骨板骨质密度不均，所及右侧上颌窦少许炎症，双侧下鼻甲稍肥大。甲状腺功能：游离三碘甲状腺原氨酸（FT_3）5.38 pmol/L，游离甲状腺素（FT_4）20.8 pmol/L，促甲状腺激素（TSH）0.679 mIU/L，甲状腺球蛋白抗体（TGAb）＜10.0 IU/mL，甲状腺过氧化物酶抗体（TPOAb）＜9.0 IU/mL，甲状腺球蛋白（TG）127 μg/L。建议患者手术治疗，但患者拒绝，遂至我院门诊就诊，查甲状腺彩超：甲状腺肿大，实质呈弥漫性改变，甲状腺双侧叶多个结节、部分伴较粗大钙化（TI-RADS：2～3 类），门诊医师拟以"结节性甲状腺肿"收住入院。

刻下症：颈前肿大，时有颈胀，无憋气及吞咽困难、声音嘶哑，口干，视物模糊，左下肢麻木，有针刺感，无头晕、头痛，无咳嗽、咳痰，无腹痛、腹泻，无胸闷、喘气，睡眠差，大便可，小便时有泡沫，夜尿 2～3 次。

既往史：有高血压病史，血压最高为 150/90 mmHg，现口服尼群地平，每次 10 mg，1 次/日（qd），目前血压控制良好；有 2 型糖尿病病史 13 年，现口服盐酸二甲双胍片 0.5 g qd，利格列汀片 5 mg qd，自测空腹血糖 7～8 mmol/L，餐后 2 h 血糖 11 mmol/L。

诊查：颈软，气管居中，甲状腺质地不均，甲状腺Ⅲ度肿大。左侧甲状腺可触及一大小约 4.0 cm×3.0 cm 的包块，质稍硬，欠光滑，边界不清楚，局部无压痛，活动度好，可随吞咽动作上下活动；右侧甲状腺可触及一大小约 4.0 cm×3.0 cm 的包块，质稍硬，欠光滑，边界不清楚，局部无压痛，活动度好，可随吞咽动作上下活动；双侧颈部未触及明显肿大淋巴结。舌暗、苔白，脉涩。

辅助检查：甲状腺彩超示甲状腺肿大，实质呈弥漫性改变，甲状腺双侧叶多个结节、部分伴较粗大钙化(TI-RADS:2～3类),甲状腺峡部显示不清。甲状腺左侧叶大小测值:左右径4.3 cm,前后径3.2 cm。甲状腺右侧叶大小测值:左右径5.2 cm,前后径3.8 cm。甲状腺形态失常,体积增大,实质光点分布不均匀,双侧叶均可见多个大小不等结节,多边界清,内回声不均,呈蜂窝样改变,部分结节内可见强回声斑,其中右侧叶下极一结节大小约4.8 cm×3.5 cm,内可见数个强光斑,其中一个横径约0.29 cm,结节内及周边可见丰富血流信号显示;左侧叶下极可见一结节大小约3.1 cm×2.5 cm,结节内回声不均,另左侧叶中下部结节内可见数个强光斑,其中一个横径约0.34 cm,上极一结节周边可见强回声包裹。彩色多普勒血流显像(CDFI):甲状腺内血流信号较丰富。双侧颈部未见明显肿大淋巴结。甲状腺功能:游离三碘甲状腺原氨酸(FT_3)5.42 pmol/L,游离甲状腺素(FT_4)20.53 pmol/L,促甲状腺激素(TSH)0.446 mIU/L,甲状腺球蛋白抗体(TGAb)18.90 IU/mL,甲状腺过氧化物酶抗体(TPOAb)65.20 IU/mL↑,甲状腺球蛋白(TG)103.70 ng/mL↑,甲状旁腺激素(PTH)92.70 pg/mL↑,降钙素(CAL)2.00 pg/mL,促甲状腺激素受体抗体(TRAb)<0.25 IU/L,尿碘(UI)220.70 μg/L。

西医诊断:甲状腺结节,非毒性甲状腺肿,胸骨后甲状腺肿,2型糖尿病伴多个并发症(2型糖尿病周围神经病变、2型糖尿病视网膜病变),高血压病1级(极高危),肾功能异常。

中医诊断:瘿病。

辨证:血瘀痰凝证。

治法:化痰散结,活血祛瘀。

处方:①中医治疗:予以"活血消瘿、化痰散结"方治疗。组方如下:郁金15 g,橘核15 g,荔枝核15 g,猫爪草15 g,鬼箭羽20 g,夏枯草15 g,瓦楞子15 g,急性子10 g,浙贝母15 g,王不留行15 g,茯苓10 g,水蛭5 g,玄参10 g,白芥子15 g,鳖甲20 g,山慈菇15 g。4剂,每日1剂,代煎(浓),分2次口服。

方解:郁金理气活血,橘核、荔枝核理气散结通络,猫爪草化痰消瘿,鬼箭羽破血通经、解毒消肿,夏枯草、浙贝母清热泻火、散结消瘿,瓦楞子、鳖甲化痰散结,急性子、王不留行活血消肿，茯苓健脾利湿，水蛭活血通经，玄参养阴散结消瘿，白芥子化痰消肿，山慈菇清热解毒、化痰散结，诸药共奏活血消瘿、化痰散结之功。

中医定向透药：橘核 20 g，荔枝核 20 g，半枝莲 15 g，重楼 30 g，黄药子 10 g，猫爪草 15 g，山慈菇 15 g，穿山龙 20 g，白芥子 15 g，细辛 6 g，薄荷 6 g。3 剂，每日 1 剂，外用。

方解：方中橘核、荔枝核理气散结消肿；半枝莲、重楼清热解毒；黄药子解毒消瘿；猫爪草解毒化痰消肿；山慈菇清热解毒，化痰散结；穿山龙活血通络；白芥子理气豁痰，消皮里膜外之痰；细辛、薄荷开宣腠理，使药物直达病所。

②西医治疗：诺和锐 30 早 8 IU，晚 9 IU，餐前 5 min 皮下注射；盐酸二甲双胍缓释片 0.5 g tid；阿卡波糖片 50 mg，中餐时嚼服。

二诊：2019 年 8 月 13 日。

患者诉颈前肿大、颈胀较前缓解，无头晕、头痛，无咳嗽、咳痰，无腹痛、腹泻，无胸闷、喘气，睡眠差，大便可，小便可。舌暗、苔薄，脉涩缓。

中医治疗：中药治以"活血行气，消瘿散结"。方药如下：郁金 12 g，香附 12 g，夏枯草 15 g，猫爪草 15 g，莪术 12 g，王不留行 15 g，鬼箭羽 20 g，昆布 20 g，海藻 20 g，浙贝母 15 g，白芥子 12 g，黄药子 6 g。

西医治疗：降糖方案不变。

三诊：2019 年 10 月 22 日于湖北省中医院甲乳外科在全身麻醉下行双侧甲状腺全切术。

术中诊断：术中快速病检提示双侧甲状腺良性病变，待术后常规病检。术后病检结果显示（双侧）结节性甲状腺肿囊性变，伴纤维化及钙化，局灶滤泡上皮增生。术后服用优甲乐 75 μg qd。

按语：该患者有胸骨后甲状腺肿合并 2 型糖尿病，且气管受压，左新河教授认为该患者具备手术指征，患者初拒绝手术治疗，要求中医治疗，综合评估下，要求患者入院完善检查再确定治疗方案。左新河教授认为，先调整患者血糖方案，降低血糖并使之稳定，再评估患者甲状腺肿压迫气管症状是否严重，再根据四诊合参辨证论治。胸骨后甲状腺肿是指肿大的甲状腺部分或全部位于胸腔内。一般分为 3 种类型：Ⅰ型为不完全型胸骨后甲状腺肿，甲状腺肿部分延伸至胸骨后，与颈部甲状腺组织相连接。Ⅱ型为完全型胸骨后甲状腺肿，临床上较常见，占 98％以上。Ⅲ型为胸内迷走甲状腺肿。一般在患者确诊为胸骨后甲状腺肿后，建议患者手术治疗。本案患者为老年男性，气血不畅，脾不健运，肝脾失调，有甲状腺结节病史 30 余年，久病必瘀，久病入络，怪病多由痰作祟，顽疾必兼痰和瘀，故痰瘀互结于颈前，胶着顽固，应以活血化痰、破血消瘿为主，再辅以理气等中药。左新河教授重用鬼箭羽，以活血消瘿，善用虫类药（如水蛭），虫类药多入肝经。水蛭引经入络，直达颈前，破血逐瘀，直捣病所，剔凝痰通经络。左新河教授也尝试运用有毒药物，如急性子、黄药子，这两种药物有毒，可酌情选用。《本草纲目》记载，黄药子消瘿气，煮酒服，神效。《斗门方》记载：治项下瘿气，黄药子一斤，酒一斗浸之，早晚服。急性子，又名凤仙子，出自《救荒本草》，李时珍认为其有小毒，可用于"产难，积块，噎膈，下骨哽，透骨通窍"，可见其破血、消积、软坚力量之强，可适量用于痰瘀胶着之证。左新河教授对富碘中药（如海藻、昆布）的使用也有一定的体会。《本草便读》曰："海藻……咸寒润下之品，软坚行水，是其本功，故一切瘰疬瘿瘤顽痰胶结之证，皆可用之。"海藻配伍昆布，消痰、软坚、散结之力较强。很多医家对富碘中药有不同意见，认为碘过多会加重疾病，而左新河教授在长期临床工作中体会到，对甲状腺球蛋白抗体、甲状腺过氧化物酶抗体阴性的甲状腺肿患者，运用适量的海藻、昆布等富碘中药，可以加强软坚、散结之功。该患者同时采用了中医定向透药外治法。甲状腺距离皮肤较近，采用中医定向透药外治法，能加强中药的渗透力，活血、化痰、理气的辨证方可与内服药物强强联合。但是，由于患者甲状腺确实巨大，待患者胸闷等症状稍缓解、血糖控制稳定后，建议患者行手术治疗。

甲状腺功能亢进症案

郭某，男，62 岁。

初诊：2019 年 8 月 10 日。

主诉:进行性消瘦、多食易饥 3 年。

现病史:患者 3 年前出现消瘦、多食易饥,于武汉某三甲医院就诊,诊断为"甲状腺功能亢进症",予以抗甲状腺药物甲巯咪唑片 20 mg qd 口服,并给予护肝等对症治疗。患者服药 4 个月后自行停药,出现突眼、视物模糊等不适,6 个月后患者再次出现消瘦、多食易饥,于外院查甲状腺功能提示甲状腺功能亢进症复发,予以甲巯咪唑片 10 mg qd 口服,并给予护肝治疗。1 周前复查甲状腺功能示 FT_3 2.29 pg/mL,FT_4 0.92 pg/mL,TSH 0.0024 μIU/mL。在医师指导下调整甲巯咪唑片为 5 mg qd 口服。

刻下症:体重进行性下降,多食易饥,心慌,乏力,入睡困难。

查体:甲状腺Ⅰ度肿大,质中,左侧叶可扪及结节,压痛(一),突眼(±),手抖(＋);舌红、苔白,脉弦。

中医诊断:瘿病。

西医诊断:甲状腺功能亢进症。

治疗:①复方甲亢片 4 片 bid 口服。

②优甲乐 25 μg qd 口服。

③中药方:柴胡 12 g,郁金 10 g,茯苓 15 g,玫瑰花 10 g,合欢皮 15 g,代赭石 15 g,当归 15 g,黄精 15 g,生龙齿 15 g,磁石 15 g,炙甘草 10 g。7 剂,每日 1 剂,水煎,分 2 次服。

二诊:2019 年 9 月 10 日。

患者规律服药,诉近 1 个月体重无下降,多食易饥、心慌、乏力较前明显好转,睡眠欠佳,腹胀,大便难解。

查体:甲状腺Ⅰ度肿大,质中,左侧叶可扪及结节,压痛(一),突眼(±),手抖(±)。

辅助检查:于我院查甲状腺功能示 FT_3 4.17 pg/mL,FT_4 12.43 pg/mL,TSH 4.862 μIU/mL。

治疗:①复方甲亢片 2 片 bid 口服。

②中药方:合欢皮 15 g,郁金 12 g,百合 10 g,柏子仁 20 g,郁李仁 15 g,黄

连 12 g,肉桂 10 g,益智仁 15 g,杏仁 12 g,炙甘草 10 g,夜交藤 15 g。15 剂,每日 1 剂,水煎服。

按语:本案患者有甲状腺功能亢进症(简称甲亢)病史,其间未规律服药,病情不稳定,前来我院就诊时仍处于甲亢状态,出现体重进行性下降、多食易饥、心慌、乏力、入睡困难等症状,并有突眼倾向。左新河教授认为,对于甲亢症状明显的患者,在纠正甲状腺功能的同时,更应该辅以中药辨证方改善患者不适症状,增强患者对治疗的信心及服从性。

甲亢在中医学中当归属于"瘿病"范畴。本病与先天禀赋、情志、地域水土等因素有关。发病早期以肝火旺盛之象为主,火热亢盛,灼津为痰,肝失疏泄,气机失调,病久火热入里,迫血妄行,血随气滞,故形成凝痰、瘀血、滞气三大病理产物,病久易出现耗气伤阴之证。本案患者甲亢病史已久,甲状腺功能长期未得到良好控制,故症状仍为肝火旺盛之象,但实质上已伤及气血营阴。左新河教授施以当归补血活血养血,黄精补气养阴、益精血,两者合用可增强补血的作用,共为君药,起到固本培元的作用;柴胡、郁金疏肝解郁;代赭石平肝潜阳以治肝。患者长期营卫不和,心神失养,故夜寐不安,故以生龙齿、磁石镇惊安神,茯苓健脾安神,合欢皮、玫瑰花和血宁心,炙甘草调和诸药,共同起到补血养阴、宁心安神的作用。二诊时患者诸症好转,仍睡眠欠佳,并出现了腹胀、便秘的症状,左新河教授认为,一诊时的方药对患者元气恢复已有成效,故去当归、黄精等补益之品;患者长期睡眠欠佳是心肾不交的表现,故合用交泰丸(黄连、肉桂),交通心肾,清火安神;加用夜交藤增强养心安神之功;百合清热以治虚烦;患者大便难解,故加子实类药物柏子仁、郁李仁、益智仁、杏仁以起到润肠通便的作用,上药共奏养心安神、润肠通便之功。随访收效明显。

甲状腺功能亢进症合并肝功能不良案

患者,女,30 岁。

初诊:2018 年 10 月。

主诉：颈前肿大半年。

现病史：患者 2017 年 7 月无明显诱因出现颈前肿大，伴心慌、怕热、多汗，遂至外院就诊，查甲状腺功能示 FT_3 27.07 pmol/L，FT_4＞100.0 pmol/L，TSH＜0.005 IU/L，TGAb 13.92 IU/L，TPOAb 6.58 IU/L，TRAb 3.59 IU/L；甲状腺彩超示甲状腺弥漫性回声改变且血流信号增多，双侧颈部淋巴结增大。诊断为"甲状腺功能亢进症"，建议患者行[131]I 治疗，患者拒绝，予以口服甲巯咪唑片治疗。现患者至我院门诊就诊，查甲状腺功能示 FT_3 5.0 pg/mL（1.8～4.8 pg/mL），FT_4 2.21 pg/mL（0.7～1.99 pg/mL），TSH 0.015 IU/mL（0.3～5 IU/mL）；查肝功能示 ALT 39 IU/L（9～50 IU/L），AST 34 IU/L（15～40 IU/L），ALP 148 IU/L，TBIL 46.8 mol/L，DBIL 8.3 mol/L，IBIL 38.5 mol/L。

刻下症：颈前肿大，心慌，怕热，多汗，烦躁易怒，时有眼胀，纳眠可，二便可。舌质红、苔黄腻，脉弦数。查体：甲状腺Ⅱ度肿大，质地中等，无压痛，未触及结节，活动度可，血管杂音（－），突眼（－），手抖（－）。

中医诊断：瘿病，肝胆湿热证。

西医诊断：甲状腺功能亢进症，肝功能损害。

治法：清肝泻火，利湿退黄。

处方：茵陈蒿 15 g，栀子 15 g，虎杖 15 g，垂盆草 15 g，金钱草 10 g，佛手 15 g，钩藤 15 g，玄参 15 g，大黄 5 g，车前子 10 g，夏枯草 15 g，郁金 15 g。14 剂，每日 1 剂，水煎服。另将口服的抗甲状腺药物甲巯咪唑片调整为院内自制制剂复方甲亢片进行治疗。

二诊：患者诉颈前肿大、心慌、眼胀较前好转，守上方加山慈菇 15 g、猫爪草 15 g、浙贝母 10 g，14 剂。

三诊：患者诉颈前肿大，余无特殊不适。复查甲状腺功能示 FT_3 2.46 pg/mL，FT_4 1.64 pg/mL，TSH 0.01 IU/mL，TGAb 25.0 IU/mL，TPOAb 37 IU/mL；查肝功能示 ALT 7 IU/L，AST 10 IU/L，ALP 69 IU/L，TBIL 11.8 mol/L，DBIL 3.5 mol/L，IBIL 8.3 mol/L。守二诊方 14 剂，以资巩固。

按语：患者为年轻女性，长期工作压力大，情志不畅，肝气郁结，壅结于颈前,故见颈前肿大;气郁日久化火,扰乱心神,故见心慌;上炎于目,故见眼胀;火热内盛,故烦躁、怕热;火热内迫,津液外泄,故多汗。舌脉亦支持肝胆湿热之证。患者有甲状腺功能亢进症病史已有半年,口服甲巯咪唑片进行治疗,此时虽然无明显肝功能损害的临床症状,但辅助检查示碱性磷酸酶(ALP)和胆红素水平升高明显,故诊断为甲状腺功能亢进症(简称甲亢)合并肝功能损害。肝为风木之脏,易化火动风,或肝气升发太过而化火,或肝失疏泄气郁化火,故用夏枯草清热泻火,钩藤清热平肝。疸不用分其五,同是湿热,治湿之法,不利小便,非其治也,故用茵陈蒿、栀子、虎杖、垂盆草、金钱草等以清热利湿退黄,车前子利尿通淋。肝主疏泄,肝失条达则气滞,气能行津,气滞则津液输布代谢失常,聚而成痰,气能行血,气滞则血瘀,故用佛手、郁金等以疏肝行气。火热内盛,血受热煎熬,结而成瘀,瘀血阻滞,脉络不通,又影响津液输布,故用玄参清热解毒、滋阴凉血,大黄清热泻火、逐瘀退黄。湿热、浊痰、瘀血壅结于颈前,颈前肿大,故用山慈菇、猫爪草、浙贝母等以散结消瘿。诸药合用,则湿热得清,痰浊得消,瘀血得去,药证相合,故取得良好疗效。同时予以院内自制制剂复方甲亢片,其由黄芪、白芍、生地黄、玄参、五味子、钩藤、夏枯草、生牡蛎等组成,有益气养阴、平肝潜阳、散结消瘿之效,其内还含有小剂量甲巯咪唑,既能增效减毒,又能调节甲状腺功能,抑制甲状腺激素合成,控制甲亢。因此,患者复查甲状腺功能及肝功能,指标较前好转。

左新河教授认为,甲亢患者初诊时应完善肝功能相关检查,若患者转氨酶、碱性磷酸酶、胆红素水平异常,或伴有叹息、胁痛等相关症状,应早期干预。临床上需要鉴别甲亢合并肝功能损害的具体原因,排除病毒性肝炎、自身免疫性肝病、脂肪肝、肝肿瘤等疾病。在使用抗甲状腺药物之前,充分告知患者抗甲状腺药物的用药风险,并嘱咐患者及时复查肝功能,服药的前 6 个月尤为重要。若使用抗甲状腺药物后出现重度肝功能损害,必要时需停止使用抗甲状腺药物。针对药物所致肝功能损害应采取以下措施:①一旦确诊或怀疑药物所致肝功能损害,应立即停用抗甲状腺药物。②密切监测肝功能和凝血功能。③采用对症支持疗法。④解毒、保肝、退黄治疗:保肝治疗不可以过早停用,停药需要结合肝功能情况进行,酶学指标恢复正常后才可缓慢减量,疗程通常需 6～12 个月;对抗甲状腺药物所致黄疸,临床观察显示糖皮质激素治疗通常快速、有效。⑤必要时可考虑人工肝疗法和肝移植。⑥治疗甲亢常需选择放射性碘。胆红素水平升高的患者,早期无明显临床症状,无症可辨,应重视舌脉,利用健脾祛湿、清利肝胆的方法,随证加减。密切监测肝功能,必要时进行护肝处理。注重情志调畅、作息有度、用药规范。左新河教授运用中西医结合治疗甲亢合并肝功能损害,采用中药方辨证论治,既可控制患者甲亢症状,又能改善肝功能损害,在临床上有一定的借鉴意义。

甲状腺功能亢进症合并胫前黏液性水肿案

张某,男,43 岁。

初诊:2017 年 10 月 24 日。

主诉:间断心慌、怕热多汗 1 年。

现病史:患者诉 1 年前无明显诱因出现心慌、怕热多汗、突眼、手抖,体重进行性下降约 10 kg,伴眼胀、易流泪、视力下降等不适,至某三甲医院行相关检查后诊断为"甲状腺功能亢进症",予以口服甲巯咪唑片 20 mg qd 及护肝、控制心室率等对症治疗,病情有所好转,其后一直于该院复诊,根据医师建议调整药量,现调整为甲巯咪唑片 5 mg bid 口服。患者近半年来无明显诱因出现双下肢水肿,伴局部皮肤发红及散在性水疱,于多家医院诊治症状均无明显好转。今于我院门诊查甲状腺功能示 FT$_3$ 6.41 pg/mL,FT$_4$ 2.06 pg/mL,TSH 0.008 μIU/mL,TGAb 67.00 IU/mL,TPOAb 66.80 IU/mL。

刻下症:心慌、怕热多汗、手抖,突眼伴眼胀,易流泪,视物模糊;双下肢水肿,胫前皮肤发红,可见呈串珠样排列丘疹,无明显发热恶寒、头晕头痛、恶心呕吐、腹痛腹泻等不适,纳眠正常,大便可,小便可。

查体:甲状腺Ⅰ度肿大,质中,压痛(一),突眼(＋),手抖(＋);舌淡红、苔白,脉弦。

中医诊断：瘿病。

西医诊断：甲状腺功能亢进症，甲状腺功能亢进性突眼症，胫前黏液性水肿。

治疗：①西医继续采用抗甲状腺药物治疗。

②予以中药方熏洗双下肢。组方如下：柴胡 12 g，黄药子 10 g，麻黄 10 g，三棱 15 g，莪术 15 g，当归 15 g，山慈菇 15 g，桃仁 15 g，红花 10 g，土茯苓 20 g，黄芪 20 g，白芥子 15 g，薄荷 10 g，细辛 3 g。3 剂，每日 1 剂，水煎外用。

二诊：2017 年 11 月 4 日。

患者诉心慌、怕热多汗、手抖较前好转，突眼伴眼胀、易流泪、视物模糊减轻；双下肢水肿减轻，胫前皮肤发红，仍可见呈串珠样排列丘疹，舌红、苔薄黄、脉弦。

治疗：予以清肝泻火、利水消肿之中药方内服。组方如下：钩藤 12 g，炒栀子 15 g，苦参 15 g，穿山龙 20 g，土茯苓 20 g，茯苓皮 15 g，白鲜皮 12 g，川牛膝 12 g，生地黄 15 g，车前子 15 g，水蛭 10 g，川芎 10 g，泽兰 10 g。7 剂，每日 1 剂，水煎服。

三诊：2017 年 11 月 20 日。

患者诉怕热多汗、突眼伴眼胀、易流泪、视物模糊明显缓解；双下肢水肿明显减轻，胫前串珠样排列丘疹明显减退。

治疗：继服 11 月 4 日方，15 剂，每日 1 剂，水煎服。

按语：胫前黏液性水肿（PM）是甲状腺功能亢进症（简称甲亢）较为罕见的临床表现，属于自身免疫性疾病，其发病机制可能与促甲状腺激素（TSH）受体抗体与局部成纤维细胞表面表达的 TSH 受体结合，协同淋巴细胞分泌的细胞因子激活成纤维细胞，从而分泌大量氨基葡聚糖（特别是透明质酸）并沉积于皮下有关。其典型临床表现为双侧胫前区非凹陷性皮肤增厚伴色素沉着，皮损处逐渐硬化，呈橘皮样或猪皮样改变，个别患者病情加重后可有"象皮腿"样改变。目前关于 PM 国内外尚无统一的治疗方法，常规治疗方法包括戒烟、控制体重、维持正常甲状腺功能、局部使用糖皮质激素等。西医治疗本病时多采用局部皮损内注射糖皮质激素或外用糖皮质激素软膏的方法,但长期使用糖皮质激素可引起不良反应,故一般建议短期使用。对于重型 PM 患者,有研究报道可采用利妥昔单抗消耗 B 淋巴细胞、血浆置换等方法,但相关病例较少,存在着疗效不确定、医疗费用高昂的局限性。由于本病存在皮肤移植后创面复发的可能性,故不推荐手术治疗。

PM 属于中医学"水肿""脚气"等范畴,左新河教授认为,本病与情志、饮食及水土、禀赋相关。其病位主要在肝、脾、肾,属本虚标实之证。外感风湿毒邪侵袭下肢经脉,致经络受阻,气血周流不畅;长期情志不舒,肝气郁结,郁久化火,炼津成痰,痰随气升,致气血运行不畅,凝痰、瘀血聚于胫前,故下肢肿胀、皮肤结节,或见紫暗斑块;长期饮食不节,伤及脾胃,脾失运化,酿生湿痰、浊痰,聚于胫骨前,遂感下肢沉重、酸胀;肾为五脏阴阳之本,若先天禀赋不足,或久病劳倦,可使肾阴不足,久之水不涵木,肝肾亏虚,虚火灼津炼液成痰,痰凝气滞,血行不畅,痰瘀交阻。故治疗当以益气健脾补肾为要,佐以活血化瘀。

本案患者有甲亢病史 1 年,长期服用甲巯咪唑片进行抗甲亢治疗,但于我院就诊时甲状腺功能不达标,左新河教授认为甲状腺功能不稳定会影响本病的发生、发展,出现突眼、黏液性水肿等继发表现。患者病程较长,病久伤及脾肾。下肢水肿,胫前皮肤发红、起皮疹为气虚血瘀的表现,目胀、视物模糊为肝火炽盛循经上延,故治以健脾益气、清肝活血。方中黄芪益气健脾,利水消肿;柴胡疏肝解郁;黄药子消毒散结;麻黄利水消肿;三棱、莪术、红花、桃仁活血化瘀;当归活血通经;山慈菇化痰散结;土茯苓除湿;白芥子、细辛散寒通络止痛;薄荷疏肝行气,气行则津行。诸药共同煎煮后,熏洗患处,可使皮疹消退,具有活血通经、利水消肿之功。内服方中炒栀子、苦参清热燥湿。《素问·阴阳应象大论》云:"血实宜决之。"故以虫类药水蛭、穿山龙活血通络,加川芎增强活血化瘀之功,土茯苓、茯苓皮、白鲜皮解毒除湿,川牛膝补益肝肾、强筋健骨、兼能载药下行直达病所,生地黄凉血养阴,钩藤清热平肝,泽兰清热解毒活血,车前子利尿渗湿,诸药共奏清肝泻火、利水消肿之功。内外同治,收效显著。

总而言之,胫前黏液性水肿(PM)常与甲状腺功能亢进性突眼症同时发生,两者免疫学发病机制有共同之处,都是 Graves 病的治疗难点。国内外常用的局部皮损内注射糖皮质激素及外用糖皮质激素软膏的方法虽具一定疗效,但可引起不良反应。回顾本案患者的治疗过程,我们体会到中医辨证准确,处方精当,中西医结合治疗增效减毒,疗效满意。

甲状腺功能亢进症合并荨麻疹案

李某,女,19 岁,学生。

初诊:2020 年 1 月 1 日。

主诉:甲状腺功能亢进症病史 2 个月,再发皮疹 1 周。

现病史:患者 2 个月前因心慌、多汗、消瘦就诊,确诊为甲状腺功能亢进症(简称甲亢),予以赛治 10 mg bid,症状较前好转,定期复诊,近 1 周来调整赛治剂量为 15 mg qd 后夜间出现散在皮疹及风团,伴瘙痒,白天消退。曾于门诊就诊,予以西替利嗪 1 片 qd 口服,瘙痒可稍缓解,二便正常,未诉胸闷、心慌等不适。

过敏史:有鸡蛋过敏史。

查体:手臂、背部、腿部可见搔抓红痕,未见明显皮疹及风团。舌淡红、苔少,脉浮紧。

证型治法:风邪袭络证,治以疏风止痒。

西医诊断:甲亢,荨麻疹。

西医治疗:抗过敏药自理。

中药处方:生地黄 12 g,玄参 15 g,地肤子 15 g,白鲜皮 12 g,仙鹤草 12 g,忍冬藤 15 g,防风 12 g,荆芥 12 g,蔓荆子 12 g,蝉蜕 10 g,麻黄 6 g。15 剂,每日 1 剂,水煎,分 2 次温服。

按语:抗甲状腺药物的不良反应之一为过敏反应,但患者并不是初始用药就出现此反应,故排除药物过敏。从中医辨证角度来看,本案患者因肝郁火旺而发甲亢,或因生活失宜、风邪外袭肌表而成风热之证。卫表失司,出现风团瘙痒,风性走窜,故瘙痒遍及全身。根据病机给予治疗,予疏风清热止痒药。

甲状腺功能亢进症合并干燥综合征案

彭某,女,55岁,职员。

初诊:2018年11月27日。

主诉:脱发、怕冷伴乏力16年余。

现病史:患者于2002年无明显诱因出现脱发、怕冷伴乏力、体重增加,于湖北省人民医院就诊,查甲状腺功能异常(具体不详),诊断为"自身免疫性甲状腺炎、甲状腺功能减退症",予以优甲乐口服(具体剂量不详),2012年7月来我院复诊,查甲状腺功能仍提示甲状腺功能减退症(简称甲减),继予以优甲乐12.5 μg qd口服及中草药口服治疗(具体不详),后复查甲状腺功能恢复正常,遂于2012年11月停用优甲乐。2014年再次体检时发现甲状腺功能异常(具体指标不详),提示甲减复发,继予以优甲乐25 μg qd口服及中草药口服治疗,其后规律复查甲状腺功能,根据甲状腺功能复查结果调整优甲乐剂量,2018年4月16日停用优甲乐,7月19日开始予以复方甲亢片1片qd进行抗甲亢治疗至今,现来复诊。

刻下症:口干、眼干、咽干、咽痛,伴干咳,无胸闷、胸痛,乏力,无腹痛、腹泻,睡眠欠佳,大便2~3日1次,小便可。

查体:舌红、苔黄、脉弦数。

辅助检查:2018年11月27日血液分析示白细胞计数3.11×10^9/L,中性粒细胞绝对值1.10×10^9/L,血红蛋白148.9 g/L,血小板计数115.0×10^9/L;肝功能检查示谷丙转氨酶205 IU/L,谷草转氨酶171 IU/L,总胆红素28.4 μmol/L,直接胆红素3.8 μmol/L,间接胆红素24.6 μmol/L;甲状腺功能检查示游离三碘甲状腺原氨酸(FT$_3$)2.63 pg/mL,游离甲状腺素(FT$_4$)1.13 pg/mL,促甲状腺激素(TSH)3.650 μIU/mL,促甲状腺激素受体抗体(TRAb)4.31 IU/L。

既往史:有干燥综合征病史,目前服用美卓乐4 mg qd,羟氯喹0.2 g bid;有骨质疏松症病史;否认高血压病史;否认糖尿病病史;否认脑梗死病史;否认冠心病病史;曾查戊肝抗体阳性。

证型治法:湿热蕴阻证,治以清利湿热,益气养阴。

西医诊断:甲状腺功能亢进症,干燥综合征,肝功能异常,中性粒细胞减少症。

西医治疗:免疫抑制治疗同前。

中药处方:龙胆草 10 g,黄芩 20 g,生栀子 15 g,柴胡 10 g,夏枯草 15 g,生地黄 15 g,玄参 15 g,麦冬 15 g,泽泻 15 g,板蓝根 20 g,甘草 10 g。3 剂,每日 1 剂,水煎,分 2 次温服。

二诊:2018 年 12 月 4 日。患者咽痛、咽干好转,舌淡红,舌苔薄黄,脉弦细。

中药处方:黄芪 20 g,茯苓 15 g,苍术 12 g,炒白术 12 g,党参 15 g,生栀子 15 g,柴胡 10 g,夏枯草 15 g,生地黄 15 g,玄参 15 g,泽泻 15 g,板蓝根 20 g,甘草 10 g。3 剂,每日 1 剂,水煎,分 2 次温服。

按语:本案患者的基础疾病较多,且病程较长,病势缠绵。中医辨病辨证为先,患者目前主要表现为口干、咽干、干咳不适,甲状腺功能检查提示甲状腺功能亢进症(简称甲亢),考虑患者有十几年甲减病史,可能为一过性甲亢,也是本次治疗需要关注的重点。口干、咽干、咽痛,伴干咳,为虚火灼伤肺阴的表现。热邪与湿气结合,湿热阻滞中焦,肝脾受困,阴液被遏,无法濡养经络,上下通路不畅,故出现全身干燥的症状。而舌红、苔黄也是湿热内盛的体现。故选方以龙胆草、黄芩为君药,以清热利湿为主,兼以行气滋阴。二诊时因患者湿热症状大消,故换以和血养气、滋阴利湿方为主。黄芪、炒白术、党参补虚养脏,冲调气血;茯苓、苍术利湿逐水,以祛未尽缠绵之湿;柴胡清解少阳邪热,生栀子泻火除烦;生地黄、玄参滋阴生血;板蓝根、夏枯草清热凉血。以此方尽除余热余湿,兼调养气血,补中和气。

甲状腺功能亢进症合并失眠案

邓某,女,48 岁,职员。

初诊:2019 年 11 月 4 日。

主诉：失眠半年余。

现病史：患者既往有甲状腺功能亢进症（简称甲亢）病史 2 年，现口服复方甲亢片 0.3 g bid，现诉难入睡，睡觉易醒，二便可。未诉其他特殊不适。

查体：舌质红、少苔，脉弦数。一般可，甲状腺Ⅰ度肿大，质中，压痛（一）。

辅助检查：FT₃ 4.65 pmol/L，FT₄ 17.21 pmol/L，TSH 2.292 mIU/L。

证型治法：湿邪内阻伤津证，治以利水化湿、固涩安神。

西医诊断：甲状腺功能亢进症，失眠。

中药处方：党参 15 g，茯苓 15 g，白术 12 g，薏苡仁 15 g，当归 12 g，郁金 12 g，酸枣仁 30 g，夜交藤 15 g，知母 10 g，淡竹叶 10 g，炙甘草 10 g。14 剂，每日 1 剂，水煎，分 2 次温服。

按语：失眠的病因复杂多样，且有心理性和生理性两大类，受情绪和内分泌激素的影响大。中医辨治此病，由舌苔、脉象、患者心神状况辨病辨证用药。患者既往有甲亢病史，长期阴虚火旺，且女子多情郁，年近五十，经水已绝，阴液较一般人更为亏耗。以党参、白术补中益气、生津养血，茯苓、薏苡仁、淡竹叶淡渗利湿、逐水泻热，当归、郁金祛瘀止痛、行气解郁，酸枣仁、夜交藤养心安神、敛汗除烦。本方养肝血解肝郁，补养心肾，则睡眠自安，寝卧和谐。

甲状腺功能减退症合并高脂血症案

楚某，女，41 岁。

初诊：2019 年 11 月 30 日。

主诉：怕冷、乏力、水肿 1 年。

现病史：患者于 1 年前无明显诱因出现怕冷、乏力、颜面及下肢水肿、腰骶酸痛、白带量多等症状，在河南信阳当地某一老中医处诊为"肾阳虚"，予中药汤剂口服后腰骶酸痛、白带量多有所改善，怕冷、乏力、水肿改善不明显。患者 2019 年 9 月底的体检报告中甲状腺功能示游离三碘甲状腺原氨酸（FT₃）1.76 pmol/L，游离甲状腺素（FT₄）0.36 pmol/L，促甲状腺激素（TSH）64.945 mIU/L↑；肝、肾功能及血脂检查示谷丙转氨酶（ALT）54 IU/L，谷草转氨酶（AST）42 IU/L，尿酸（UA）393 μmol/L，甘油三酯（TG）2.9 mmol/L，低密度脂蛋白胆固醇（LDL-C）3.93 mmol/L；甲状腺彩超示甲状腺弥漫性非均质性改变。未予以特殊处理。今患者为求进一步诊治，遂来我院就诊。

刻下症：诉怕冷、乏力，颜面部水肿，无颈前疼痛、吞咽梗阻、心慌胸闷、恶心呕吐等症状。腰骶部轻度不适，膝关节偶有疼痛；月经愆期未至，白带量多质稀，饮食尚可，睡眠正常，大便不成形，一日一行，小便可。

既往史：有肝功能异常病史，有高脂血症病史，有高尿酸血症病史，有肝内胆管结石病史，有子宫囊肿病史，有肝内胆管结石病史。

诊查：甲状腺Ⅰ度肿大，压痛（一），颜面部水肿，双下肢水肿。舌红、苔白腻，脉滑。

西医诊断：甲状腺功能减退症，高脂血症，肝功能不全。

中医诊断：瘿劳。

辨证：脾肾阳虚证。

治法：温补肾阳，健脾益气。

治疗：①西医治疗：左甲状腺素钠片（50 μg），1.5 片/次，1 次/日，口服（共 2 周）。阿托伐他汀钙片（10 mg），1 片/次，每晚 1 次，口服；钙尔奇（0.6 g），1 片/次，1 次/日，口服。

②中医处方：生地黄 12 g，牡丹皮 12 g，生山楂 15 g，荷叶 12 g，茯苓 15 g，萆薢 15 g，薏苡仁 15 g，威灵仙 15 g，车前子 15 g，五味子 12 g，黄芪 15 g，炒白术 12 g。7 剂，每日 1 剂，代煎（浓），分 2 次口服。

二诊：2019 年 12 月 7 日。

患者诉面部水肿、怕冷、乏力较前缓解，未诉其他特殊不适。

辅助检查：甲状腺功能示游离三碘甲状腺原氨酸（FT$_3$）2.86 pmol/L，游离甲状腺素（FT$_4$）8.93 pmol/L↓，促甲状腺激素（TSH）42.019 mIU/L↑，甲状旁腺激素（PTH）163.50 pg/mL↑；血脂全套＋肝肾功能检查示总胆固醇（CHOL）6.10 mmol/L↑，甘油三酯（TG）1.77 mmol/L↑，高密度脂蛋白胆固醇（HDL-C）1.17 mmol/L↓，低密度脂蛋白胆固醇（LDL-C）4.16 mmol/L↑，载脂蛋白 A_1（ApoA₁）0.97 g/L↓，载脂蛋白 B（ApoB）1.26 g/L↑，脂蛋白（a）（LP(a)）1065 mg/L↑。

治疗：①左甲状腺素钠片（50 μg），1 片/次，1 次/日，口服；阿托伐他汀钙片（10 mg），1 片/次，每晚 1 次，口服；钙尔奇（0.6 g），1 片/次，1 次/日，口服。

②中医处方：生地黄 12 g，牡丹皮 12 g，生山楂 15 g，荷叶 12 g，茯苓 15 g，萆薢 15 g，薏苡仁 15 g，威灵仙 15 g，车前子 15 g，五味子 12 g，黄芪 15 g，炒白术 12 g。7 剂，每日 1 剂，代煎（浓），分 2 次口服。

按语：患者以怕冷、乏力、水肿为主诉，通过甲状腺功能的血液检查，可诊断为甲状腺功能减退症（简称甲减），遂予以左甲状腺素钠片补充甲状腺激素。甲减是指由各种原因导致的甲状腺激素抵抗或低甲状腺激素血症而造成的全身性低代谢综合征，临床上表现为各种组织代谢降低、黏液性水肿等。主要分为临床甲减和亚临床甲减。有研究显示，甲减容易合并心包积液、心肌酶升高、血脂升高、贫血等。近年来，研究显示甲减合并高脂血症的原因可能是甲状腺激素可提高组织对其他脂解激素的敏感性，减少 TG 合成，提高 TG 清除率。所以甲减患者体内甲状腺激素水平下降，TG 合成增多，脂蛋白酶活性下降，TG 分解率下降。研究也表明，左甲状腺素钠片在控制甲状腺功能的同时，有降低血脂的作用。甲减属于中医学"瘿劳""虚劳"及"瘿病"的范畴。人们认为本病主要责于脾、肾。《诸病源候论》云："肾主水，脾主土。若脾虚则不能克制于水，肾虚则水气流溢，散于皮肤，故令身体浮肿。"脾肾阳虚，不能制水。肾主藏精，为先天之本，脾主运化，为气血生化之源，为后天之本；脾主运化水液，为水液代谢之枢纽；肾主气化，阳气不足，则温煦功能不足，故怕冷、乏力；阳气不能推动水液运化，则水液代谢失调，出现水肿；脾运化失调，则白带量多、面部水肿等。左新河教授认为血脂相当于"浊"，因为脾肾功能失调，气血功能不畅，故生浊生瘀，故治以健脾益肾利水，活血泄浊。其中黄芪、炒白术补脾益气，茯苓、薏苡仁健脾渗湿利水，萆薢祛风利湿，车前子利水、通淋，威灵仙祛湿通络。《滇南本草》记载，萆薢治风寒湿气，经络、腰膝疼痛，遍身顽麻，利膀胱水道，赤白便浊。

《神农本草经》云,车前子"主气癃、止痛,利水道小便,除湿痹"。五味子,补肾益气,收敛固涩。《经验良方》中"五味子丸"用于治疗肾虚及白浊。生地黄、牡丹皮活血祛瘀,生山楂、荷叶活血散瘀。

甲状腺功能减退症合并高脂血症、维生素 D 缺乏症案

何某,女,54 岁。

初诊:2019 年 12 月 9 日。

主诉:发现颈前肿大 23 年,乏力 1 周。

现病史:患者 23 年前体检时发现颈部肿大,随后到某医院就诊,诊断为甲状腺功能减退症(简称甲减),予左甲状腺素钠片口服治疗(具体诊疗方案不详),患者间断服药,约半年后自行停药,未定期复查甲状腺功能。19 年前患者无明显诱因出现乏力,到华中科技大学同济医学院附属协和医院就诊,查甲状腺功能提示甲减,甲状腺细针穿刺细胞学检查提示桥本甲状腺炎,予以优甲乐100 μg,1 次/日,口服,其后患者定期复查甲状腺功能,按时服药,于 7 年前(2012 年)到我院花园山院区就诊,查甲状腺彩超提示甲状腺结节,给予活血消瘿片,3 次/日,4 片/次,口服,继续口服优甲乐 100 μg,1 次/日,约 1 年前患者自行停服活血消瘿片,继续口服优甲乐,2017 年 11 月 19 日到武汉市第一医院就诊,查甲状腺功能示 FT$_4$ 11.07 pmol/L,FT$_3$ 6.07 pmol/L,TSH 0.97 mIU/L,调整优甲乐为 75 μg、100 μg 隔日交替口服,约 1 个月后调整为每日 100 μg 口服,于 2018 年 4 月在本院住院治疗,诊断为"甲状腺结节,甲减,高脂血症",予以补偿甲状腺激素、益气扶正及对症治疗,病情好转后出院,出院后口服优甲乐75 μg,1 次/日,活血消瘿片及中药汤剂,其后规律在本院门诊复诊,甲状腺功能控制良好,2019 年 10 月在华中科技大学同济医学院附属同济医院体检,查甲状腺彩超示甲状腺弥漫性非均匀性肿大待查,甲状腺 CT 示甲状腺改变待查,1 周前患者出现倦怠乏力,无视物模糊,无咽部异物感,无咳嗽咳痰,无心慌胸闷,无腹胀腹泻等不适,睡眠正常,大便可,小便可。为求治疗,今日再次来我院门诊

就诊。

既往史：有肺结核病史，有高脂血症病史。

诊查：甲状腺Ⅱ度肿大，质韧，活动度可，无压痛，舌暗、苔白腻，脉弦滑。

辅助检查：2019 年 12 月 9 日查维生素全套示维生素 B_2（Vit B_2）179.1 μg/L。甲状腺功能＋维生素 D＋甲状旁腺激素示游离三碘甲状腺原氨酸（FT_3）5.41 pmol/L，游离甲状腺素（FT_4）15.71 pmol/L，促甲状腺激素（TSH）0.423 mIU/L，甲状腺球蛋白抗体（TGAb）52.50 IU/mL，甲状腺过氧化物酶抗体（TPOAb）255.00 IU/mL，维生素 D（Vit D）9.45 ng/mL，甲状旁腺激素（PTH）64.40 pg/mL，促甲状腺激素受体抗体（TRAb）0.30 IU/L。血脂正常。甲状腺及颈部淋巴结彩超示甲状腺峡部不规则增厚，较厚处厚度为 0.86 cm。甲状腺左侧叶大小测值：左右径 3.4 cm，前后径 2.66 cm。甲状腺右侧叶大小测值：左右径 2.4 cm，前后径 2.34 cm。甲状腺形态饱满，实质光点分布欠均匀，内未见明显结节回声。CDFI：甲状腺内血流信号丰富。双侧颈部未见明显肿大淋巴结。影像学意见示甲状腺肿大、实质弥漫性改变。

西医诊断：桥本甲状腺炎、甲减、高脂血症、维生素 D 缺乏症。

中医诊断：瘿病。

辨证：痰结血瘀证。

治法：理气活血，化痰散结。

治疗：①西医治疗：优甲乐 75 μg，1 次/日，口服；阿托伐他汀钙片，1 片/次，1 次/日，口服；骨化三醇软胶囊，2 粒/次，3 次/日，口服。

②中医处方：中医予以理气活血、化痰散结治疗。具体方药如下：郁金 12 g，法半夏 15 g，陈皮 10 g，猫爪草 15 g，蒲公英 15 g，穿山龙 15 g，鬼箭羽 20 g，王不留行 15 g，夏枯草 15 g，白芥子 12 g，茯苓 15 g，炙甘草 10 g。15 剂，每日 1 剂，分 2 次口服。

按语：患者有甲减病史，因乏力 1 周来就诊。患者一直服用左甲状腺素钠片，既往有高脂血症病史，今辅助检查示 FT_3 稍高，TPOAb 升高，维生素 D 为不足状态。患者为 54 岁女性，已绝经。有研究显示维生素 D 缺乏可能与桥本甲状腺炎有关。患者颈前肿大 23 年,情志不畅,肝主条达,肝木不舒,气血不畅,气滞则津液停,津停则痰凝,血滞则生瘀,则颈前易壅滞,且久病入络,痰瘀互结,更需理气活血、化痰散结,日久则气血虚,且肝木克脾土。予以法半夏、陈皮理气燥湿化痰,猫爪草化痰消瘿,夏枯草、蒲公英清热散结,穿山龙、鬼箭羽、王不留行破血逐瘀消瘿,郁金凉血散结,白芥子祛皮里膜外之痰,茯苓健脾利湿,炙甘草调和诸药。

甲状腺功能减退症合并骨质疏松、桥本甲状腺炎案

丁某,女,51 岁。

初诊:2019 年 5 月 1 日。

主诉:间断颜面及双下肢水肿 1 年,加重 1 个月。

现病史:患者于 1 年前无明显诱因出现颜面及双下肢水肿,于华中科技大学同济医学院附属同济医院就诊,诊断为"甲状腺功能减退症",予以口服优甲乐 50 μg,每日 1 次,未定期监测甲状腺功能,近 1 个月患者自觉症状加重,遂自行将优甲乐调整为 75 μg,每日 1 次,并予以中药治疗,双下肢水肿较前缓解,患者仍颜面水肿,乏力、怕冷,腰痛,晨起进食后腹泻,睡眠欠佳,患者为求进一步诊治,遂来我院就诊。

刻下症:颜面水肿,乏力、怕冷、腰痛,悲忧欲哭,劳累及情绪波动时胸闷气短、嗳气、呃逆,无发热、咳嗽、咳痰、头晕、心慌、腹痛等不适,纳食尚可,睡眠欠佳,每天上午进食后腹泻,每日 3～5 次,小便可。自发病以来,患者体重较前增加,体力较前下降。

专科检查:甲状腺 Ⅱ 度肿大,质韧,活动度可,无压痛,舌暗、苔白腻,脉弦滑。

辅助检查:2019 年 5 月 1 日查甲状腺功能示游离三碘甲状腺原氨酸(FT$_3$)2.78 pg/mL,游离甲状腺素(FT$_4$)1.16 pg/mL,促甲状腺激素(TSH)21.625 μIU/mL↑,甲状腺球蛋白抗体(TGAb)＞500.0 IU/mL↑,甲状腺过氧化物酶

抗体（TPOAb）＞1300.0 IU/mL↑，维生素D（Vit D）19.91 ng/mL，甲状旁腺激素（PTH）88.00 pg/mL↑，尿碘（UI）250.60 μg/L；血脂检查示总胆固醇（CHOL）5.87 mmol/L↑，甘油三酯（TG）1.49 mmol/L，高密度脂蛋白胆固醇（HDL-C）2.01 mmol/L↑；甲状腺彩超示甲状腺实质弥漫性改变，双侧颈部淋巴结可显示。

西医诊断：甲状腺功能减退症，骨质疏松，桥本甲状腺炎，高脂血症。

中医诊断：瘿劳。

辨证：肾阳虚兼肝郁脾虚证。

治法：疏肝健脾温肾，化痰散结。

治疗：①中医辨证论治，予以"疏肝理气，健脾补肾"处方。组方如下：柴胡12 g，郁金12 g，合欢皮15 g，法半夏15 g，陈皮10 g，胆南星12 g，黄芪20 g，黄精15 g，炒白术12 g，白芷12 g，白及10 g，石斛15 g，芦根12 g，淫羊藿15 g，巴戟天12 g，炙甘草10 g。4剂，每日1剂，代煎（浓），分2次口服。

②西医治疗：左甲状腺素钠片50 μg，每次87.5 μg，每日1次，空腹服；硒酵母片50 μg，每次3片，每日2次，口服；阿法骨化醇软胶囊0.25 μg，每次1粒，每日1次，口服；金水宝片，每次2片，每日3次，口服。

二诊：2019年5月10日。

患者诉颜面水肿、乏力、怕冷、腰痛较前缓解，纳食尚可，睡眠可，大小便可。舌暗红、苔薄，脉沉细。

辅助检查：2019年5月9日查甲状腺功能示游离三碘甲状腺原氨酸（FT$_3$）2.60 pg/mL，游离甲状腺素（FT$_4$）1.25 pg/mL，促甲状腺激素（TSH）17.041 μIU/mL↑；血脂全套、肾功能全套示总胆固醇（CHOL）5.69 mmol/L↑，甘油三酯（TG）1.76 mmol/L↑，高密度脂蛋白胆固醇（HDL-C）1.63 mmol/L↑。

治疗：①患者甲状腺功能较前改善，肾功能恢复正常，血脂较前改善，嘱继续补充甲状腺激素、护肾、免疫调节等，定期复查。

②中医辨证论治，守初诊方15剂。

按语：患者TPOAb、TGAb阳性，考虑为桥本甲状腺炎合并甲状腺功能减退症。甲状腺功能减退症患者体内甲状腺激素通过对成骨细胞、破骨细胞的作用来影响骨代谢，导致骨代谢障碍、骨量减少，从而导致骨质疏松。患者年龄为51岁，随着年龄的增长，雌激素水平逐渐下降，也容易导致骨代谢障碍。患者颜面水肿、乏力、怕冷，考虑以脾肾阳虚为主。患者喜悲伤哭泣，长期肝郁气滞，肝木克脾土，脾虚则水湿不能运化，故考虑为肾阳虚兼肝郁脾虚证，治以疏肝健脾温肾、化痰散结。方中柴胡、郁金疏肝解郁，合欢皮养心安神，法半夏、陈皮、胆南星健脾除湿，黄芪、炒白术益气健脾，黄精益气补肾，白芷燥湿消肿，白及收敛生肌消肿，石斛益气生津，芦根清热生津，淫羊藿、巴戟天补肾助阳，炙甘草调和诸药。

甲状腺功能减退症合并肥胖案

苏某，女，31岁。

初诊：2019年5月14日。

主诉：乏力4年，进行性体重增加半年。

现病史：患者于4年前无明显诱因出现乏力，于当地医院就诊，诊断为"甲状腺功能减退症"，予以口服左甲状腺素钠片50 μg，每日1次。后患者多次于当地医院复查甲状腺功能及调整药物剂量，半年前调整为左甲状腺素钠片100 μg，每日1次，但患者仍觉乏力，情绪低落，伴月经周期延长，进行性体重增加，偶有心慌胸闷，无头晕头痛，无视物旋转，无咳嗽咳痰，无腹痛，于5日前至我院门诊查甲状腺功能示游离三碘甲状腺原氨酸（FT$_3$）2.84 pg/mL，游离甲状腺素（FT$_4$）1.19 pg/mL，促甲状腺激素（TSH）2.114 μIU/mL，甲状腺球蛋白抗体（TGAb）15.00 IU/mL，甲状腺过氧化物酶抗体（TPOAb）38.00 IU/mL；甲状腺彩超示甲状腺切面形态大小正常，腺体实质光点分布均匀，内未见明显局限性异常回声，双侧颈部淋巴结可显示，今患者为求进一步诊治，遂来我院就诊。

刻下症：乏力，肥胖，情绪低落，皮肤干燥起丘疹，偶有心慌胸闷，无头晕头痛，无视物旋转，无咳嗽咳痰，无腹痛，睡眠差，大便可，小便可。发病以来，患者体力较前下降，半年来体重增加约 15 kg。

既往史：有心脏早搏病史（具体不详）。

专科检查：身高 168 cm，体重 103 kg，BMI 36.494 kg/m²；舌淡红、苔薄，脉弦。

辅助检查：胰岛素激发试验示胰岛素（空腹）（IRI）16.40 μIU/mL，胰岛素（30 min）（IRI1）174.62 μIU/mL↑，胰岛素（60 min）（IRI2）173.97 μIU/mL↑，胰岛素（120 min）（IRI3）81.43 μIU/mL↑，胰岛素（180 min）（IRI4）9.73 μIU/mL↓；糖耐量试验示血糖（空腹）（GLU(0 h)）5.0 mmol/L，血糖（半小时）（GLU(30 min)）8.5 mmol/L，血糖（1 h）（GLU(1 h)）8.0 mmol/L，血糖（2 h）（GLU(2 h)）6.3 mmol/L，血糖（3 h）（GLU(3 h)）4.1 mmol/L；性激素六项示雌二醇（E₂）86.84 pg/mL，卵泡刺激素（FSH）6.57 mIU/mL，黄体生成素（LH）7.89 mIU/mL，孕酮（PROG）0.450 ng/mL，睾酮（TESTO）79.07 ng/dL，催乳素（PRL）20.28 μg/L；血脂检查示总胆固醇（CHOL）5.25 mmol/L↑，甘油三酯（TG）2.05 mmol/L↑，高密度脂蛋白胆固醇（HDL-C）1.22 mmol/L↓。肝胆脾胰肾彩超示重度脂肪肝；子宫附件彩超示双侧卵巢呈多囊样改变。

西医诊断：甲状腺功能减退症，肥胖症，多囊卵巢综合征，胰岛素抵抗，高脂血症，重度脂肪肝。

中医诊断：瘿劳。

辨证：脾肾亏虚证。

治法：健脾补肾。

治疗：①西医治疗：左甲状腺素钠片 50 μg，每次 2 片，每日 1 次，口服；利拉鲁肽注射液 1.8 mg，每日 1 次，9:00 皮下注射；盐酸二甲双胍片 0.5 g，每次 1 片，每日 3 次，口服；骨化三醇软胶囊 0.25 μg，每次 1 片，每日 1 次，口服。

②中医治疗：予以"补肾健脾，祛湿化浊"方。组方如下：草薢 15 g，薏苡仁 15 g，生山楂 15 g，荷叶 10 g，淡竹叶 10 g，灯心草 12 g，车前子 15 g，茯苓 15 g，淫羊藿 20 g，石菖蒲 15 g，扁豆 10 g，炙甘草 10 g。4 剂，每日 1 剂，代煎（浓），分 2 次口服。

二诊:2019 年 5 月 22 日。

患者诉乏力好转,体重较前下降,睡眠欠佳,大便可,小便可。

治疗:西医治疗不变,中药方继续服用 7 剂。

按语:患者为 31 岁女性,有腹型肥胖、血脂异常、胰岛素抵抗、多囊卵巢综合征,处于一种代谢紊乱状态。甲状腺激素对血脂的合成及分解代谢等多种途径产生影响。文献显示,临床上甲状腺功能减退症与体重增长相关,体重增长主要由黏液性水肿引起,过度肥胖可能导致甲状腺滤泡细胞中脂肪沉积增加或甲状腺滤泡细胞变性,体重升高促进高胰岛素血症和胰岛素抵抗的发展。患者乏力、情绪低落,体重进行性增加,月经周期延长,考虑患者为甲状腺功能减退症合并代谢综合征。患者为情志抑郁、肝脾不调、脾肾亏虚所致。脾肾亏虚,气血生化乏源,气血推动无力,则津液内停;湿浊内生,则体重增加、月经周期延长,故予以补肾健脾、祛湿化浊,方中草薢、薏苡仁健脾祛湿,生山楂、荷叶消食化浊,淡竹叶、灯心草、车前子、茯苓、扁豆清热利湿,淫羊藿补肾助阳,石菖蒲豁痰开窍,炙甘草调和诸药,诸药共奏补肾健脾、祛湿化浊之功。

甲状腺功能减退症合并心功能不全案

李某,女,75 岁。

初诊:2019 年 8 月 4 日。

主诉:乏力、气短 5 个月,加重 1 周。

现病史:患者于 5 个月前无明显诱因出现乏力,伴胸闷,气短,双下肢水肿,至我科住院诊断为"亚临床甲状腺功能减退症、高血压病、肾功能异常、低蛋白血症"等,予以相关治疗后患者上述症状好转,1 个月前患者再发乏力、气短、心慌,至华中科技大学同济医学院附属协和医院就诊,诊断为"急性心力衰竭,心脏瓣膜病(二尖瓣重度关闭不全、三尖瓣轻中度关闭不全),肺动脉稍宽合并轻至中度肺动脉高压,持续性房颤,高血压病 3 级(极高危),外周动脉粥样硬化，下肢动脉闭塞，慢性肾功能不全，肝功能不全"，予以相关治疗后，院外予以口服利伐沙班片 5 mg，每日 2 次；沙库巴曲缬沙坦钠片 25 mg，每日 2 次；琥珀酸美托洛尔缓释片 47.5 mg，每日 1 次；阿托伐他汀钙片 20 mg，每日睡前口服 1 次；尼可地尔片 2.5 mg，每日 3 次；盐酸曲美他嗪缓释片 35 mg，每日 2 次。1 周前患者自觉乏力、气短加重，伴时有胸闷、喘气、双下肢水肿，时有咳嗽，无痰，胃部不适，食欲减退，今患者为求进一步诊治，遂来我院就诊。

刻下症：乏力、气短，时有胸闷、喘气、双下肢水肿，时有咳嗽，无痰，胃部不适，食欲减退，时有头痛，无头晕，无胸痛，无腹泻，睡眠一般，大便可，小便可。

既往史：有高血压病史 2 年，血压最高为 180/110 mmHg，有心力衰竭，心脏瓣膜病，二尖瓣重度关闭不全，三尖瓣轻中度关闭不全，肺动脉稍宽合并轻至中度肺动脉高压，持续性心房颤动，外周动脉粥样硬化，下肢动脉闭塞，慢性肾功能不全病史。

诊查：心率 108 次/分，律不齐，双肺未闻及明显干湿性啰音，双下肢不肿。

辅助检查：2019 年 8 月 4 日查甲状腺功能示游离三碘甲状腺原氨酸（FT_3）2.71 pmol/L，游离甲状腺素（FT_4）11.85 pmol/L，促甲状腺激素（TSH）20.443 mIU/L↑，甲状旁腺激素（PTH）199.20 pg/mL↑；N-端脑利钠肽前体（NT-proB）21500.00 pg/mL↑；肾小球滤过率（eGFR）（估算）38.6 mL/(min·1.73 m^2)↓；心脏彩超示双心房增大，心功能减低，肺动脉高压，主动脉瓣退行性变，主动脉瓣轻度反流，二尖瓣轻度反流，三尖瓣中度反流。心电图示心房颤动伴快速心室率，电轴右偏，ST-T 改变。

西医诊断：甲状腺功能减退症，心力衰竭，心脏瓣膜病，二尖瓣关闭不全，三尖瓣关闭不全，持续性心房颤动，肺动脉高压、高血压病 3 级（极高危）、慢性肾脏病 3 期。

中医诊断：虚劳。

辨证：心脾两虚证。

治法：益气养心健脾。

治疗:①西医治疗:左甲状腺素钠片 50 μg,每日 1 次,每次 1/4 片,口服;地高辛片 0.25 mg,每日 1 次,每次 1/4 片,口服;呋塞米片 20 mg,每日 2 次,每次 1 片,口服;螺内酯片 20 mg,每日 1 次,每次 1 片,口服;氯化钾缓释片 0.5 g,每日 1 次,每次 1 片,口服;琥珀酸美托洛尔缓释片 47.5 mg,每日 1 次,每次 1 片,口服;利伐沙班片 5 mg,每日 2 次,每次 1 片,口服;阿托伐他汀钙片 20 mg,每日 1 次,每次 1 片,睡前口服;沙库巴曲缬沙坦钠片 100 mg,每日 2 次,每次 1/4 片,口服;尼可地尔片 5 mg,每日 3 次,每次半片,口服。

②中医治疗:中药治以"健脾益气,养心活血"。方药如下:黄芪 20 g,淡竹叶 12 g,南沙参 15 g,柏子仁 10 g,灯心草 15 g,墨旱莲 15 g,炒白术 12 g,炙甘草 10 g,泽泻 10 g,猪苓 15 g,茯苓 15 g,桂枝 10 g,甘松 10 g,丹参 15 g。10 剂,每日 1 剂,代煎(浓),分 2 次口服。

二诊:2019 年 8 月 21 日。

患者诉乏力、气短,胸闷、喘气、双下肢水肿较前缓解,时有咳嗽,无痰,胃部不适,食欲减退,时有头痛,无头晕,无胸痛,无腹泻,睡眠一般,大便可,小便可。

辅助检查:甲状腺功能示游离三碘甲状腺原氨酸(FT_3)3.70 pmol/L,游离甲状腺素(FT_4)12.67 pmol/L,促甲状腺激素(TSH)6.031 mIU/L,甲状旁腺激素(PTH)108.70 pg/mL。N-端脑利钠肽前体(NT-proB)3941.00 pg/mL,肾小球滤过率(eGFR)(估算)45.7 mL/(min·1.73 m^2)。

治疗:西医治疗不变,中医方不变。

按语:患者为 75 岁女性,患有甲状腺功能减退症,合并心力衰竭等多种心脑血管疾病。甲状腺激素的异常容易影响血脂的合成及相关代谢,故甲状腺功能减退症患者容易合并心脑血管疾病。患者乏力、气短,考虑虚劳,心脾两虚证,久病多虚,故以益气养心健脾为治则,同时久病入络,容易生瘀,应适量活血化瘀。方中黄芪、炒白术补气健脾;南沙参、墨旱莲补肾养阴;淡竹叶、灯心草清泄心火;柏子仁养心安神;泽泻、猪苓、茯苓利水消肿;桂枝温阳化气;丹参清心除烦,活血通经;甘松理气醒脾;炙甘草调和诸药。诸药共奏健脾益气、养心活血之功。

甲状腺功能减退症合并围绝经期综合征案

张某,女,49 岁。

初诊:2019 年 9 月 16 日。

主诉:发现甲状腺功能异常 4 年。

现病史:患者于 4 年前体检发现甲状腺功能异常,TSH 水平升高,诊断为"亚临床甲状腺功能减退症",予以补充甲状腺激素治疗,口服左甲状腺素钠片 25 μg,每日 1 次,现患者诉多梦易醒、睡眠欠佳、咽干、燥热汗出、大便干结,已绝经,遂来我院门诊就诊。

诊查:甲状腺Ⅰ度肿大,质地中等,无压痛,舌红、苔白腻,脉弦滑。

辅助检查:2019 年 7 月 17 日在外院查 FT_3 4.23 pmol/L,FT_4 9.46 pmol/L,TSH 6.28 mIU/L。

西医诊断:亚临床甲状腺功能减退症,围绝经期综合征。

中医诊断:瘿病。

辨证:气阴两虚证。

治法:益气养阴、滋阴清热。

治疗:①左甲状腺素钠片 25 μg,每日 1 次。

②黄芪 20 g,防风 15 g,生白术 12 g,浮小麦 20,煅龙骨 15 g,煅牡蛎 15 g,牛蒡子 10 g,射干 10 g,桔梗 10 g,橘红 10 g,知母 12 g,鳖甲 15 g,合欢皮 15 g。10 剂,水煎,每日 1 剂,分 2 次温服。后守此方随证加减(曾使用过干姜、吴茱萸、柴胡、姜半夏、五味子、乌梅、磁石、珍珠母等),经治 2 个多月,患者甲状腺功能控制平稳,睡眠较前缓解,燥热汗出、乏力等明显缓解。

按语:患者为 49 岁女性,4 年前 TSH 水平升高,有亚临床甲状腺功能减退症病史。围绝经期综合征是指绝经期妇女因卵巢功能减退,雌激素水平降低而表现出的代谢障碍及神经功能紊乱症候群。患者天癸将竭,肾精亏虚,容易出现肾水不能上济心火,故气阴两虚;虚火上灼咽喉,故咽干;气阴不足,故燥热汗出;阴虚则多梦易醒、大便干结,故应益气养阴、滋阴清热。方中黄芪、防风、生白术构成玉屏风散益气固表,浮小麦、合欢皮养心安神,煅龙骨、煅牡蛎重镇安神,牛蒡子、射干、桔梗、橘红清利咽喉,知母、鳖甲滋阴清热降火。

亚临床甲状腺功能减退症合并不孕案

徐某,女,41 岁。

初诊:2019 年 9 月 26 日。

主诉:怕冷、易倦 3 年。

现病史:患者于 3 年前无明显诱因出现怕冷、易倦,未予以重视及诊治,患者行试管婴儿前检查发现亚临床甲状腺功能减退症,TSH 具体数值不详,后予以优甲乐及中药口服治疗,在 TSH 4~5 mIU/L 时行胚胎移植失败,患者诉仍时感怕冷、易倦、乏力,现服用优甲乐 50 μg,每日 1 次,觉上述症状稍有改善。2019 年 9 月 11 日查甲状腺功能示游离三碘甲状腺原氨酸(FT$_3$)5.90 pmol/L,游离甲状腺素(FT$_4$)15.05 pmol/L,促甲状腺激素(TSH)3.614 mIU/L,甲状腺球蛋白抗体(TGAb)34.70 IU/mL,甲状腺过氧化物酶抗体(TPOAb)39.30 IU/mL;现时有咳嗽,无痰,仍感乏力,睡眠差,大便时干时稀,今患者为求进一步诊治,遂来我院就诊。

刻下症:乏力,咳嗽,无痰,无发热、咽痛,无畏寒、肢冷,睡眠差,入睡难,大便时干时稀,小便可。发病以来,精神、体力较前有所下降,体重无变化。

既往史:既往有高脂血症,垂体瘤待排。

诊查:舌淡、苔白,脉弦。

西医诊断:亚临床甲状腺功能减退症,高脂血症,垂体瘤待排。

中医诊断:瘿病。

辨证:肝郁脾虚证。

治法:疏肝健脾。

治疗:①西医治疗:优甲乐,每次 1 片,每日 1 次;甲磺酸溴隐亭片,每次 1 片,每日 1 次。

②中医治疗：姜半夏 12 g，黄芪 20 g，党参 15 g，茯苓 15 g，生白术 10 g，陈皮 12 g，生白芍 15 g，诃子 12 g，麦冬 12 g，香附 6 g，川楝子 15 g，柴胡 20 g，桔梗 6 g，川贝母 10 g，木蝴蝶 15 g，甘草 10 g。7 剂，水煎，每日 1 剂，分 2 次温服。

二诊：2019 年 10 月 4 日。

患者诉乏力、咳嗽较前好转，睡眠一般，入睡难，大便时干时稀，小便可。

辅助检查：游离三碘甲状腺原氨酸（FT$_3$）6.00 pmol/L；游离甲状腺素（FT$_4$）13.67 pmol/L；促甲状腺激素（TSH）2.731 mIU/L；甲状腺球蛋白抗体（TGAb）18.50 IU/mL；甲状腺过氧化物酶抗体（TPOAb）28.00 IU/mL；维生素 D（Vit D）14.67 ng/mL；催乳素（PRL）10.79 μg/L。

治疗：西医治疗不变，中药方继续服用 7 剂。

按语：患者有亚临床甲状腺功能减退症，胚胎移植失败。甲状腺功能减退症患者的下丘脑-垂体-卵巢轴易受影响，黄体功能不足，患者容易出现不排卵、性欲低下等症状。亚临床甲状腺功能减退对女性妊娠结局有着不利影响，故在准备妊娠前应较好地抑制 TSH 水平。患者怕冷、易倦 3 年，四诊合参，考虑为肝郁脾虚证。患者肝气郁滞，脾虚不旺，脾主肌肉，肝主疏泄，故乏力、大便时干时稀；气血乏源，气血不畅，气不能温煦全身及温暖胞宫，故胞宫无以孕育。故治以疏肝健脾，方中以六君子汤为主方，健脾益气，香附、柴胡疏肝理气，诃子收敛固涩，麦冬养阴，桔梗、川贝母、木蝴蝶、甘草疏肝清肺、清利咽喉。

甲状腺相关性眼病案 1

袁某，女，44 岁。

初诊：2018 年 10 月 9 日。

主诉：间断心慌、多汗 7 个月。

现病史：患者诉 7 个月前因心慌、多汗于某三甲医院就诊，行相关检查后诊断为"甲状腺功能亢进症",遵医嘱口服赛治 10 mg,每日 1 次,患者规律服药,3个月后在医师指导下改口服赛治 5 mg,每日 1 次,20 日前在医师指导下停药。今日于我院门诊查甲状腺功能示 FT$_3$ 4. 46 pg/mL,FT$_4$ 14. 87 pg/mL,TSH 0. 482 μIU/mL。

刻下症:双眼胀,畏光流泪,晨起眼睑水肿明显,纳可,寐可,大小便正常。

查体:一般可,甲状腺Ⅱ度肿大,质中,无压痛,突眼(+)。舌红、苔黄,脉细。

中医诊断:瘿病。

西医诊断:甲状腺功能亢进症,甲状腺相关性眼病。

治疗:①西医治疗:复方甲亢片 3 片,每日 1 次,口服。

②中药处方:赤芍、白芍各 12 g,蝉蜕 12 g,僵蚕 15 g,川芎 12 g,刺蒺藜 15 g,浙贝母 15 g,鬼箭羽 20 g,瞿麦 15 g,急性子 12 g,穿心莲 15 g。15 剂,每日 1 剂,水煎服。

二诊:2018 年 10 月 24 日。

患者诉服上方后,双眼胀、畏光流泪较前好转,余无特殊不适。

查体:同上。

治疗:①复方甲亢片 3 片,每日 1 次,口服。

②中药处方:郁金 12 g,浙贝母 15 g,白芥子 12 g,蝉蜕 12 g,僵蚕 15 g,川芎 15 g,茯苓 15 g,白芍 12 g,穿山龙 15 g。15 剂,每日 1 剂,水煎服。

三诊:2018 年 11 月 16 日。

患者诉服二诊方后,眼睑水肿较前明显好转,余无明显异常。

查体:一般可,甲状腺Ⅱ度肿大,质中,突眼(-)。舌淡红、苔白,脉细。

辅助检查:门诊查甲状腺功能示 FT$_3$ 4. 05 pg/mL,FT$_4$ 14. 51 pg/mL,TSH 4. 491 μIU/mL,肝功能检查、血液分析正常。

治疗:①复方甲亢片 2 片,每日 1 次,口服。

②中药处方:郁金 12 g,浙贝母 15 g,白芥子 12 g,僵蚕 15 g,蝉蜕 12 g,土茯苓 30 g,鬼箭羽 20 g。30 剂,每日 1 剂,水煎服,以资巩固。

按语：甲状腺相关性眼病（TAO），是与甲状腺疾病相关的一种器官特异性自身免疫性疾病。本病的病因及发病机制尚未完全阐明。甲状腺和眼窝表面抗原免疫交叉反应可能是甲状腺相关性眼病的发病机制，其中眼窝成纤维细胞上的 TSH 受体和胰岛素样生长因子 1（IGF1）受体起着关键作用，环境、遗传等因素也参与其中。治疗上西医方面虽不断改进，但不良反应较多。TAO 在中医学上当归属于"目珠突出""鹘眼凝睛"等范畴。左新河教授认为，本病多为情志损伤、禀赋不足、饮食不节等因素所致。目为肝之窍，目病主要责于肝。若情志不遂，肝失疏泄，气郁化火，火毒上攻头目，则目赤肿痛，畏光多泪；肝火郁久化热，灼津为痰，痰瘀互结于目，则眼球突出，眼睑肥厚，眼球运动障碍；若先天禀赋不足，肾阴亏虚，水不涵木，阴不制阳以致肝阳上亢，虚火内盛，可见眼部干涩，病程日久，阴伤气耗以致气阴两虚，可见视物模糊，神疲乏力；若饮食不节，损伤脾胃，脾失健运，水湿不化，聚而生痰，痰湿阻于目，则眼睑水肿，结膜充血。左新河教授认为，TAO 病位在目，病本在肝，与脾肾有关，病理因素为"痰""火""瘀""毒"，病理特点是本虚标实，虚实夹杂。

初诊时，患者抗甲状腺功能亢进症（简称甲亢）治疗不足 7 个月即已停药，TSH 值正常偏低。左新河教授认为，TAO 的疗效与甲亢的控制密切相关，临床上应重视对甲亢的治疗，且控制甲亢药物宜根据甲状腺功能缓慢减量，勿过早停药，以防突眼加重，故加以剂量较小的复方甲亢片以使甲状腺功能维持稳定。患者双眼胀，畏光流泪，晨起眼睑水肿明显，结合舌脉可辨证为肝火亢盛兼夹痰瘀。方中赤芍、白芍清肝柔肝，刺蒺藜平肝潜阳明目，穿心莲清肝火，川芎活血化瘀，浙贝母、鬼箭羽化痰散瘀。叶天士云：（病）久则邪正混处其间，草木不能见效，当以虫蚁疏逐，以搜剔络中混处之邪。虫类善行走窜，可搜风剔络，剔除滞痰凝瘀，故药用蝉蜕、僵蚕以增强化痰祛瘀的作用。瞿麦利水以消肿，急性子破血消积。诸药合用，可致肝火清，痰浊渐消，不适症状渐去。

二诊时，患者双眼胀、畏光流泪较前缓解，肝火已清，此时重在散痰凝瘀滞，故在初诊方的基础上，减少清肝火药，易郁金活血行气，去鬼箭羽，改白芥子、穿山龙增强祛痰之功，茯苓、白芍健脾利水。

三诊时,患者眼部诸症均明显改善。左新河教授认为此时应以巩固疗效为主,继以僵蚕、蝉蜕等虫类药祛风通络,浙贝母、白芥子、鬼箭羽化痰散瘀,郁金行气活血,重用土茯苓以除湿。患者甲状腺功能稳定,缓慢减复方甲亢片剂量,以巩固疗效。由此可见,标本同治,辨证用药,切合病机,患者配合,当获良效。

甲状腺相关性眼病案 2

王某,女,40 岁。

初诊:2015 年 7 月 18 日。

主诉:双眼突出 1 个月。

现病史:患者 1 个月前无明显原因出现突眼、眼部不适,遂于当地医院就诊,查甲状腺功能(简称甲功)异常,诊断为甲状腺功能亢进症(简称甲亢),予以甲巯咪唑片(赛治)口服,每次 10 mg,每日 3 次;咖啡酸片,每次 1 片,每日 3 次。服药 1 个月后,仍双眼突出,眼睑挛缩,眼裂增宽(右眼明显),眼睑水肿,结膜充血,视物重影,畏光,流泪,为求进一步治疗,今来我院就诊。

查体:一般情况可,双眼突出,眼睑中度水肿,眼球上视受限(右眼明显),上眼睑挛缩,手抖(+),甲状腺Ⅱ度肿大,质软,无压痛,心率 90 次/分,律齐,舌质暗红、苔白腻,脉弦滑。

辅助检查:2015 年 7 月 18 日查甲状腺功能示游离三碘甲状腺原氨酸(FT$_3$)5.16 pg/mL,游离甲状腺素(FT$_4$)1.89 pg/mL,促甲状腺激素(TSH)0.005 μIU/mL,甲状腺球蛋白抗体(TGAb)34.5 IU/mL,甲状腺过氧化物酶抗体(TPOAb)284.3 IU/mL,查血常规及肝功能正常。

中医诊断:瘿病,目珠突出,肝火亢盛兼夹痰瘀证。

西医诊断:甲亢合并甲状腺相关性眼病(TAO)。

治则:清肝明目,化痰祛瘀。

处方:①赛治,每次 20 mg,每日 1 次,口服。

②醋酸泼尼松片,每次 20 mg,每日 1 次,每服 10 日减 5 mg。

③中药方内服(均用中药免煎颗粒):密蒙花 10 g,菊花 10 g,决明子 10 g,苍术 6 g,法半夏 10 g,白术 6 g。30 剂,每日 1 剂,分 2 次热水冲服。

二诊:2015 年 8 月 21 日。

患者按初诊方规律服药。现诉双眼畏光、流泪、视物重影、眼睑水肿较前明显缓解,仍右眼上视受限,上眼睑挛缩。

查体:甲状腺Ⅰ度肿大,质软,无压痛,手抖(一),心率 76 次/分,律齐,舌质略红、苔白微厚,脉弦滑。

辅助检查:甲状腺功能检查示 FT_3 1.74 pg/mL,FT_4 0.70 pg/mL,TSH 1.116 μIU/mL。

处方:①赛治,每次 10 mg,每日 1 次,口服。

②醋酸泼尼松片续服。

③中药守初诊方,加土鳖虫 10 g,30 剂,每日 1 剂,分 2 次热水冲服。

三诊:2015 年 10 月 6 日。

患者按二诊方规律服药。现诉上述诸症均较前好转,左眼恢复如常,右眼眼裂较宽、上视稍受限。

查体:甲状腺Ⅰ度肿大,质软,无压痛,手抖(一),心率 74 次/分,律齐,舌质淡红、苔白微厚,脉弦滑。

辅助检查:甲状腺功能检查示 FT_3 2.14 pg/mL,FT_4 0.71 pg/mL,TSH 2.227 μIU/mL。

处方:①赛治,每次 10 mg,隔日 1 次,口服。

②停服醋酸泼尼松片。

③中药守二诊方,去决明子、法半夏,加青葙子 5 g,浙贝母 10 g。30 剂,每日 1 剂,分 2 次热水冲服。

按语:初诊时患者目珠突出,双目不等大,结膜充血,畏光,流泪,两手颤抖,眼裂增宽,眼睑挛缩,视物重影,结合舌、脉之表现,辨证当属肝火亢盛兼夹痰瘀。左新河教授认为,TAO 的疗效与甲亢的控制情况密切相关,故用赛治缓慢减量,并配合应用小剂量糖皮质激素,不良反应少,服药方便,可尽快控制病情,再依据病情变化，辨证加减中药，以减轻患者症状，达到治疗目的。左新河教授临证精选中药，方中密蒙花清热泻火、养肝明目、退翳，菊花清肝明目、平抑肝阳，决明子清热明目，三者均为明目要药，主要用于目赤肿痛、畏光多泪；苍术、白术健脾祛湿，以缓解眼睑水肿、结膜充血之症；法半夏化痰散结，旨在减轻眼睑挛缩、视物重影等症。诸药合用，可致肝火清，痰浊渐消，不适症状渐去。

二诊时，患者双眼畏光、流泪、眼睑水肿、视物重影等症状明显缓解，仍右眼上视受限，上眼睑挛缩，左新河教授认为虫类药在治疗顽疾方面有显效，可增强祛风通络之功，故按初诊方治疗，加用土鳖虫破血祛瘀消肿。三诊时，患者诸症皆好转，仅右眼上视稍受限，故守二诊方去决明子、法半夏，加青葙子、浙贝母，以加强化痰明目之效。患者经三诊方辨证加减治疗1年后，诸症好转，停服中药，甲状腺功能恢复正常，仅予以赛治，每次2.5 mg，每日1次，以巩固疗效。由此可见，辨证用药，切合病机，患者配合治疗，当获良效。

甲状腺相关性眼病案 3

林某，女，57岁。

初诊：2019年5月。

主诉：间断心慌、手抖1年，突眼5个月。

现病史：患者1年前无明显诱因出现心慌、手抖症状，伴消瘦，无怕热多汗、恶心呕吐、腹痛腹泻等不适，至外院行相关检查后诊断为"甲状腺功能亢进症"，遵医嘱口服甲巯咪唑片10 mg，每日3次，后病情有所缓解。5个月前出现突眼，伴畏光、视物重影及视物模糊症状，左眼为甚，并伴有上视困难，未予以特殊治疗。现诉双眼视物模糊、重影，畏光，左眼为甚，并伴上视受限，无流泪、胀痛症状，纳可，夜寐良，二便调。

查体：甲状腺Ⅱ度肿大，质软，无压痛，突眼（＋），手抖（－）。舌暗红、苔白，脉沉。

辅助检查：甲状腺功能检查示 FT_3 3.20 pg/mL，FT_4 1.17 pg/mL，TSH

0.832 μIU/mL。眼眶 CT 示双侧各组眼肌直径分别如下。右侧：上—0.77 cm、下—0.89 cm、内—0.39 cm、外—0.28 cm。左侧：上—0.74 cm、下—1.06 cm、内—0.54 cm、外—0.35 cm。

中医诊断：瘿病，鹘眼凝睛。

证型：痰瘀阻络证。

西医诊断：甲状腺功能亢进症，甲状腺相关性眼病。

治法：化痰消肿，祛瘀通络。

治疗：①中药内服：钩藤 10 g，浙贝母 15 g，地龙 15 g，土鳖虫 15 g，山慈菇 10 g，川芎 15 g，法半夏 10 g。每日 1 剂，水煎，早晚 2 次温服。

②甲巯咪唑片，每次 5 mg，每日 1 次。

二诊：患者诉双眼视物模糊、上视受限较前好转，左眼视野范围及眼球活动度较前增大，仍畏光，偶有流泪，眼睑水肿。

辅助检查：甲状腺功能检查示 FT$_3$ 2.88 pg/mL，FT$_4$ 1.01 pg/mL，TSH 3.860 μIU/mL。

治疗：①中药内服：守初诊方去钩藤，加苍术 10 g、泽泻 10 g。每日 1 剂，分 2 次服用。

②甲巯咪唑片，每次 2.5 mg，每日 1 次。

按语：本案中患者以视物模糊、重影为主要表现，眼眶 CT 提示眼肌增粗，以上直肌、下直肌为主，初诊时患者还表现为上视受限，且以左眼为甚。左新河教授结合症状、体征及影像学检查结果，认为该患者以痰瘀阻络证为主。《丹溪心法》云："痰之为物，随气升降，无处不到。"左新河教授认为，怪病多痰瘀。痰浊、瘀血为本病的主要病理因素，二者可相互转化，相互影响，最终表现为眼肌纤维化。因此，左新河教授采用化痰散结、活血通络之法。方中浙贝母清热化痰、散结消瘿；地龙息风止痉，通行经络；土鳖虫破血逐瘀。地龙、土鳖虫皆为虫类药，具有行窜之性，可剔除滞痰顽瘀，彰显了用药特色。山慈菇清热解毒，化痰消肿散结；法半夏燥湿化痰，散结消肿；钩藤伍地龙，平肝息风，缓解眼肌麻痹。左新河教授选方用药十分精炼，猛药起沉疴。二诊时，患者感觉双眼视物模糊、上视受限情况有所好转,左眼视野范围及眼球活动度增大,仍感畏光、眼睑水肿,遂加用苍术健脾燥湿、明目,泽泻利水渗湿,故痰瘀之邪顺势而出。

甲状腺相关性眼病案 4

周某,男,61 岁。

初诊:2019 年 6 月 17 日。

主诉:突眼、视物重影伴体重减轻 5 个月。

现病史:患者于 5 个月前无明显诱因出现视物重影,双眼干涩、流泪,伴体重减轻,遂至襄阳市中医医院就诊,诊断为"甲状腺功能亢进症",遵医嘱口服甲巯咪唑片,每次 10 mg,每日 3 次,患者规律服药,未定期复查,仍自觉突眼、视物重影,于 2019 年 5 月 24 日至华中科技大学同济医学院附属协和医院就诊,查甲状腺功能示游离三碘甲状腺原氨酸(FT$_3$)1.67 pmol/L↓,游离甲状腺素(FT$_4$)2.27 pmol/L↓,促甲状腺激素(TSH)>100 mIU/L↑,甲状腺球蛋白抗体(TGAb)<10 IU/mL,甲状腺过氧化物酶抗体(TPOAb)163.00 IU/mL↑,促甲状腺激素受体抗体(TRAb)4.74 IU/L↑,免疫球蛋白 G$_4$ 1.020 g/L;甲状腺彩超示甲状腺体积增大,质地欠均,血供较多,甲状腺双侧叶结节(实性、囊实性、囊性)(双侧叶见数个结节回声,边界清,其中左、右侧中部稍高回声结节大小分别约 14.2 mm×9.7 mm、5.9 mm×5.5 mm,左侧下极一囊实性结节大小约 8.8 mm×8.6 mm,右侧叶上极一无回声结节大小约 5.4 mm×4.4 mm,余实质回声增粗,分布欠均匀);眼部 MRI 示双侧眼球稍显突出,双侧下直肌肌腹增粗。患者在医师指导下服用甲巯咪唑片至今,但患者仍觉突眼、视物重影、双眼干涩、流泪,无心慌手抖,无怕热多汗,无发热恶寒,无恶心呕吐,无腹痛腹泻,今患者为求进一步诊治,遂来我院就诊。

刻下症:双眼突出,视物重影,双眼干涩、流泪,无心慌手抖,无发热恶寒,无恶心呕吐,无腹痛腹泻,睡眠正常,大便可,小便可。发病以来,体重较前下降。

专科检查：甲状腺Ⅰ度肿大，质硬，无压痛，突眼（＋），手抖（－）。舌质红、苔薄，脉沉。临床活动度评分（CAS）10分。

辅助检查：2019年6月17日查甲状腺功能示游离三碘甲状腺原氨酸（FT$_3$）4.19 pg/mL，游离甲状腺素（FT$_4$）1.49 pg/mL，促甲状腺激素（TSH）0.478 μIU/mL，甲状腺球蛋白抗体（TGAb）36.50 IU/mL，甲状腺过氧化物酶抗体（TPOAb）195.80 IU/mL，维生素D（Vit D）7.27 ng/mL，甲状腺球蛋白（TG）275.00 ng/mL；甲状旁腺激素（PTH）88.10 pg/mL，降钙素（CAL）3.86 pg/mL，促甲状腺激素受体抗体（TRAb）2.75 IU/L。甲状腺及颈部淋巴结彩超示甲状腺峡部前后径约0.14 cm，甲状腺大小正常，双侧叶内见多个囊实性、稍高回声结节，周边可见环状血流信号。颈部未见明显肿大淋巴结回声。

西医诊断：甲状腺功能亢进性突眼症，毒性弥漫性甲状腺肿，药物性甲状腺功能减退症，甲状腺结节。

中医诊断：鹘眼凝睛，瘿病。

辨证：肝火亢盛证。

治法：清肝泻火，散结消瘿。

治疗：①复方甲亢片，每次5片，每日1次，口服。

②予以"清肝泻火，散结消瘿"辨证方。方药如下：生地黄15 g，赤芍12 g，牡丹皮12 g，八月札12 g，浙贝母15 g，地龙15 g，土鳖虫12 g，水蛭6 g，山慈菇15 g，土茯苓15 g，法半夏15 g，茯苓15 g。4剂，每日1剂，分2次口服。

二诊：2019年6月21日。

患者诉双眼突出，视物重影，干涩、流泪稍好转，无心慌手抖，无怕热多汗，无发热恶寒，无恶心呕吐，无腹痛腹泻，睡眠正常，大便可，小便可。

处方：守初诊方加丁香10 g，姜半夏15 g，4剂，每日1剂，分2次口服。

三诊：2019年6月25日。

患者诉双眼突出、双眼流泪较前好转，视物重影减轻，睡眠一般，大便可，小便可。

专科检查:舌质暗红、苔薄黄,脉弦。

辅助检查:甲状腺功能示游离三碘甲状腺原氨酸(FT_3)3.57 pmol/L,游离甲状腺素(FT_4)18.11 pmol/L,促甲状腺激素(TSH)3.977 mIU/L,促甲状腺激素受体抗体(TRAb)1.85 IU/L。糖化血红蛋白(HbA1c)5.8%;血液分析示白细胞(WBC)计数 10.91×10^9/L,中性粒细胞百分比(GRAN%)67.46%,淋巴细胞百分比(LYM%)23.90%,中性粒细胞绝对值(GRAN♯)7.36×10^9/L。

治疗:①继续服用中药方。

②复方甲亢片,每次 4 片,每日 2 次,口服。

按语:患者因突眼、视物重影来就诊,甲状腺功能异常,诊断为甲状腺功能亢进性突眼症,毒性弥漫性甲状腺肿。促甲状腺激素受体抗体沉积于眼睑,容易造成眼睑水肿、流泪、视物模糊。CAS 10 分提示病情处于活动期,肝火旺盛,上炎熏目,且肝气郁滞,郁结于颈前,则颈前肿大,治疗上予以清肝泻火、散结消瘿,方中生地黄、牡丹皮、赤芍清热凉血,八月札理气解郁,浙贝母清热化痰消瘿,地龙、土鳖虫、水蛭活血通络,山慈菇清热解毒、化痰散结,土茯苓解毒祛湿,法半夏、茯苓祛湿化痰,清热利湿。虫类药的运用也是一大特色,叶天士言"虫蚁迅速飞走诸灵,俾飞者升,走者降,血无凝着,气可宣通,与攻积除坚,徒入脏腑者有间"。虫类药活血通络,搜风剔痰。西医上配合应用糖皮质激素冲击治疗,可清除免疫复合物。

甲状腺相关性眼病案 5

樊某,男,43 岁。

初诊:2018 年 10 月 24 日。

主诉:心慌、怕热多汗近 1 年,伴双下肢水肿半年。

现病史:患者诉 1 年前无明显诱因出现心慌、怕热多汗、突眼、手抖等症状,体重进行性下降约 10 kg,伴眼胀、易流泪、视力下降等不适,至武汉市中心医院就诊,行相关检查后诊断为"甲状腺功能亢进症",遵医嘱口服甲巯咪唑片,每次

20 mg，每日 1 次，并采用护肝、控制心室率等对症治疗，病情有所好转。其后一直于该院复诊，根据医师建议调整药量，现调整为口服甲巯咪唑片，每次 5 mg，每日 2 次。近半年来无明显诱因出现双下肢水肿，伴局部皮肤发红及散在性水疱，无明显发热、痒痛、关节疼痛等不适，多次至外院就诊，予以相关药物（具体不详）外敷涂擦治疗，症状无明显好转。1 个月前于武汉市第一医院就诊，左胫前局部组织病理检查提示"胫前黏液性水肿"，今患者为求进一步诊治，来我院就诊。

刻下症：心慌、怕热多汗、手抖，突眼伴眼胀、易流泪、视物模糊；双下肢水肿，胫前皮肤发红，可见呈串珠样排列的丘疹，无明显发热恶寒、头晕头痛、恶心呕吐、腹痛腹泻等不适，纳眠正常，大便可，小便可。

专科检查：突眼（＋）；突眼度左侧 20 mm，右侧 21 mm；右侧眼睑稍闭合不全，眼球活动度可，甲状腺Ⅰ度肿大，质中，压痛（－），手抖（＋）。舌淡红，苔白，脉弦。CAS 10 分。

辅助检查：2018 年 10 月 24 日在本院门诊查甲状腺功能示游离三碘甲状腺原氨酸（FT_3）6.41 pg/mL，游离甲状腺素（FT_4）2.06 pg/mL，促甲状腺激素（TSH）0.008 μIU/mL，甲状腺球蛋白抗体（TGAb）67.00 IU/mL，甲状腺过氧化物酶抗体（TPOAb）66.80 IU/mL。2018 年 10 月 25 日查甲状腺球蛋白（TG）368.00 ng/mL，甲状旁腺激素（PTH）93.90 pg/mL，促甲状腺激素受体抗体（TRAb）26.56 IU/L。双侧眼眶轴位 CT 扫描＋三维重建示双侧眼球突出眼眶约 2/3，球内、球后未见异常密度影。各组眼外肌肌腹不同程度增厚，以内、外直肌及下直肌为明显，视神经大小、形态、位置正常。眼眶骨质完整，未见明显破坏征象。符合甲状腺相关性眼病改变。甲状腺＋颈部淋巴结彩超示甲状腺实质弥漫性增大，右侧颈部淋巴结增大，左侧颈部淋巴结可显示。

西医诊断：甲状腺功能亢进性突眼症，毒性弥漫性甲状腺肿伴甲状腺功能亢进症，胫前黏液性水肿。

中医诊断：鹘眼凝睛，瘿病。

辨证：肝火亢盛证。

治法:清肝泻火,散结消瘿。

处方:①甲巯咪唑片,每次 10 mg,每日 1 次,口服;复方甲亢片,每次 5 片,每日 1 次,口服。监测肝功能、血常规等,注意观察皮肤情况。

②患者甲状腺相关性眼病、CAS 10 分提示病情处于活动期,予以甲泼尼龙冲击治疗(甲泼尼龙 1 g 静滴 3 日,注射用甲泼尼龙 0.5 g 静滴 2 日)。

③患者双下肢水肿,胫前皮肤发红,可见呈串珠样排列的丘疹,考虑予以地塞米松＋利多卡因局部注射治疗,辅以中药熏洗双下肢,注意关注双下肢水肿及丘疹变化情况。

④中医辨证论治,予以“散结消肿,活血通经”辨证方熏洗双下肢。组方如下:柴胡 12 g,黄药子 10 g,麻黄 10 g,三棱 15 g,莪术 15 g,当归 15 g,山慈菇 15 g,桃仁 15 g,红花 10 g,土茯苓 20 g,黄芪 20 g,白芥子 15 g,薄荷 10 g,细辛 3 g。

二诊:2018 年 10 月 27 日。

治疗:①予以“清肝泻火,利水消肿”方内服。方药如下:钩藤 12 g,炒栀子 15 g,苦参 15 g,穿山龙 20 g,土茯苓 20 g,茯苓皮 15 g,白鲜皮 12 g,川牛膝 12 g,生地黄 15 g,车前子 15 g,水蛭 10 g,川芎 10 g,泽兰 10 g。

②西医治疗:予以甲泼尼龙冲击治疗(甲泼尼龙 0.5 g 静滴 2 日)。甲巯咪唑片,每次 10 mg,每日 1 次,口服。复方甲亢片,每次 5 片,每日 1 次,口服。

三诊:2018 年 11 月 4 日。

患者诉怕热多汗、突眼伴眼胀、易流泪、视物模糊明显缓解;双下肢水肿明显减轻,胫前串珠样排列丘疹明显减退,无明显心慌、发热恶寒、头晕头痛、恶心呕吐、腹痛腹泻等不适,纳眠正常,大便可,小便可。

查体:双眼结膜无充血,眼球突出,右侧眼睑闭合不全,气管居中,甲状腺Ⅰ度肿大,质中,压痛(一)双下肢皮肤红肿消退,胫前串珠样排列丘疹明显减退。舌淡红、苔白、脉弦。

辅助检查:2018 年 11 月 4 日查甲状腺功能示游离三碘甲状腺原氨酸(FT$_3$)3.85 pg/mL,游离甲状腺素(FT$_4$)2.98 pg/mL,促甲状腺激素(TSH)0.007

μIU/mL。

治疗：①继续服用二诊方。

②西医治疗：口服醋酸泼尼松片，每次 20 mg，每日 1 次（共 1 周）；每次 15 mg，每日 1 次（共 1 周）；每次 10 mg，每日 1 次（共 1 周）；每次 5 mg，每日 1 次（共 1 周）。复方甲亢片，每次 5 片，每日 1 次，口服。甲巯咪唑片，每次 10 mg，每日 1 次，口服。

按语：患者在甲状腺功能亢进症（简称甲亢）后出现双下肢胫前黏液性水肿，颈前肿大伴突眼，呈现明显的甲亢三联征，治疗的前提是稳定甲状腺功能。患者心慌、怕热、易流泪、眼胀，呈现肝火亢盛之征象，以"清肝泻火、散结消瘿"为总治则，中药熏洗、内服相配合。中药熏洗方中柴胡疏肝解郁，黄药子消毒散结，麻黄利水消肿，三棱、莪术、红花、桃仁活血化瘀，当归活血通经，山慈菇化痰散结，土茯苓除湿，黄芪益气健脾，白芥子、细辛散寒通络止痛，薄荷透疹，诸药共奏散结消肿、活血通经之功。中药内服方中炒栀子、苦参清热燥湿，水蛭、川芎、穿山龙活血化瘀，土茯苓、茯苓皮、白鲜皮解毒除湿，川牛膝、生地黄凉血养阴，钩藤清热平肝，泽兰清热解毒活血，车前子利尿渗湿，诸药共奏清肝泻火、利水消肿之功。中药内服、外治相配合，再联用糖皮质激素静滴冲击治疗及双下肢皮下注射少量糖皮质激素等疗法，中西医结合，疗效颇佳。

亚急性甲状腺炎案

邱某，女，30 岁。

初诊：2019 年 10 月 30 日。

主诉：颈前疼痛 1 个月。

现病史：患者 1 个月前感冒后出现左侧颈前疼痛，2019 年 9 月 18 日于当地医院查甲状腺功能示游离三碘甲状腺原氨酸（FT$_3$）3.9 pmol/L，游离甲状腺素（FT$_4$）1.01 pmol/L，促甲状腺激素（TSH）1.258 mIU/L，红细胞沉降率（ESR）34 mm/h↑。放射性核素检查（ECT）示左侧甲状腺结节为温结节。予以抗生素治疗(具体不详),疼痛未见明显减轻。2019 年 10 月 3 日起在医师指导下口服醋酸泼尼松片,每次 15 mg,每日 1 次,两周后减为 10 mg,每日 1 次,颈部疼痛稍减轻,服药 1 周后停药。1 周前患者出现右侧颈前疼痛明显,伴心慌不适,查甲状腺功能示 FT$_3$ 5.99 pmol/L↑,FT$_4$ 1.92 pmol/L↑,TSH 0.011 mIU/L↓。现患者为求进一步治疗来我科就诊。

诊查:舌质红、苔薄黄,脉弦数。一般可,甲状腺Ⅱ度肿大,质韧,压痛(＋)。

辅助检查:甲状腺彩超提示甲状腺弥漫性改变;双侧叶减低回声区,考虑亚急性甲状腺炎;双侧淋巴结可显示。

中医诊断:痛瘿。

西医诊断:亚急性甲状腺炎。

证型:火毒炽盛证。

治法:清热解毒。

治疗方案:住院行超声引导下甲状腺局部介入治疗。

二诊:2019 年 11 月 20 日。

患者诉左侧颈前疼痛较前好转,偶有隐痛,无发热、恶寒不适。纳眠可,二便调。

辅助检查:血液分析示白细胞(WBC)计数 10.91×10^9/L↑,中性粒细胞绝对值(GRAN♯)6.96×10^9/L↑,红细胞沉降率(ESR)35 mm/h↑,C 反应蛋白(CRP)11.47 mg/L↑。甲状腺功能示 FT$_3$ 5.37 pmol/L↑,FT$_4$ 1.76 pmol/L,TSH 0.007 mIU/L↓。甲状腺彩超提示甲状腺弥漫性改变,右侧叶有减低回声区(0.8 cm×0.32 cm)。

西医治疗:尼美舒利缓释片,每次 1 片,每日 1 次。

中药处方:生地黄 12 g,牡丹皮 15 g,连翘 10 g,蒲公英 15 g,金银花 10 g,辛夷花 10 g,黄连 10 g,赤芍 15 g,生白芍 15 g,生甘草 15 g,延胡索 12 g。14剂,每日 1 剂,水煎,分 2 次温服。

三诊:2019 年 12 月 3 日。

患者无颈前疼痛,未诉其他特殊不适。

查体：一般可，甲状腺Ⅱ度肿大，质韧，压痛（一）。

辅助检查：甲状腺功能示 FT$_3$ 4.29 pmol/L↑，FT$_4$ 1.28 pmol/L，TSH 0.029 mIU/L↓，甲状腺球蛋白抗体（TGAb）＜10 IU/mL，甲状腺过氧化物酶抗体（TPOAb）＜28 IU/mL。甲状腺彩超提示甲状腺弥漫性改变，右侧叶有稍低回声区。

治疗：中药处方如下。守二诊方去生地黄，加防风 15 g，贯众 15 g，橘核 15 g。21 剂，每日 1 剂，水煎，分 2 次温服。

四诊：2019 年 12 月 26 日。

患者无颈部不适，诉偶有腹泻，每日 2～3 次，余可。

查体：一般可，甲状腺Ⅱ度肿大，质稍韧，压痛（±）。

辅助检查：FT$_3$ 5.24 pmol/L，FT$_4$ 11.63 pmol/L，TSH 5.721 mIU/L↑（核医学科检验参考范围调整为 FT$_3$ 2.8～7.1 pmol/L，FT$_4$ 9～25 pmol/L，TSH 0.3～5 mIU/L），TGAb 43.10 IU/mL，TPOAb 28 IU/mL。

治疗：黄芪 15 g，防风 15 g，炒白术 12 g，辛夷花 12 g，鹅不食草 15 g，连翘 12 g，蒲公英 15 g，贯众 15 g，茯苓 15 g，炙甘草 10 g，牛蒡子 10 g。15 剂，每日 1 剂，水煎，分 2 次温服。

按语：左新河教授认为，亚急性甲状腺炎主要分为外感风热、肝郁热毒、阳虚痰凝 3 个主要证型。外感风热是其发病的主要原因，肝失疏泄是病理变化的重要环节，外有六淫风温，内为肝郁胃热。亚急性甲状腺炎的中医病名为痛瘿，患者因气、血、痰结合成瘀而发热并伴疼痛，病程缠绵。辨病施治，以清热凉血、散瘀止痛为大法。前期邪毒瘀堵于颈前（即甲状腺），可见甲状腺肿大，触之疼痛。选方以生地黄、牡丹皮为君药。生地黄清热凉血、养阴生津，"作汤除寒热积聚"（《本草纲目》）。牡丹皮清热凉血、活血散瘀，"治一切冷热气血凝滞"（《雷公炮制药性解》）。现代检验指标提示的甲状腺功能异常，是因邪毒侵扰甲状腺而致的一过性损伤，后期病邪退而正气稍虚，故以玉屏风散为主化裁，辅以升提之药。以补需之法尽快补救，避免久虚瘤疾。此病不可久拖，否则易伤根本而留瘤疾。此病宜早救治，施治越早病根犹浅，越利于后期恢复。

亚急性甲状腺炎复发案

邹某,女,52岁。

初诊:2020年1月2日。

主诉:颈前疼痛1个月。

现病史:患者20年前曾患亚急性甲状腺炎,2013年复发1次。1个月前无明显诱因出现颈前疼痛,伴牵扯痛,以右侧为主,无发热。2019年12月23日于华中科技大学同济医学院附属同济医院就诊,予以地塞米松静滴治疗4日,疼痛稍有缓解。现为求进一步治疗来我科就诊。

查体:一般可,甲状腺Ⅱ度肿大,质韧,右侧压痛(+)。舌质红、苔黄,脉弦细。

辅助检查:2019年12月23日查甲状腺功能示FT_3 5.22 pmol/L,FT_4 17.36 pmol/L,TSH 0.614 mIU/L,TGAb 15.66 IU/mL,TPOAb 14.33 IU/mL,促甲状腺激素受体抗体(TRAb)<3.0 IU/L。甲状腺彩超提示双侧甲状腺多发斑片状减低回声。

中医诊断:痛瘿。

证型治法:余邪再发,治以祛邪通络解毒。

西医诊断:亚急性甲状腺炎复发。

治疗:①中药内服:柴胡12 g,川楝子12 g,蒲公英15 g,连翘10 g,金银花10 g,大青叶10 g,桔梗10 g,牛蒡子10 g,芦根12 g,橘核15 g,黄芩10 g,甘草10 g。7剂,每日1剂,水煎,分2次温服。

②中药外敷:金黄膏一盒。

二诊:2020年1月13日。

患者诉右侧颈前压痛,左侧现无疼痛感。舌质淡红、苔薄黄,脉弦。

西医治疗:醋酸泼尼松片,每次20 mg,每日1次;每周减5 mg。

中药处方:①守初诊方去黄芩,加玄参15 g、延胡索12 g。14剂,每日1剂,水煎,分2次温服。

②中药外敷:金黄膏1盒。

按语:亚急性甲状腺炎复发并不算少见,多因病源尚未根除,仍留存体内,正虚之时复感邪气,侵扰体内而发。本案患者20年前曾患痛瘿,现今再次发作,气郁,血瘀,火毒内盛,较初发时更甚。故见舌苔、脉象为火热偏盛之象。首方以柴胡、川楝子为君药,柴胡疏肝理气,兼活血之功。川楝子即楝科植物川楝的果实,主温疾,伤寒大热烦狂,杀三虫疥疡,利小便水道,有行气止痛之效。连翘、金银花、蒲公英、大青叶为疏散清热、解毒消肿之要药。牛蒡子味辛,性温,《主治秘诀》及东垣皆云牛蒡子辛温,故能入十二经而通散也。洁古云"吞一枚,可出痈疽疮头",亦表其辛散之功耳。牛蒡子主"咽喉风热不利,诸肿疮疡之证""散气消痰"(《雷公炮制药性解》)。桔梗开宣肺气,黄芩泻火解毒,皆入肺经,合用攻肺热而散结滞、消肿硬。与芦根合用,清泻肺热,润燥生津。橘核入足厥阴经,功专行肝气(《本草撮要》),消肿散毒。金黄膏为疮疡验方金黄散化裁而成的院内自制制剂,有清热解毒、散结消肿、止痛之效。患者火热偏盛,病势较急,内服、外敷双管齐下,疗效更好。二诊时患者疼痛及热象较前减轻,加玄参养阴,延胡索增强活血行气之效,仍以金黄膏外敷于颈前,直达病所,消肿止痛,务必除尽邪气不留根。

亚急性甲状腺炎合并甲减案

宁某,女,36岁,职员。

初诊:2018年1月4日。

主诉:颈前疼痛半年,乏力2个月。

现病史:患者半年前因感冒而咽喉疼痛,用药后仍反复,一两个月后疼痛渐退。其间未至医院系统诊治。2个月前患者自觉乏力,偶有胸闷,二便可,时有熬夜工作。

查体:甲状腺Ⅱ度肿大,质稍韧,压痛(一)。舌质红、苔薄白,脉细。

辅助检查:甲状腺功能示 FT$_3$ 4.61 pmol/L,FT$_4$ 5.77 pmol/L,TSH 7.24 mIU/L↑,TGAb 208.2 IU/mL↑,TPOAb 578.3 IU/mL↑。甲状腺彩超示甲状腺质地欠均。

西医诊断:亚急性甲状腺炎,桥本甲状腺炎,亚临床甲状腺功能减退症。

证型治法:邪毒滞络证,治以消瘿散结、补肾培元。

西医治疗:优甲乐 25 μg,每日 1 次,口服。

中药处方:黄芪 30 g,白芍 15 g,穿山龙 20 g,鬼箭羽 20 g,夏枯草 15 g。30 剂,中药散装颗粒,1 剂 2 袋,早晚各 1 袋冲服。

按语:本案患者在患病初期未得到有效治疗。感冒多一周内可愈,患者病情缠绵数月且咽喉疼痛明显,抗感冒治疗未见明显好转,后期症状自行消失,较符合亚急性甲状腺炎的临床体征。亚急性甲状腺炎具有一定的自愈性,但可能对甲状腺造成不可逆的损伤,即甲状腺功能减退。甲状腺功能减退症(简称甲减)是由各种原因导致的甲状腺激素缺乏而引起的全身性低代谢综合征。临床表现为乏力、畏寒、记忆力减退、反应迟钝等,本案患者考虑为亚急性甲状腺炎期间炎症未得到控制而持续攻击甲状腺组织使其功能减退,导致后期甲状腺激素缺乏。甲减的中医病名为瘿劳,早期多为气虚、阴虚,中后期可发展为阳虚,尤以脾肾阳虚多见。本案患者考虑为亚急性甲状腺炎导致的亚临床甲状腺功能减退症,气阴两虚,加之平时熬夜工作,阳气受损,时有乏力、胸闷不适。故选方以补气养阴为主,兼以温阳。以自拟芪箭消瘿方增强免疫力,这是一个需长期调养的过程,生活习惯也要改善,才能事半功倍。

亚急性甲状腺炎合并甲状腺结节案

石某,女,29 岁,职员。

初诊:2019 年 1 月 22 日。

主诉:左侧颈前疼痛 20 日。

现病史:患者 20 日前无明显诱因出现左侧颈前疼痛,自行口服抗生素(头孢类），症状稍有缓解，停服后左侧颈前疼痛反复发作。现患者仍有左侧颈前疼痛，无发热，无胸闷、心慌不适，二便可。

查体：甲状腺Ⅰ～Ⅱ度肿大，质稍韧，左侧压痛（＋）。舌淡红、苔白，脉沉。

辅助检查：甲状腺功能示 FT_3 4.33 pmol/L，FT_4 14.6 pmol/L，TSH 0.61 mIU/L，TGAb 121.4 IU/mL↑，TPOAb 89.6 IU/mL↑。甲状腺彩超示甲状腺双侧叶囊实性结节（2 类，较大一个结节大小为 0.28 cm×0.44 cm）。

中医诊断：痛瘿。

证型治法：痰瘀互结证，治以化痰消瘿、活血理气。

西医诊断：亚急性甲状腺炎，甲状腺结节。

西医治疗：活血消瘿片 5 片，每日 2 次。

中药处方：生地黄 12 g，牡丹皮 15 g，郁金 15 g，连翘 10 g，蒲公英 15 g，延胡索 10 g，桔梗 15 g，当归 15 g，大青叶 10 g，橘核 10 g，荔枝核 10 g，山慈菇 10 g，夏枯草 15 g，穿山龙 20 g。14 剂，每日 1 剂，水煎，分 2 次温服。

按语：本案患者既有亚急性甲状腺炎，又有甲状腺结节，两病皆为甲状腺疾病，且病理过程有相似之处，中医治病根本在于辨证，所以两病可以一方同治。方中除了有亚急性甲状腺炎治疗时常用的疏肝理气、疏风清热药外，还以荔枝橘核汤（出自《杂病源流犀烛》）加减化裁，行滞散结、散寒止痛，患者辨体血瘀，稍加桔梗。患者有甲状腺结节（古称瘿瘤），故加用夏枯草一药。夏枯草主瘰疬瘿瘤，专治少阳之证，且有辛散之功。而山慈菇软坚化痰散结，穿山龙活血止痛，全方兼顾清热止痛、消瘿散结。

老年性亚急性甲状腺炎案

王某，男，68 岁。

初诊：2018 年 11 月 13 日。

主诉：右侧颈部疼痛 1 个月。

现病史：患者 1 个月前无明显诱因出现右侧颈部疼痛，咽部不适，声音嘶哑,偶干咳无痰,有吞咽梗阻感,无恶心呕吐,1周前于我院门诊就诊,查甲状腺彩超示甲状腺右侧叶增大,甲状腺双侧叶低回声区,甲状腺右侧叶囊性结节(2类),甲状腺左侧叶高回声结节(3类)。甲状腺功能检查示游离三碘甲状腺原氨酸(FT$_3$)4.79 pg/mL,游离甲状腺素(FT$_4$)2.03 pg/mL,促甲状腺激素(TSH)0.002 μIU/mL,甲状腺球蛋白抗体(TGAb)63.60 IU/mL,甲状腺过氧化物酶抗体(TPOAb)66.10 IU/mL。红细胞沉降率35 mm/h,超敏C反应蛋白26.7 mg/L。门诊医师诊断为"亚急性甲状腺炎",给予中药口服治疗,症状无明显缓解,昨日患者自觉夜间低热,无明显盗汗,颈部疼痛加重,今为求进一步诊治,遂来我院就诊。

刻下症:右侧颈部疼痛,咽部不适,声音嘶哑,偶干咳无痰,有吞咽梗阻感,夜间低热,无盗汗,纳可,眠欠佳,大小便可。

既往史:有肾结石、前列腺增生病史。有手术史,2000年行胆囊切除术(具体不详);2017年3月于我院行玻璃体切割术(具体不详);2017年8月行白内障手术(具体不详)。否认输血史。2018年11月于我院行结肠息肉切除术。有糜烂性胃炎病史,有反流性食管炎病史。

中医诊断:痛瘿。

证型治法:气阴两虚证,治以益气养阴止痛。

西医诊断:亚急性甲状腺炎,甲状腺结节,亚临床甲状腺功能亢进症。

西医治疗:醋酸泼尼松片10 mg qd,每2周减5 mg。

中药处方:芦根15 g,川楝子12 g,延胡索15 g,大青叶15 g,蒲公英15 g,板蓝根15 g,生地黄15 g,赤芍12 g,炒白芍12 g,橘核15 g,荔枝核15 g,甘草10 g,牛蒡子10 g。7剂,每日1剂,水煎,分2次温服。

按语:由于老年人的慢性基础疾病多,且老年人体质较虚弱,故对老年性亚急性甲状腺炎的诊治,证型不同而治法不同。本案患者痰瘀互结而致气阴两虚,故治法以养血行气、润燥止痛为主。炒白芍养血敛阴,柔肝止痛;赤芍清热凉血,祛瘀止痛;川楝子行气止痛。气与血的关系:气为血之帅(有三个方面的含义：气能生血，气能行血，气能摄血）；血为气之母，血能养气，血能载气。再加用延胡索活血行气。芦根清热生津。甘草调和诸药。因为本案患者体质偏阴虚血瘀，年龄较大，选方侧重养阴养血。但亚急性甲状腺炎的病因多为外感风热，故仍要用到蒲公英、大青叶、板蓝根疏散风热，解毒消肿，牛蒡子、生地黄清热宣肺，橘核、荔枝核加强化痰消瘿的作用。

桥本甲状腺炎合并不孕案

宋某，女，31岁，职员。

初诊：2019年11月11日。

主诉：甲状腺功能亢进症病史2年余。

现病史：患者2016年因身体不适于外院门诊确诊为甲状腺功能亢进症（简称甲亢），予以丙硫氧嘧啶片（PTU）口服治疗，约1个月后停药。2019年8月于武汉市第一医院复查甲状腺功能示 FT_3 4.93 pmol/L，FT_4 8.14 pmol/L，TSH 3.800 mIU/L，TGAb 11 IU/mL↑，TPOAb 41.2 IU/mL↑。甲状腺彩超提示甲状腺质地不均，血流信号丰富（桥本甲状腺炎可能）；双侧叶实性结节（3类，左侧叶下部一个结节大小为0.8 cm×0.5 cm，右侧叶上部一个结节大小为0.6 cm×0.3 cm），未予以治疗。患者因近2年未孕，月经量变少，有备孕要求，故来我科就诊。现诉偶有心慌不适，月经周期正常，未诉其他不适症状。

查体：一般可，甲状腺Ⅱ度肿大，质中，压痛（一）。舌质暗红、苔薄白、脉弦。

辅助检查：性激素六项示卵泡刺激素（FSH）8.5 mIU/mL，黄体生成素（LH）10.8 mIU/mL，雌二醇（E_2）99.0 pg/mL，孕酮（PROG）0.524 nmol/L，睾酮（TESTO）0.42 nmol/L，催乳素（PRL）55.0 ng/mL。

中医诊断：瘿病。

证型治法：气血瘀滞证，治以行气活血。

西医诊断：桥本甲状腺炎。

西医治疗:优甲乐 12.5 μg qd。硒酵母片 100 mg bid。

中药处方:黄芪 30 g,赤芍 15 g,穿山龙 20 g,鬼箭羽 20 g。30 剂,中药散装颗粒,1 剂 2 袋,早晚各 1 袋冲服。

二诊:2019 年 12 月 19 日。

患者无不适症状。舌质淡红、苔薄白,脉弦。

辅助检查:甲状腺功能示 FT_3 4.81 pmol/L,FT_4 19.20 pmol/L,TSH 1.621 mIU/L,TGAb 193 IU/mL↑,TPOAb 200.30 IU/mL↑。

西医治疗:优甲乐 12.5 μg qd。硒酵母片 100 mg bid。

中药处方:守初诊方改赤芍为 15 g 白芍。20 剂,中药散装颗粒,1 剂 2 袋,早晚各 1 袋冲服。

按语:不孕症的西医诊断标准是指正常性生活下没有避孕,超过 12 个月没有怀孕。中医关于不孕的认识多从体质、病机、体征出发,一般认为先天肾元不足,或后天亏损,胞宫阻滞是不孕的根本原因。患者既往有甲亢病史,正气受损,后期也没有及时进行调护,所以出现了气阴两虚的症状,不孕及甲状腺自身抗体水平升高可能与此有关。以自拟芪箭消瘿方(临床使用逾 10 年)对症用药,行气滋阴,调节免疫功能,在降抗体水平和改善症状上有不错的反馈。近年来多项研究表明,穿山龙、白芍对细胞免疫和体液免疫均有调节作用。黄芪补气养血,鬼箭羽破血消瘀,赤芍祛瘀行滞,气药、血药合用,补气血与行气血并举。气血冲和条畅,有助于胞宫种子育胎。

桥本甲状腺炎合并流产案

丁某,女,28 岁,职员。

初诊:2018 年 7 月 19 日。

主诉:发现甲状腺自身抗体水平升高 1 个月。

现病史:患者 1 个月前因生化妊娠(亚临床流产)1 次于湖北省妇幼保健院

检查,提示甲状腺自身抗体水平升高,无胸闷、心慌,无腹胀、腹痛,未诉其他特殊不适,二便正常,睡眠欠佳。末次月经:2018 年 5 月 12 日。

查体:舌红、少苔,脉浮弦。

辅助检查:2018 年 6 月 18 日在湖北省妇幼保健院查甲状腺功能示 FT_3 3.41 pmol/L,FT_4 5.37 pmol/L,TSH 1.23 mIU/L,TGAb 134.6 IU/mL,TPOAb 537 IU/mL。2018 年 7 月 19 日在本院查甲状腺彩超示甲状腺质地欠均。

中医诊断:瘿病。

证型治法:气郁阴虚证,治以益气养阴。

西医诊断:桥本甲状腺炎。

西医治疗:硒酵母片 150 mg bid。

中药处方:黄芪 20 g,白芍 15 g,鬼箭羽 20 g,穿山龙 20 g。30 剂,中药散装颗粒,1 剂 2 袋,早晚各 1 袋冲服。

按语:中医认为,妇人孕子,以冲任调和、阴阳平衡为最宜时机。本案患者虽无明显不适症状,但舌脉符合气郁阴虚的特征。在此基础上,胞宫气血凝滞,可能是胎堕的原因之一。因此选用芪箭消瘿方,养阴益气,改善体质,调节免疫功能,有助于后期孕子。

甲状旁腺功能减退症案

杜某,男,20 岁,学生。

初诊:2018 年 11 月 21 日。

主诉:间断头痛伴恶心、呕吐 3 日。

现病史:患者诉近 3 日来无明显诱因出现头部胀痛不适,间断性发作,以头枕部为主,伴恶心、呕吐,数次呕吐胃内容物,于昨日至急诊科就诊,考虑为甲状旁腺功能减退症,低钙血症,予以止痛、脱水、扩管等对症治疗后,患者头痛及恶心、呕吐症状无明显缓解。

刻下症：头部胀痛，间断性发作，以头枕部为主，乏力，伴恶心、呕吐，无明显发热、头晕、颈项强直、心慌胸闷、腹痛腹泻、双下肢水肿等不适，无饮水呛咳、吐词不清、意识丧失、偏身感觉异常及活动障碍等不适，纳差，睡眠一般，大便可，小便可。舌质暗红，苔白干，脉沉。

辅助检查：2018 年 11 月 18 日查维生素 D(Vit D)10.16 ng/mL；甲状旁腺激素(PTH)0.10 pg/mL。甲状腺及甲状旁腺彩超示甲状腺及甲状旁腺区未见明显异常，双侧颈部淋巴结可显示。急诊查甲状旁腺激素(PTH)8.00 pg/mL↓。甲状腺功能示游离三碘甲状腺原氨酸(FT$_3$)2.31 pg/mL，游离甲状腺素(FT$_4$)1.31 pg/mL，促甲状腺激素(TSH)0.492 μIU/mL，甲状腺球蛋白抗体(TGAb)15.00 IU/mL，甲状腺过氧化物酶抗体(TPOAb)28.00 IU/mL；血常规示白细胞(WBC)计数 $9.34×10^9$/L；中性粒细胞百分比(GRAN%)81.58%，中性粒细胞绝对值(GRAN♯)$7.62×10^9$/L；电解质检查示钙(Ca)1.79 mmol/L↓；头颅CT 示甲状旁腺功能减低，提示法尔病。

证型治法：肝郁气滞证，治以活血通络止痛。

西医诊断：甲状旁腺功能减退症，低钙血症。

西医治疗：补液，纠正电解质紊乱。

中药处方：葛根 20 g，丹参 15 g，川芎 12 g，白芷 15 g，藿香 15 g，钩藤 12 g，代赭石 15 g，生白芍 15 g，甘草 10 g，骨碎补 15 g，续断 15 g，枸杞子 15 g，黄芪 15 g。7 剂，每日 1 剂，水煎，分 2 次温服。

按语：西医对甲状旁腺功能减退症的治疗与甲状腺功能减退症的治疗不同。但中医治病以辩证为本。本案患者初发症状为呕吐、头痛，因肠胃格拒谷食，清阳难上，且下利开阖失司。黄芪、枸杞子，以滋补五脏，防峻邪伤正。骨碎补、续断补肾活血。丹参主养血安神。川芎药性散快行急，可引气血向上濡养头目，与白芷配伍祛风止痛。藿香散风清暑、化湿热。配葛根解肌，缓解关节四肢不利。钩藤息风止痉，代赭石平肝潜阳，有降逆之效。白芍归肝经，生用既能调肝气不和，也能缓肝阳上亢。肝脏调和，气机条达则头痛、呕吐症状大解而舒畅。

腺垂体功能减退症案

柳某,女,43 岁。

初诊:2019 年 6 月 26 日。

主诉:颅咽管瘤术后 2 年,颈项部胀痛 2 日。

现病史:患者 2 年前因乏力、视物模糊,伴有心慌、口干、多饮多尿、多食易饥、月经停潮等症,遂至华中科技大学同济医学院附属同济医院就诊,行相关检查后诊断为"颅咽管瘤",行开颅鞍区占位切除术,术后症状有所缓解。2016 年12 月患者自觉视力下降,伴视物重影、视野缺失,遂至华中科技大学同济医学院附属同济医院就诊,再次开颅,行颅咽管瘤切除术,术后诊断为腺垂体功能减退症、中枢性尿崩症。患者遵医嘱服用醋酸泼尼松片 2.5 mg qd,优甲乐(左甲状腺素钠片)25 μg qd,甲磺酸溴隐亭片 1.25 mg qd,奥美拉唑肠溶胶囊 20 mgqd,戊酸雌二醇片 1 mg qd(服 21 日后停 7 日),黄体酮软胶囊 0.1 g bid(第 11日起开始服用,10 日后停用),近期未服用醋酸去氨加压素片,诉每日尿量正常。2 日前患者出现颈项部胀痛,偶有刺痛感、憋气感,眼胀,畏光,伴头晕、腹胀、乏力,今患者为求进一步诊治,遂来我院门诊就诊。

既往史:有高脂血症病史,现口服阿托伐他汀 20 mg qn(每晚 1 次);有高尿酸血症病史;有轻度脂肪肝、乳腺增生、乳腺结节病史;有颅咽管瘤手术史。

诊查:甲状腺 Ⅰ 度肿大,质韧,无压痛。舌红、苔滑润,脉沉。

辅助检查:2019 年 6 月 26 日查血常规、尿常规、肝功能、肾功能、凝血功能未见明显异常。尿酸(UA)445 μmol/L;二氧化碳(CO_2)29.9 mmol/L;肾小球滤过率(eGFR)(估算)94.1 mL/(min・1.73 m^2);甲状腺功能示游离三碘甲状腺原氨酸(FT_3)2.63 pmol/L,游离甲状腺素(FT_4)15.77 pmol/L,促甲状腺激素(TSH)1.566 mIU/L,维生素 D(Vit D)12.79 ng/mL,甲状旁腺激素(PTH)50.10 pg/mL;反 T_3(rT_3)0.39 ng/mL;皮质醇(COR)(8:00)9.10 μg/dL;促肾上腺皮质激素(ACTH)2.26 pg/mL;性激素六项示雌二醇(E_2)37.94 pg/mL;

卵泡刺激素（FSH）1.04 mIU/mL；黄体生成素（LH）0.00 mIU/mL；孕酮（PROG）0.190 ng/mL；睾酮（TESTO）8.45 ng/dL；催乳素（PRL）4.47 μg/L；甲状腺＋乳腺彩超示甲状腺实质弥漫性改变，双侧颈部淋巴结可显示，部分增大；双乳符合增生声像图改变，双腋下淋巴结稍大。

中医诊断：虚劳。

辨证：脾肾阳虚证。

治法：温阳益气，补肾健脾。

治疗：①西医治疗：左甲状腺素钠片 50 μg，每次 1/4 片，每日 1 次，空腹口服；甲磺酸溴隐亭片 2.5 mg，每次 1/2 片，隔日 1 次，口服；醋酸泼尼松片 5 mg，每次 1 片，每日 1 次，口服；善存片，每次 1 片，每日 1 次，口服；骨化三醇软胶囊 0.25 μg，每次 1 片，每日 1 次，口服；阿托伐他汀钙片 20 mg，每晚 1 片，口服；戊酸雌二醇片 1 mg，每日 1 次，每次 1 片，口服，按月经周期用药。

②中医治疗：予以"健脾补肾，化痰散结"中药辨证方。方药如下：黄芪 30 g，蒲公英 15 g，野菊花 15 g，夏枯草 15 g，淫羊藿 15 g，肉苁蓉 15 g，白芥子 12 g，橘核 15 g，茯苓 15 g，炙甘草 10 g，川楝子 12 g，香附 10 g，枳实 10 g。4 剂，每日 1 剂，分 2 次服。

方解：本方中黄芪健脾益气，淫羊藿、肉苁蓉补肾温阳，川楝子、香附、枳实疏肝理气健脾，夏枯草、橘核、白芥子散结消肿，蒲公英、野菊花清热解毒，茯苓健脾，炙甘草调和诸药，全方奏健脾补肾、化痰散结之功。

二诊：2019 年 7 月 9 日。

患者诉颈前肿胀疼痛，睡眠正常，大便可，小便可。

查体：血压 109/80 mmHg，神志清楚，精神可，甲状腺Ⅰ度肿大，质韧，无压痛，双肺呼吸音正常，双肺未闻及干湿性啰音，听诊心率 75 次/分，律齐，腹部柔软，腹部无压痛，腹部无反跳痛，肝肋下未触及，脾肋下未触及，墨菲征阴性，肝区无叩击痛，移动性浊音阴性，无双下肢水肿。舌质红、苔滑润，脉沉。

辅助检查：2019 年 7 月 9 日颈部淋巴结超声探查示双侧颈部Ⅱ、Ⅲ区淋巴结可显示。

处方：①继予以"健脾补肾，化痰散结"中药辨证方。方药如下：柴胡 12 g，枳壳 10 g，郁金 12 g，茯苓 15 g，黄芪 20 g，川楝子 12 g，延胡索 12 g，淫羊藿 15 g，白薇 15 g，合欢皮 15 g，生地黄 12 g，熟地黄 12 g，石斛 15 g，桔梗 10 g，旋覆花 10 g。4 剂，每日 1 剂，分 2 次服。

方解：本方中柴胡、枳壳疏肝行气，郁金行气活血，茯苓健脾利湿，黄芪健脾益气，川楝子、延胡索行气兼活血止痛，淫羊藿补肾阳，白薇滋阴，合欢皮安神，生地黄、熟地黄滋肾阴，石斛滋阴生津，桔梗、旋覆花降气宣肺祛痰，诸药共奏健脾补肾、化痰散结之功。

②西医继予以补充甲状腺激素、雌激素及降脂、护胃、补钙治疗。

三诊：2019 年 7 月 18 日。

患者诉颈前疼痛明显好转，无头晕、腹胀、乏力，无咳嗽咳痰，无心慌胸闷，无腹痛腹泻，无恶心呕吐，睡眠正常，大便可，小便可。

专科检查：神志清楚，精神可，甲状腺Ⅰ度肿大，质韧，无压痛，双肺呼吸音正常，双肺未闻及干湿性啰音，听诊心率 66 次/分，律齐。舌质淡红，舌苔薄，脉细。

治疗：予以"健脾补肾，化痰散结"中药辨证方口服，守二诊方去熟地黄、桔梗、旋覆花，加黄连 6 g、灯心草 15 g、淡竹叶 12 g、仙鹤草 15 g，以清热利湿，化燥除烦。

按语：本案患者在颅咽管瘤术后出现甲状腺功能减退症、腺垂体功能减退症，出现促甲状腺激素分泌不足的表现，如乏力、催乳素失调等，考虑中西医结合治疗，运用西药补充甲状腺激素，稳定催乳素、雌激素等水平，避免诱发垂体危象。患者现处于术后恢复期，术后元气损耗，肾阳不足、脾阳不振，故乏力、腹胀，冲任不盛，则月经失调、月经量少；术后情绪失调，肝经不畅，肝木不条达、气机不畅，经气不利，则气滞胸闷、颈项痛等。腺垂体功能减退症在中医学中没有明确的名称，属于"瘿劳""虚劳"的范畴，故病机考虑"肾阳虚衰、冲任不盛"，以温补肾阳为主，兼以健脾益气，常予以淫羊藿、肉苁蓉温肾阳、益肾精等，黄芪、白术以健脾，重用黄芪，加强补气之功效，若肝失疏泄，则加柴胡、郁金、枳壳、香附、川楝子疏肝解郁、行气止痛,久病多痰,则加白芥子、橘核、茯苓等健脾利水、化痰通络。

2型糖尿病周围神经病变案1

张某,女,78岁。

初诊:2019年5月7日。

主诉:间断口干、多饮14年,头昏1个月。

现病史:患者于14年前无明显诱因出现口干、多饮,在外院查血糖升高(具体值不详),诊断为"2型糖尿病",予以降糖治疗(具体不详)后,血糖控制尚可,其后多次调整降糖方案,现降糖方案为瑞格列奈片0.25 mg po tid,阿卡波糖片50 mg,三餐时嚼服,自行监测空腹血糖5～7 mmol/L,餐后2 h血糖8～10 mmol/L。1个月前患者自觉头昏,至武汉长动医院查头部CT示脑梗死(未见报告),予以改善循环、调脂、稳定斑块、抗血小板聚集等治疗后,患者仍觉头昏,左侧耳后疼痛连及颈部疼痛不适,无胸闷心慌,无腹痛,今患者为求进一步诊治,遂来我院就诊,门诊以"2型糖尿病伴有并发症"收住入院。

刻下症:时有口干、多饮,头昏,左侧耳后疼痛连及颈部疼痛不适,头部皮肤瘙痒,无视物模糊,无胸闷心慌,无腹痛,睡眠正常,大便2～3次/日,小便有泡沫。

既往史:有高血压病史10余年,血压最高为160/95 mmHg,目前口服苯磺酸氨氯地平片5 mg qd;曾患有脑梗死,曾服阿司匹林肠溶片及阿托伐他汀钙片治疗。过敏史:有药物过敏史,对青霉素过敏,表现为皮疹;对银杏内酯注射液过敏,表现为头晕;无食物过敏史。

辅助检查:2019年5月7日查糖化血红蛋白(HbA1c)5.1%;血糖(GLU)5.6 mmol/L;糖化血清蛋白(GSP)1.99 mmol/L;颈部血管彩超示双侧颈总动脉粥样硬化伴斑块形成,双侧椎动脉扭曲且血流阻力指数增高。

中医诊断：消渴。

证型治法：气阴两虚、脉络瘀阻证，治以活血通络、燥湿化痰。

西医诊断：2 型糖尿病伴有神经并发症，2 型糖尿病周围神经病变、高血压病 2 级（极高危），高脂血症，脑梗死。

中药处方：葛根 30 g，丹参 15 g，川芎 12 g，藿香 15 g，石菖蒲 15 g，钩藤 12 g，苍术 12 g，炒白术 12 g，旋覆花 10 g，法半夏 15 g，陈皮 10 g，郁金 12 g，合欢皮 15 g。

中药 7 剂，每日 1 剂，代煎（浓），分 2 次口服。

按语：患者燥热内盛，化火伤阴，阴虚不能荣养口舌，故见口干、多饮。气虚无力固摄津液，津液输注下焦，故见多尿。气阴精血耗伤，清窍失濡养，则头昏。患者阴虚燥热，气阴俱虚，阴虚则瘀热内结，气虚则血运不畅，肌肤失养，则见局部皮肤瘙痒。古代相关文献将糖尿病周围神经病变归为"麻木""不仁""血痹""脉痹""痿证"等范畴。《景岳全书》载，"五脏皆柔弱者，善病消瘅"。消渴的病机为阴虚燥热，阴虚为本，燥热为标。《医林改错》认为"血受热，则煎熬为块"，阴虚津亏则易生内热扰血分，血热瘀毒内积，痹阻脉络，不通则痛，发为痹证。本案患者的病程较长，日久阴津亏耗，无以载气，或燥热亢盛，伤阴耗气，而致气阴两伤，经络失活，血液运行受阻，脉络失养、血脉失和，导致肢体疼痛等症。治当活血通络、燥湿化痰。方中葛根解肌生津。现代研究表明，葛根素对改善糖尿病周围神经病变患者的神经传导速度效果明显，能够降低血浆黏度、纤维蛋白原水平和糖化血红蛋白水平，从而缓解症状，减轻疼痛。丹参入心、肝经，具有活血化瘀、行血止痛、去瘀生新、镇静安神的功效。川芎入肝、胆、心包经，辛温香窜，上行头目，下行血海，善行血中之气，祛血中之风，走而不守，既能活血行气，又能祛风止痛，为血中气药。丹参为血中之静品，而川芎乃血中之动品，以行气为要，二者相伍，静中有动，使气血运行通畅。

患者既往有脑梗死病史，与非糖尿病患者相比，糖尿病并发脑梗死患者的脑损害程度更严重。糖尿病并发脑梗死，在中医学中无此病名，应属于中医学"消渴""中风"范畴，消渴合并中风在古代中医学文献中早有记载，如《素问·通评虚实论》提到"凡治消瘅、仆击、偏枯、痿厥、气满发逆、甘肥贵人,则高粱之疾也",认为消渴与偏枯有共同的病理基础。《黄帝内经》论述了消渴合并中风的发生,认为其责于饮食不节,过食肥甘醇酒,导致脾胃运化失职,脾失健运,聚湿化痰,痰郁化热,引动肝风,风痰痹阻脑之脉络而发病。当用藿香、石菖蒲开窍豁痰,醒神益智,二药味辛,能行能散,且能引药上行,祛除郁阻。钩藤甘、凉,归肝、心包经,可息风定惊,清热平肝。苍术、法半夏燥湿健脾;炒白术健脾祛湿;陈皮健脾化痰;旋覆花降气消痰,脾为生痰之源,湿聚成痰,当佐健脾祛湿之药。郁金疏肝解郁,合欢皮养心安神,全方奏活血通络、燥湿化痰之功。

2型糖尿病周围神经病变案2

裴某,女,56岁。

初诊:2019年9月1日。

主诉:口干多饮20年,双下肢麻木2个月。

现病史:患者于20年前无明显诱因出现口干、多饮,至外院就诊,查空腹血糖达9 mmol/L,诊断为"2型糖尿病",予以口服降糖药治疗(具体不详),后因血糖控制不佳调整为胰岛素降糖治疗,后自行更改为口服降糖药,现予以盐酸二甲双胍片0.5 g bid、伏格列波糖分散片0.2 mg bid降糖,平素未规律监测血糖,3个月前至我院住院治疗,调整降糖方案为甘精胰岛素22 IU皮下注射及阿卡波糖片100 mg三餐时嚼服,但患者院外未监测血糖,血糖控制不详。2个月前患者出现双下肢麻木,有针刺、蚁行感,伴双足踝疼痛,今患者为求进一步系统诊治,遂来我院就诊,门诊医师拟"2型糖尿病伴多个并发症"收住入院。

刻下症:口干,多饮,双下肢麻木,有针刺、蚁行感,伴双足踝疼痛,时有视物模糊,无头晕头痛,无咳嗽咳痰,无心慌胸闷喘气,无腹痛腹泻,睡眠正常,大便可,小便可。

既往史:有高脂血症、骨质疏松病史;有胆囊结石病史。

辅助检查:颈部血管彩超示双侧椎动脉走行稍迂曲。肝胆脾胰、双肾输尿管彩超示胆囊结石(胆囊切面大小正常,壁不厚,囊内可见数个强光团堆积,范围约 3.5 cm×2.4 cm,后伴声影)。双下肢动静脉彩超示双下肢动静脉声像图未见明显异常。全胸正位片示双肺纹理增多,肺野未见明确实质性病变;心膈影无特殊发现。心脏彩超示心内结构及各瓣膜活动未见明显异常。C-肽(空腹)0.33 ng/mL↓,C-肽(120 min)1.69 ng/mL,血糖(空腹)7 mmol/L↑,血糖(2 h)15.4 mmol/L↑,糖化血红蛋白 7.7%↑,糖化血清蛋白 2.41 μmol/L↑。

中医诊断:消渴。

证型诊治:气虚血瘀证,治以益气养阴,活血通络。

西医诊断:2 型糖尿病伴多个并发症,2 型糖尿病周围神经病变,2 型糖尿病视网膜病变。

西医处理:调整降糖方案为甘精胰岛素 20 IU 皮下注射,西格列汀片 100 mg qd,阿卡波糖片 100 mg 三餐时嚼服,指导患者严格管理饮食及运动,监测血糖,预防低血糖。

中药处方:黄芪 20 g,桂枝 15 g,地龙 15 g,丹参 15 g,川芎 12 g,鸡血藤 12 g,伸筋草 15 g,牛膝 12 g,侧柏叶 12 g,泽泻 15 g,鱼腥草 20 g。7 剂,每日 1 剂,分 2 次口服。

中药活血通络方熏洗治疗,组方如下。鸡血藤 20 g,忍冬藤 20 g,钩藤 20 g,络石藤 20 g,桂枝 15 g,桑枝 15 g,威灵仙 10 g。外用,每日 1 剂。

二诊:2019 年 9 月 16 日。

患者诉口干、多饮缓解,双下肢麻木较前好转,双足踝疼痛较前好转,时有视物模糊,睡眠正常,二便可。

按语:糖尿病周围神经病变(DPN)是糖尿病患者常见的并发症之一,随着糖尿病发病率的不断上升,DPN 的发病率亦在不断增长。《王旭高医案》云,消渴日久,但见手足麻木,肢冷如冰;《证治要诀》记载,消渴日久,精血亏耗,可致雀盲或四肢麻木疼痛,根据其"麻""痛"等特点将其归为"痹症"范畴,故称"消渴痹症"。也有人认为,本病属于"痹证""痿证"范畴。消渴日久,耗伤正气,阴阳气血、脏腑受损,不荣则痛且痿;另久病入络,痰瘀痹阻则痛。本病乃因消渴经久不愈、脉络失养而成,本虚标实,以本虚为主。该患者因消渴日久,气阴亏耗,阴虚内热而灼伤阴血,血行不畅,致脉络瘀阻,筋脉失于濡养而见肢体麻木,气虚血行不畅,不通则痛而见肢体疼痛。

消渴日久必然本元大伤,虚损之象迭现,气虚则血运无力,阴虚则血行艰涩,而成久病入络,久虚入络之血瘀证候。治当益气养阴,活血通络。《金匮要略》有言:"血痹,阴阳俱微,寸口关上微,尺中小紧,外证身体不仁,如风痹状,黄芪桂枝五物汤主之。"临床中治疗糖尿病周围神经病变多用黄芪桂枝五物汤加减化裁。方中以黄芪为君药,甘温补气,且补在表之卫气,使气旺以促血行,祛瘀而不伤。现代研究表明,黄芪具有改善局部微循环血流灌注的作用。桂枝辛温,辛能发散,温通卫阳,能"温筋通脉",主要起温阳助卫、通行经脉的作用。其与黄芪配伍可益气温阳、和血通经,黄芪得桂枝能固表而不留邪,桂枝得黄芪能益气而振奋卫阳。气虚则无力运血,致血行不畅,发为瘀血,瘀血阻络,出现肢麻肢凉、疼痛、针刺感、蚁行感等症状。当配伍辛温之川芎、丹参活血祛瘀止痛。血中之气药川芎,既能活血化瘀,又能行气止痛。麻木较明显者,加用鸡血藤。麻木与瘀血关系密切。《张氏医通·麻木》云:"麻则属痰属虚,木则全属湿痰死血。"鸡血藤苦、甘、温,归肝、肾经,善于活血补血,调经止痛,舒筋活络,常用于风湿痹痛、麻木瘫痪等。现代研究发现,鸡血藤有扩张血管、抑制血管通透性、改善微循环等作用。血瘀明显,见肢端刺痛、皮肤色暗者,可酌加虫类药搜风通络。地龙性走窜,善通行经络,可合用以增强疗效。叶天士认为虫类药"俾飞者升,走者降,血无凝着,气可宣通,与攻积除坚,徒入脏腑者有间"。虫类药中含有草木药所不具备的抗凝及纤溶活性成分,具有独特的活血化瘀作用。牛膝逐瘀通经,补肝肾,强筋骨,引血下行。引诸药下行,可加强活血之效。侧柏叶苦、涩、寒,归肺、肝、脾经,可凉血止血。鱼腥草辛,微寒,归肺经,可清热解毒,消痈排脓,利尿通淋。二药性寒,寒能凉血,防止血热动血,活血化瘀药与之同用可增强疗效。泽泻甘、淡、寒,归肾、膀胱经,可利水渗湿,泄热,化浊降脂。上述多味药为辛味药,辛能行、能散、能润,化瘀除积。《临证指南医案》指出,辛以通络,虫以通络,化瘀以通络。补气活血药同用,补气之品若得活血之药,则补不留滞;活血之品若得补益之药,则行不伤正。

清代吴师机《理瀹骈文》云:"外治之理,即内治之理,外治之药,即内治之药,所异者法耳。"鸡血藤活血补血,调经止痛,舒筋活络。忍冬藤清热解毒,疏风通络。钩藤息风定惊,清热平肝。络石藤祛风通络,凉血消肿。桂枝辛温,温通经脉。桑枝祛风湿、利关节。威灵仙祛风湿,通经络。外用以祛风除湿、通络止痛为法。方中多用藤类药。藤类生性盘根错节,缠绕蔓延,四面施展,形如络脉。藤类药具舒展、蔓延之性,善走经络,能通瘀滞。《本草便读》云:"凡藤蔓之属,皆可通经入络。此物味苦平善治风疾,故一切历节麻痹皆治之。"此类药多作用于人体筋脉,局部"以通为用"。外用联合内服,可最大限度发挥改善微循环、调节神经系统功能的作用,使症状减轻,从而治疗糖尿病并发的神经病变。

2 型糖尿病视网膜病变案

万某,男,51 岁。

初诊:2018 年 8 月 15 日。

主诉:口干、多饮、多尿 1 年。

现病史:患者诉 1 年前无明显诱因出现口干、多饮、多尿,后于单位体检时测血糖偏高(具体不详),未予重视,2 个月后症状加重,至我科门诊求治,给予甘精胰岛素皮下注射及卡博平(阿卡波糖片)口服治疗,后治疗方案调整为达美康(格列齐特缓释片)加卡博平口服,因患者未能规律监测血糖及改善生活方式,血糖控制不详。

刻下症:时有视物模糊、手足麻木,时有乏力,无明显头晕头痛,无心慌胸闷等不适。睡眠正常,大便干,小便量多。

诊查:舌红、苔薄白,脉弦。身高 1.74 m,体重 71 kg,BMI 23.45 kg/m²。

辅助检查:2018 年 8 月 15 日患者于我院查尿微量白蛋白(MAU)225.7 mg/L↑,肾小球滤过率(eGFR)(估算)75.0 mL/(min·1.73 m²)↓,空腹血糖 7.0 mmol/L↑,餐后 2 h 血糖 8.3 mmol/L↑。糖化血红蛋白(HbA1c)6.7%。

眼底检查示双眼视网膜少量渗出。

证型诊治:气阴两虚证,治以行气活血,祛瘀通络。

西医诊断:2 型糖尿病,糖尿病肾病Ⅲ期,糖尿病视网膜病变。

西医处理:甘精胰岛素 8 IU 睡前皮下注射,阿卡波糖片 50 mg tid 口服,羟苯磺酸钙分散片 0.5 g tid 口服。

中药处方:桃红四物汤加减。生地黄 15 g,当归 12 g,桃仁 15 g,红花 10 g,黄芪 20 g,南沙参 15 g,丹参 15 g,川芎 10 g,山药 15 g,泽兰 12 g,川牛膝 12 g,柏子仁 15 g。7 剂,每日 1 剂,分 2 次口服。

按语:糖尿病视网膜病变是糖尿病的主要微血管并发症之一,是由长期高血糖及与糖尿病有关的其他因素(如高血压、高血脂等)所引起的以视网膜微血管损害为特征的眼病,以眼底出血、渗出、水肿、增殖,慢性进行性视力下降为主要表现。本病当属中医学"消渴内障"范畴,散见于"云雾移睛""视瞻昏渺""暴盲""血灌瞳神"等疾病的论述中。其中医学发病机制主要是气阴两虚伴随着整个病程,导致血液瘀滞于患者的眼部脉络。病变部位在目,病变脏腑主要涉及肝、肾,其特征是虚实夹杂、本虚标实。气阴两虚为糖尿病视网膜病变的基本病机,且为致病之本,随着本病病程的延长及病情的进展,气虚逐渐加重,阴虚燥热日盛,进而损及阳气致阴阳两虚。

方选桃红四物汤加减。四物汤由当归、白芍、川芎、熟地黄组成,补血不留瘀,活血不伤血,多用于血虚、血行不畅的疾病。桃红四物汤由四物汤化裁而成,最早见于清代吴谦等所著的《医宗金鉴》,具有活血化瘀、调经止痛之效,由四物汤加桃仁、红花组成,活血化瘀效力更强。现代药理学研究表明,桃红四物汤能广泛治疗由血瘀引起的各种病证,其作用机制可能与抑制血小板聚集、改善血液流变学等有关。桃仁,味苦甘而性平,具有活血化瘀、润肠通便的功效,能舒张血管。红花辛温,入心、肝二经,活血、润燥、止痛、散肿、通经。红花质轻,善于通达外上,善祛病位在上之瘀血。桃仁与红花配伍首见于《医宗金鉴》中的桃红四物汤,二药为活血化瘀的经典药对之一。丹参活血通经,川芎活血行气,当归补血活血、调经止痛、润肠通便,泽兰活血调经、祛瘀消痈、利水消肿。

现代药理学研究表明,红花、桃仁等活血化瘀中药具有促进毛细血管开放、改善血液微循环、降低血液黏稠度及改善眼底病变的作用。还能对抗渗出,预防和消除水肿,减小静脉充盈,改善视网膜血管的渗漏,促进渗出物和漏出物的吸收,调节视网膜的血液循环,促进受损视网膜功能恢复。原方熟地黄擅于补血养阴,改为生地黄可加强活血,且生地黄有清热生津的作用,可缓解消渴阴虚所致的口渴症。增加活血益气中药,方中重用黄芪以补气与活血。糖尿病视网膜病变因消渴日久,损伤精气而气虚,致血运不能承上,血瘀阻滞,目络瘀堵,目失所养而发病。治本当补气,以黄芪补脾益气。现代研究表明,黄芪多糖不仅可以降低血糖,还可以影响视网膜的 Muller 细胞,使糖尿病视网膜病变的发生率降低。

消渴本阴伤,酌加南沙参等养阴退热之品。南沙参甘,微寒,归肺、胃经,可养阴清肺,益胃生津。川牛膝活血通经,性善下走,通利血脉,可治疗下半身酸痛。山药甘,平,归脾、肺、肾经,补脾养胃,生津益肺,补肾涩精。柏子仁养心安神、润肠通便。

2 型糖尿病合并腹泻案

朱某,女,62 岁。

初诊:2018 年 7 月 13 日。

主诉:口干、多饮 6 年,腹泻 5 日。

现病史:患者 6 年前无明显诱因出现口干、多饮、多尿,无消瘦,无怕热多汗等不适,至当地医院查空腹血糖 23 mmol/L,诊断为 2 型糖尿病,予诺和灵 30R 早 26 IU、晚 26 IU 餐前皮下注射降糖治疗,患者症状较前缓解,血糖较前下降,病程中患者未规律复诊及检测血糖,血糖控制不详。2017 年 6 月因双眼视物模糊至我院住院治疗,查肾小球滤过率(eGFR)(估算)78.5 mL/(min · 1.73 m²)↓,24 h 尿蛋白定量(24 h-UP)1562.08 mg/24 h↑;眼底照相示双眼可见多个出血灶及硬性渗出,诊断为"2 型糖尿病视网膜病变,2 型糖尿病肾病 4 期,2 型糖尿病周围血管病变",予降糖(优泌乐 25、伏格列波糖片、盐酸二甲双胍片)、调脂、稳定斑块(阿托伐他汀钙片)、改善微循环(羟苯磺酸钙胶囊)等治疗后患者病情好转出院,出院后患者未规律复诊,现自行将降糖方案调整为优泌乐 25 早 20 IU、中 20 IU、晚 20 IU 三餐前皮下注射,自测餐后 2 h 血糖为 15 mmol/L,空腹血糖未监测。5 日前患者因进食生冷食物后出现腹泻,每日腹泻约 4 次,为水样便,伴恶心欲吐,无发热,无腹痛腹胀,无大便带血,无肛门坠胀疼痛,无反酸烧心,无胸骨后梗阻感,未予治疗,今日凌晨再次腹泻后家属遂急送来我院急诊科就诊,查随机血糖 11.5 mmol/L,急诊遂以"2 型糖尿病,急性胃肠炎"收入我科。

刻下症:口干、多饮,腹泻,为黄色水样便,伴恶心欲吐,无发热,无腹痛腹胀,无大便带血,无肛门坠胀疼痛,无反酸烧心,无胸骨后梗阻感,乏力,小便可,纳食一般,睡眠欠佳。

既往史:有高血压病史 10 余年,收缩压最高达 160 mmHg,现口服得高宁(硝苯地平缓释片)10 mg qd、坎地沙坦酯片 4 mg qd,血压控制尚可;有高脂血症病史。

辅助检查:随机血糖 11.5 mmol/L。血液分析示白细胞(WBC)计数 10.11×10^9/L↑,中性粒细胞百分比(GRAN%)83.18%↑,淋巴细胞百分比(LYM%)10.50%↓,嗜酸性粒细胞百分比(EO%)0.20%↓,中性粒细胞绝对值(GRAN♯)8.41×10^9/L↑,淋巴细胞绝对值(LYM♯)1.06×10^9/L↓,超敏 C 反应蛋白(CRP-H)49.7 mg/L↑,红细胞沉降率(ESR)50.3 mm/h。

中医诊断:消渴,脾胃虚弱证;泄泻,脾胃虚弱证。

治则:滋阴清热,健脾和胃。

西医诊断:2 型糖尿病伴有多个并发症,急性胃肠炎,高血压病 2 级(极高危)。

西医处理:降糖、护胃、抗感染、补液、降压等。

中药处方:郁金 12 g,姜半夏 12 g,白芷 10 g,白及 10 g,炒白术 15 g,焦山楂 15 g,炒麦芽 12 g,炒谷芽 12 g,白头翁 15 g,败酱草 15 g,车前草 15 g,黄芪 15 g,炙甘草 10 g。共 4 剂,水煎,每日 1 剂,分 2 次服。

按语：糖尿病腹泻是糖尿病的常见并发症。消渴日久可成泄泻。糖尿病腹泻应归于中医学"消渴"伴"泄泻"范畴之内。应为"泄泻""濡泄""飧泄""溏泄"等病名。《伤寒论·辨厥阴病脉证并治》中有"厥阴之为病，消渴，气上撞心……下之利不止"的记载；《圣济总录》云，"消渴饮水过度，内溃脾土，土不制水，故胃胀则为腹满之疾也"；《景岳全书·泄泻》载，"泄泻之本，无不由于脾胃"。本病的发生与消渴日久、感受外邪、情志失调、饮食所伤、脏腑虚弱等因素密切相关。长期饮食不节，饥饱失调，或劳倦内伤，或久病体虚，使胃肠功能减弱，不能运化水谷，聚水为湿，积谷为滞，遂成泄泻。糖尿病腹泻主要由脾虚湿盛、脾失健运而致。脾气虚损，运化失司，水谷精微不能输布周身，留滞中焦，气机阻塞，聚而成湿，而生泄泻。

消渴后正气受损，脾胃虚弱，运化失司，水谷不化，致湿浊内生，饮食失宜，混杂而下，则见泄泻。消渴先发生于上焦，日久祸及中焦，耗伤脾胃之阴，阴损及阳，脾气亦虚，清气不升，水湿内停，下趋于肠而导致泄泻，健脾益气当为第一要义。黄芪甘，微温，归肺、脾经，可补气升阳，固表止汗，利水消肿，生津养血，行滞通痹，托毒排脓，敛疮生肌。用于气虚乏力、食少便溏、中气下陷、久泻脱肛等症。黄芪本身入脾经，善引脾胃清阳之气上升，取用升清降浊之法则，为君药。现代研究发现，黄芪能加强葡萄糖转运，增加糖原合成，有助于降低血糖。黄芪的活性成分黄芪多糖可以改善2型糖尿病大鼠胰岛组织的病理形态，增加胰岛β细胞的数量；而黄芪甲苷有降糖、降脂、改善胰岛素抵抗、降低氧化应激的作用，黄芪甲苷还对损伤的肾小管上皮细胞具有保护作用，调节视网膜神经节细胞的功能。方中炒白术苦、甘、温，归脾、胃经，可健脾益气，燥湿利水，主治脾虚食少，腹胀泄泻。现代研究表明，白术所含的挥发油和内酯类化合物能促进胰岛素分泌和促进胰岛β细胞增殖，从而发挥降血糖作用。其活性成分白术多糖可能通过提高外周靶器官对胰岛素的敏感性，改善胰岛素抵抗从而降血糖。

焦山楂消食导滞作用强，同时能止泻，主治肉食积滞、腹泻等。实验研究发现，焦山楂能有效减少番泻叶所致腹泻小鼠排便次数、减轻稀便程度，能一定程度上提高小鼠肠道乳酸杆菌等菌群数量,改善小鼠肠道菌群环境。炒麦芽甘,平,归脾、胃经,可行气消食,健脾开胃,用于食积不消。炒谷芽甘,温,归脾、胃经,可消食和中,健脾开胃。炒谷芽偏于消食,用于不饥食少。这三药合用能增强助消化功效,更有利于消除食积,有"通利"之性。取"通因通用"之意。攻药治下利,是通因通用也。通因通用,则邪不能容,故使气和,致病求之于本,随证祛除,勿使稽留,泻自止。

张景岳曾提及泄泻多是由水谷不分引起的,"故曰:治泻,不利小水,非其治也",利小便以实大便,二便分消,水湿从小便而去,则大便实,泄泻自止。方中车前草甘,寒,归肝、肾、肺、小肠经,可清热利尿通淋,祛痰,凉血,解毒,通利小便以止泻。郁金辛、苦,寒,归肝、心、肺经,可活血止痛,行气解郁。患者为脾虚泄泻,肝属木,脾为土,土虚则木乘,脾胃气虚,虚者易受他脏之欺。肝主疏泄,调节脾运,肝气郁而不达,或气滞转化为横逆,气机升降失常,均可影响脾胃之纳运。患者出现恶心呕吐,方中配伍入肝之郁金行气解郁。患者肝胃失和,出现恶心呕吐,配伍辛温之姜半夏,可温中化痰,降逆止呕,用于痰饮呕吐,胃脘痞满。白及收敛止血、消肿生肌。白头翁苦,寒,归胃、大肠经,可清热解毒,凉血止痢,用于热毒血痢。败酱草清热解毒,祛瘀排脓、止痛。白芷辛,温,归胃、大肠、肺经,可解表散寒,祛风止痛,宣通鼻窍,燥湿止带,消肿排脓。炙甘草补中益气,培脾土以复健运,健脾和胃。

2 型糖尿病合并便秘案

甘某,女,60 岁。

初诊:2019 年 12 月 15 日。

主诉:血糖升高 10 年,排便困难半个月余。

现病史:患者于 10 年前体检时发现血糖升高,到当地医院就诊,诊断为 2 型糖尿病,予以口服降糖药治疗(具体不详),患者平时饮食管理不严格,血糖控制不佳,4 年前开始使用胰岛素降糖(具体药物不详),平时血糖控制情况不详。

诉视物模糊,纳眠可,排便困难,小便可。

既往史:有高血压病史 20 余年,血压最高为 180/80 mmHg,目前血压控制良好。

诊查:身高 168 cm,体重 75 kg。舌质红、苔薄,脉细。

中医诊断:消渴。

证型诊治:气血亏虚证,治宜补益气血、润肠通便。

西医诊断:2 型糖尿病伴血糖控制不佳,高血压病 3 级(极高危),腔隙性脑梗死。

西医处理:降糖。

中药处方:黄芪 15 g,当归 10 g,火麻仁 15 g,枳实 30 g,莱菔子 15 g,木香 30 g,炒白术 15 g,生地黄 10 g,玄参 15 g,郁李仁 15 g,砂仁 10 g,大黄 6 g。3 剂,每日 1 剂,分 2 次口服。

二诊:2019 年 12 月 20 日。

患者诉大便两日未解,无腹胀腹痛等不适,纳眠可,小便可。

西医处理:复方血栓通胶囊。

中药处方:守初诊方加肉苁蓉 20 g、柏子仁 15 g、桃仁 15 g,具体如下。黄芪 15 g,当归 10 g,火麻仁 15 g,枳实 30 g,莱菔子 15 g,木香 30 g,炒白术 15 g,生地黄 10 g,玄参 15 g,郁李仁 15 g,砂仁 10 g,大黄 6 g,肉苁蓉 20 g,柏子仁 15 g,桃仁 15 g。3 剂,每日 1 剂,分 2 次口服。

按语:糖尿病便秘是糖尿病的常见并发症之一,患者可表现为大便秘结不畅,排便时间延长等,属于中医学"便秘""痞满"等范畴。《伤寒杂病论》提出便秘当从阴阳分类。消渴病机为阴虚燥热,阴虚日久损伤脾胃功能,导致脾失健运,津液输布失宜,以致胃阴不足,脾气亏虚,纳入的水谷精微无法输布,糟粕不能通降下行。其病位在大肠,但与脏腑经络、气血津液等密切相关。消渴日久致气阴两虚,气虚、阴虚为本,燥热、瘀血致腑气不通为标。据虚则补之、损者益之的原则,治疗以补虚泻实为主。

患者阴虚火旺,血燥津亏,气虚转运无力。黄芪意在益气健脾,生津养血。

《本草经解》释白术"性温，禀天阳明之燥气，入足阳明胃经；味甘无毒，禀地中正之土味，入足太阴脾经。气味俱升，阳也"。故白术为中焦正药，能补中益气，健脾燥湿，顾护后天之本，增强中焦纳运之功，补后天以养先天。现代药理学研究发现，白术有效成分白术多糖一方面具有降低血糖的作用，另一方面具有促进细胞迁移和增加E-钙黏蛋白表达的作用，可以提高胃肠黏膜的抗氧化能力，促进胃肠黏膜损伤修复，从而改善胃肠功能。黄芪、炒白术同用，加强健脾益气之功，脾气得健，则气血生化有源。枳实辛、苦，归脾、胃、大肠经，可破结实、消胀满。《汤液本草》言"非枳实不能除痞"，足见其消积之力强。枳实与白术配伍来源于枳术汤。枳术汤出自《金匮要略》，由枳实七枚、白术二两组成。枳实主行气，与白术配伍，一阴一阳，一降一升，一行一补，顺应中焦脾胃升降的生理特性。

缪希雍《本草经疏》言，当归"辛，大温无毒，甘以缓之，辛以散之润之，温以通之畅之"。当归辛甘质润，故可补血润肠，治疗血虚肠燥之便秘。当归虽辛润，可滋润肠道，但仍需药物推动肠道气机，以排出软化的燥屎，故择大黄、火麻仁、郁李仁等通下药，加强推动肠胃滞气之力。其中大黄能荡涤肠胃、推陈致新，以此泻热通肠。而且大黄苦寒，可制约当归辛温之性，使其润而不燥。然消渴患者本有阴虚，阴液亏虚，脏气失和，津伤肺燥则大肠不能肃降，胃阴亏虚则浊阴不能通降，真阴不藏则肠道失于濡养，顾护阴液尤为重要，故多用养血润燥之物，慎用攻伐之品，因此大黄用量较小。配伍生地黄、玄参滋润肠道。玄参苦咸而凉，滋阴润燥，壮水制火。生地黄甘苦而寒，清热养阴，壮水生津，以增玄参滋阴润燥之力。养阴增液，使肠燥得润、大便得下。砂仁辛，温，归脾、胃、肾经，可化湿开胃，温脾止泻。

六腑以通为用，肠道气机不利，腑气滞而不通或推动无力，导致大便滞而难下。当配伍行气通腑之木香、莱菔子。木香辛、苦，温，归脾、胃、大肠、三焦、胆经，可行气止痛，健脾消食。莱菔子辛、甘，平，归肺、脾、胃经，可消食除胀，降气化痰。莱菔子中含有生物碱、多糖、黄酮等有效成分，具有平喘、抗氧化、降压、降脂等功效，其水煎剂可以增加胃肠道肌肉的收缩力，从而改善胃肠动力。

郁李仁、火麻仁可滋养补虚、润肠通便。现代研究表明,郁李仁所含的郁李仁苷有强烈的泻下作用,可促进肠蠕动,促进排便。火麻仁可润滑肠道,缓解便秘。药理学研究证实,火麻仁含有丰富的油脂,能够直接刺激大肠黏膜,加快肠道蠕动,减少机体对肠道内容物中水分的吸收。火麻仁、郁李仁皆入大肠经,质润多脂,大补肠津,津旺火自灭。

二诊时患者仍未通便,加润肠通便之桃仁、柏子仁,取五仁丸之意。桃仁苦、甘、平,入大肠经,长于润燥滑肠,破血祛瘀。《本草纲目》载桃仁"治血结、血秘、血燥,通润大便,破畜血"。桃仁质重沉降,偏入里善走下焦。柏子仁性平微凉,味(辛)甘,入心、肾、大肠经,具有养心安神、滋阴固肾、润肠通便的作用。《长沙药解》记载,其能滑肠开秘。佐肉苁蓉温肾气以通便。肾主五液,司二便,大肠的传导功能与之有着密切的联系。肾阳虚衰,大肠属金,顽金须火煅,而火微使得阴幽之气闭塞,大肠无法传化水谷。陈士铎云,大肠者……如大溪巨壑,霜雪堆积,结成冰冻,坚厚莫开,倘得太阳一照,立即消化,非大肠有火则通,无火则闭之明验。若阳虚则气化不利,无法温煦全身,大肠津液凝滞,补阳以促进津液的流通。

2 型糖尿病酮症合并腹泻、便秘交替案

裴某,女,56 岁。

初诊:2019 年 5 月 3 日。

主诉:口干、多饮、多尿 20 年。

现病史:患者于 20 年前无明显诱因出现口干、多饮、多尿,至医院就诊,查空腹血糖达 9 mmol/L,诊断为"2 型糖尿病",予以口服降糖药治疗,具体药物不详,后因血糖控制不佳调整为胰岛素降糖,后自行更改为口服降糖药,现予以盐酸二甲双胍片 0.5 g bid、伏格列波糖分散片 0.2 mg bid 降糖,平素未规律监测血糖,近来消瘦明显,自诉腹泻与便秘交替出现,口干、多饮、多尿症状较前加重,为求诊治,今至我院门诊就诊,查血糖 19.8 mmol/L↑;糖化血红蛋白

（HbA1c）11.4％↑；尿液分析示酮体（KET）（＋）；亚硝酸盐（NIT）（＋＋）；白细胞酶（LEU）（＋）；尿糖（＋＋＋＋）；为求进一步诊治，患者来我院门诊就诊，门诊医师综合查体及阅片后以"2 型糖尿病酮症"收住入院。

刻下症：口干、多饮、多尿，消瘦，腹泻与便秘交替出现，畏寒，无恶心、呕吐，无心慌、胸闷、胸痛，无腹胀、腹痛，无四肢麻木疼痛及皮肤瘙痒不适，睡眠差，大便时干时稀，小便次数多，尿频尿急。

既往史：既往有骨质疏松病史，有腿部摔伤史。

辅助检查：2019 年 5 月 3 日查胰岛素、C-肽示胰岛素（120 min）（IRI3）26.25 μIU/mL，C-肽（120 min）（CpS3）0.44 ng/mL↓，C-肽（空腹）（CpS）0.30 ng/mL↓。查血脂全套示总胆固醇（CHOL）5.65 mmol/L↑，甘油三酯（TG）0.67 mmol/L，高密度脂蛋白胆固醇（HDL-C）2.04 mmol/L↑，载脂蛋白 A_1（ApoA$_1$）1.97 g/L↑。尿微量白蛋白（MAU）31.2 mg/L↑。2019 年 5 月 5 日尿量（24 h）（24 hUV）1.05 L；尿蛋白（UP）134.8 mg/L；尿蛋白（24 h）（24 h-pro）141.54 mg/24 h。眼底照相示双眼视盘界清色可；右眼视网膜可视区可见散在出血灶及渗出，左眼可见散在渗出；半年后复查。

中医诊断：消渴。

证型诊治：瘀血内阻证，治宜利水渗湿、健脾益气。

西医诊断：2 型糖尿病酮症、高脂血症。

西医治疗：补液、消酮、降糖等对症治疗。

中药处方：郁金 12 g，茯苓 15 g，茯苓皮 15 g，土茯苓 15 g，泽泻 12 g，肉桂 10 g，桂枝 15 g，地龙 15 g，川牛膝 15 g，当归 12 g，黄精 15 g，党参 15 g。

按语：中医认为，糖尿病酮症是消渴发展到严重阶段的急危重症，感染、吐泻、情志刺激、过度劳累等都是引起消渴病情加重的因素。古籍中没有关于酮症的记载，但古代人们已观察到消渴严重时可出现"身热头痛""膈痰呕吐""昏昏嗜睡"等症状。其病变之本为气阴两虚，其标为瘀血等，治疗当重视标本缓急，审因论治。糖尿病酮症起病相对隐匿，如果不积极预防和诊治，将导致糖尿病酮症酸中毒。糖尿病酮症酸中毒是糖尿病常见的急性并发症。茯苓利水渗湿,健脾,宁心。茯苓皮利水消肿。土茯苓解毒除湿。泽泻利水渗湿。四药均为甘淡之品,合用增强利水渗湿之功,能加速体内水液代谢,进而加快酮体的代谢。

糖尿病可引起胃轻瘫,即胃排空延迟或无张力,导致便秘或腹泻,或便秘与腹泻交替出现。而便秘、腹泻交替型肠功能紊乱属于中医学"腹痛""泄泻""便秘"范畴。《素问·阴阳应象大论》谓:"清气在下,则生飧泄,浊气在上,则生膜胀。"其病位主要在脾胃、肾及大肠,脾胃为气机升降之枢纽,饮食不节,外感时邪或情志失调,肠胃积热,耗伤津液,胃气不降,脾气不升,气机失调或疏泄不及,可致大肠传导失司引起腹痛、粪便内停,则形成便秘。日久则脾肾两虚,脾失健运,肾失固涩,故而泄泻不止,迁延或失治则形成便秘与腹泻交替,寒热错杂、虚实错杂。党参甘,平,归脾、肺经,可健脾益肺,养血生津。黄精甘,平,归脾、肺、肾经,可补气养阴,健脾,润肺,益肾。现代研究发现,黄精多糖可升高链脲佐菌素诱导的糖尿病大鼠的血浆胰岛素和C-肽水平,并降低糖尿病大鼠的空腹血糖和糖化血红蛋白水平。脾胃本伤,若肝气郁结不畅,脾胃受纳、运化失常,则易出现便秘与腹泻交替,当配伍郁金疏肝调畅气机。当归甘、辛,温,归肝、心、脾经,可补血活血,调经止痛,润肠通便。当归入血,气行肠自通,血行肠自润,共奏调畅气机、通利大便之功效。地龙咸,寒,归肝、脾、膀胱经,可清热定惊,通络,平喘,利尿。桂枝温阳行气,肉桂引火归原,加强温肾利水行气之功效,桂枝、肉桂配伍有利尿作用。桂枝、肉桂可以温补阳气而助膀胱气化,又可引导其他药物入膀胱,有引经的作用。全方共奏益气行水、活血化瘀之功。

2 型糖尿病肾病案 1

柳某,男,51 岁。

初诊:2019 年 8 月 4 日。

主诉:间断口干、多饮 10 余年,发现蛋白尿 1 年。

现病史:患者于 10 余年前无明显诱因出现口干、多饮,体检时查空腹血糖约 8 mmol/L,诊断为"2 型糖尿病",患者未采用降糖药治疗,未系统监测血糖。2 年前患者口干、多饮加重,在外院查空腹血糖及餐后血糖较前升高,予以胰岛素及口服降糖药治疗(具体不详)。1 年前患者至我院门诊查尿常规提示尿蛋白(+),其后复查尿微量白蛋白阴性,但 2 个月前复查尿微量白蛋白(MAU)83.5 mg/L,予以替米沙坦片及金水宝片、羟苯磺酸钙分散片治疗。近 1 个月来患者未严格管理饮食及运动,且作息不规律,2 日前复查尿蛋白(PRO)(+),尿微量白蛋白(MAU)367.2 mg/L;糖化血红蛋白(HbA1c)7.1%,今患者为求进一步诊治,遂来我院就诊。

刻下症:时有口干,乏力,疲劳,时有胸部后不适,无明显头晕、头痛,无胸闷、气喘,无腹痛、腹泻,无明显肢体麻木及视物模糊,睡眠正常,大便可,小便时有泡沫。舌淡,有裂纹。

既往史:有高血压病史,血压最高为 160/120 mmHg,现口服替米沙坦片,血压控制尚可;有高尿酸血症、胃炎病史;有脂肪肝病史。

诊查:身高 160 cm,体重 68 kg,BMI 26.56 kg/m²。

辅助检查:2019 年 8 月 2 日查尿液分析示酮体(KET)(−);尿蛋白(PRO)(+);尿糖(GLU)(−)。尿微量白蛋白(MAU)367.2 mg/L。糖化血红蛋白(HbA1c)7.1%;血糖(GLU)6.7 mmol/L;糖化血清蛋白(GSP)2.08 mmol/L。2019 年 8 月 4 日查尿量(24 h)(24 hUV)1.85 L;尿蛋白(UP)50.5 mg/L;尿蛋白(24 h)(24 h-pro)93.4 mg/24 h。

中医诊断:消渴,气阴两虚证。

西医诊断:2 型糖尿病伴多个并发症,2 型糖尿病肾病,2 型糖尿病大血管病变,下肢动脉粥样硬化,高血压病 3 级(极高危)。

西医治疗:口服盐酸二甲双胍片 0.5 g bid,替米沙坦片 80 mg qd,金水宝片 1.68 g tid,羟苯磺酸钙分散片 0.5 g tid。

中药处方:治以"益气养阴,润燥生津"。方药如下:黄芪 20 g,北沙参 15 g,女贞子 15 g,天门冬 12 g,大黄 10 g,鬼箭羽 15 g,茯苓 15 g,萆薢 15 g,薏苡仁 12 g,威灵仙 15 g,土茯苓 15 g,车前子 12 g,金樱子 20 g,芡实 20 g,胡芦巴 15

g。4 剂，每日 1 剂，分 2 次口服。

按语：糖尿病肾病是糖尿病的主要微血管并发症之一，起病较隐匿。根据糖尿病肾病的临床表现，其归属于中医学"消渴""水肿""尿浊""关格""肾劳"等范畴。唐代王焘《外台秘要方》中有"肾消病"病名，"肾消病"的描述与糖尿病肾病较为相近，其援引隋代甄立言《古今录验方》"消渴病有三……三渴饮水不能多，但腿肿，脚先瘦小，阴痿弱，数小便者，此是肾消病也"。肾、脾两脏乃先后天之本，脾主运化水液，肾主水。消渴久病，饮食肥腻厚甘，易损伤脾胃，脾精不足不能荣养肾脏，脾肾两虚，不能固摄和藏精，可致蛋白精微下泄，运化水湿和气化蒸腾不利。肾为先天之本，脾为后天之本，两者相辅相成，脾气虚不可滋先天，肾气虚不能养后天，二者互相消耗。本病的基本病机为本虚标实，本虚为脾肾亏虚，标实则主要体现在脾肾亏虚基础上出现湿、毒、瘀等。本虚可致标实生成，标实又可进一步加重本虚程度。

方中重用黄芪以补脾肾气、利尿消肿、活血生血。现代研究表明，黄芪具有明显的肾脏保护作用，可减轻糖尿病大鼠肾脏氧化应激损伤程度，且存在明显的剂量效应关系。黄芪在抑制糖尿病大鼠早期肾脏重量或体重增加和减少尿蛋白排泄方面具有相似的作用，可以减少尿蛋白，并且可以延缓糖尿病肾病的进展。女贞子滋补肝肾之阴、强腰膝。现代研究表明，女贞子能够有效抑制肾皮质氧化应激反应，减轻肾脏损害。而女贞子配伍黄芪，具有气阴双补、补而不燥、滋而不腻，兼顾肾虚开阖失司、水湿为患的特点。金樱子、芡实并用称为"水陆二仙丹"（出自《洪氏集验方》），有益肾滋阴、收敛固摄之功。方名中"水陆"，指两药生长环境，芡实生长在水中，而金樱子则生长于陆地上，一在水而一在陆。"仙"谓本方之功效神奇。方中芡实甘涩，能固肾涩精；金樱子酸涩，能固精缩尿。两药配伍，肾气得补，精关自固，肾虚所致的男子遗精白浊、女子带下，以及小便频数、遗尿等症消除。近年来发现，此方可明显改善糖尿病肾病患者症状，同时能改善多项指标（如肾功能、尿蛋白等），可有效延缓终末期肾病的发生。胡卢巴补肾助阳，可以修复受损胰岛 β 细胞，刺激胰岛 β 细胞，促进胰岛素分泌。

北沙参归属肺、胃二经,具有养肺阴、清肺热、生津止渴之功效。北沙参体质轻清,气味俱薄,具有轻扬上浮之性,而富脂液,故专主中上焦,专主肺胃,清肺胃之热,养肺胃之阴,兼有益气之功。天门冬养阴润燥生津,主养肺肾之阴。北沙参与天门冬同用可有效改善口渴症状。肾主水,脾主运化,脾肾亏虚,水液代谢失司,精微下泄则"尿浊",若水液停于体表则为"水肿",若水液停滞,气机失调则为"胀满"。《医方考》云:"气泄则无湿郁之患,脾强则有制湿之能。"方中同时配伍茯苓、土茯苓、薏苡仁、车前子四药以健脾利水渗湿,使浊邪水湿得去。大黄泻下清热、化浊解毒。六腑以通为用,通腑降浊,既可排解体内浊毒,亦可宣通气机、助脾胃之升降。现代研究表明,大黄的有效成分大黄酸不仅具有抗凝血作用,还可改善糖尿病大鼠的胰岛素抵抗、脂代谢紊乱与肾脏病理损伤。大黄不仅能改善糖尿病肾病患者的血肌酐、尿素氮水平,还能延缓肾损伤。另外,有实验表明,大黄对糖尿病肾病患者的肝肾功能基本无影响。鬼箭羽活血消肿止痛、破血通经杀虫,借其活血通络、推陈致新之功,意在恢复水津平衡,使补益药物活泼畅荣而不壅腻。患者消渴病程较长,久病必瘀,久病入络,导致肾络瘀阻,鬼箭羽有较好的破血功能。现代研究发现,鬼箭羽防治肾病具有独特的优势,其通过调节血脂、血糖,调节免疫功能,抗氧化等,改善肾血流量,降低血尿素氮、肌酐水平,减少尿蛋白,减少免疫复合物沉积,保护肾小管上皮细胞,促进肾小球基底膜的修复,防治肾小球硬化,延缓糖尿病后期的肾损伤。患者有高尿酸血症。方中萆薢利湿降浊,具有黄嘌呤氧化酶活性抑制作用,可减少尿酸生成,同时萆薢总皂苷通过调节肾小管中负责尿酸分泌和重吸收的转运体表达,促进尿酸排泄。

2 型糖尿病肾病案 2

裴某,男,47 岁。

初诊:2019 年 5 月 6 日。

主诉:间断口干、多饮 11 年。

现病史：患者于11年前无明显诱因出现口干、多饮，诊断为"2型糖尿病"，予以盐酸二甲双胍片口服治疗，曾于我科住院给予胰岛素治疗（具体方案不详）及口服降糖药治疗，其后多次调整降糖方案，现降糖方案为诺和锐30早26 IU、晚26 IU餐前5 min皮下注射，阿卡波糖片（拜唐苹）50 mg三餐时嚼服，平素未监测血糖，血糖控制不详。现患者诉口干、多饮、乏力、视物模糊，时有肢体末端麻木。

刻下症：口干，多饮，乏力，视物模糊，时有肢体末端麻木，睡眠正常，大便可，小便有泡沫。

既往史：有高血压病史10年，血压最高为150/100 mmHg，现未服降压药；有高尿酸血症病史5年；有高脂血症病史，服用阿托伐他汀钙片10 mg qn；有乙型肝炎病史4年，治疗不详；有手术史，2001年因"腰椎间盘突出"于湖北六七二中西医结合骨科医院行手术治疗。

诊查：舌质淡红、苔薄，脉弦。

辅助检查：2019年5月6日查糖化血红蛋白（HbA1c）9.6%↑，总胆固醇（CHOL）9.10 mmol/L↑，甘油三酯（TG）12.43 mmol/L↑，肌酐（CREA）98 μmol/L↑，尿酸（UA）463 μmol/L↑，肾小球滤过率（eGFR）（估算）77.4 mL/(min·1.73 m^2)↓，血糖（GLU）10.2 mmol/L↑，糖化血清蛋白（GSP）3.40 mmol/L↑。颈部血管彩超示双侧椎动脉供血不对称，右侧椎动脉血流阻力指数增高。心脏彩超示升主动脉稍宽，左心房增大，左心室舒张功能减退，主动脉瓣钙化，二尖瓣轻度反流。双下肢动静脉彩超示双下肢动脉粥样硬化伴斑块形成。肝胆脾胰肾彩超示轻度脂肪肝，胆囊息肉样病变，双肾囊肿。

中医诊断：消渴。

证型治法：气阴两虚证，治宜补肾化痰，活血化瘀。

西医诊断：2型糖尿病伴多个并发症，2型糖尿病视网膜病变，2型糖尿病周围神经病变，2型糖尿病肾病，高脂血症，高尿酸血症，下肢动脉粥样硬化。

西医治疗：降糖方案不变，予羟苯磺酸钙分散片口服。

中药处方：黄芪30 g，女贞子15 g，淫羊藿20 g，地龙15 g，土牛膝15 g，川牛膝 15 g,萆薢 15 g,荷叶 10 g,茯苓 15 g,泽兰 12 g,鬼箭羽 15 g,大黄炭 12 g。7 剂,每日 1 剂,分 2 次口服。

按语:古医籍中未见"糖尿病肾病"病名的记载,而有"水肿""胀满""尿浊""肾消""关格"等病名记载。隋代甄立言《古今录验方》记载:"消渴病有三……三渴饮水不能多,但腿肿,脚先瘦小,阴痿弱,数小便者,此是肾消病也。"正常人的饮食,通过脾胃的运化传输,输注于各脏腑,濡养五脏,洒陈于六腑,若长期饮食不节,饥饱无度,恣食肥甘厚腻,则脾胃正常运化传输功能受损,运化输布失职,致食积化热,灼伤津液。脾胃损伤,后天之精化生不足,脏腑失养,加之先天之精匮乏,则肾失封藏,精微丢失,进一步导致湿从内生,湿浊、痰浊等病理产物产生,而致糖尿病肾病形成。早期病机以阴虚热结为主。阴虚为慢性病,日久则会伤及肝肾,气阴两虚而致经脉运行无力,血行受阻,络脉瘀阻。中期时,在早期病变基础上,肾虚进一步加剧,阴阳互根,阴损及阳,病变加重而致气虚、血虚、阴虚、阳虚,以脉络瘀阻为主。晚期时,在中期病变基础上,病情继续恶化。平素饮食不节,过食膏粱厚味,而致脾胃受损,积热内蕴,致使气阴亏耗,而气阴两虚日久可损及阳气,阳虚则血运无力,阴虚则脉道滞涩,导致脾肾气虚,瘀血内阻之消渴。肺阴不足,脾不升清,津不上承,而见口渴多饮。脾主肌肉四肢,脾气虚而见乏力。脉络瘀阻,肢体末端失于濡养则麻木,眼络失于濡养则视物模糊。本病病位在肺、胃和肾脏,属本虚标实之证,以脾肾两虚为本,血瘀为标。治当补肾化痰,活血化瘀。

方中黄芪甘,微温,归肺、脾经。黄芪有补气升阳、生津养血之功效,可用于气虚乏力者。现代研究表明,氧化应激损伤在糖尿病肾病的发生及发展过程中起着决定性作用。黄芪为消除尿蛋白之要药,能有效防治肾小球硬化,还可明显提高过氧化氢酶及谷胱甘肽过氧化物酶活性,抑制细胞内氧化应激产物的生成。黄芪具有明显的肾脏保护作用,可减轻糖尿病大鼠肾脏氧化应激损伤程度,为本方君药。女贞子甘、苦,凉,归肝、肾经,可滋补肝肾,明目乌发。现代研究表明,女贞子能够有效抑制肾皮质氧化应激反应,女贞子提取物可减少糖尿病肾病大鼠的尿蛋白排泄量,改善肾脏功能,减轻肾脏损害,延缓疾病进程。淫羊藿辛、甘、温，归肝、肾经，可补肾阳，强筋骨，祛风湿。地龙咸，寒，归肝、脾、膀胱经，取其通络、利尿之功。研究发现，地龙可纠正血液流变学异常，降低全血黏度，降低血液中纤维蛋白原含量，降低红细胞沉降率，抑制红细胞聚集，增强红细胞变形能力，从而改善组织供血，抑制糖尿病肾病的发生及发展。地龙还可以调节血脂代谢紊乱，抑制糖尿病肾病导致的血液中甘油三酯、胆固醇、低密度脂蛋白和极低密度脂蛋白水平的升高，以及高密度脂蛋白水平的下降，从而改善微循环，抑制糖尿病微血管病变的发生及发展。鬼箭羽功可破血，通经，杀虫。药理学研究显示，鬼箭羽具有调节血糖、血脂，抑制炎性介质释放及超敏反应，改善机体免疫功能及抗氧化等作用，可改善肾血流量，减少免疫复合物沉积并减轻泌尿系统炎症反应，降低血肌酐、尿素氮水平，减少尿蛋白，促进肾小球基底膜修复，从而起到保护患者肾功能的作用。对大黄炭的应用则是去性取用之法。大黄炭化后，其结合型大黄酸被大量破坏，而所含鞣质仅部分被破坏，且炭有吸附作用，泻下作用减弱，而收敛和吸附作用相对增强。大黄炭收涩止血，可用于糖尿病肾病出现蛋白尿的患者。临床研究发现，大黄炭对于纠正脂代谢紊乱、减少尿蛋白有较好的效果。患者有双下肢动脉粥样硬化伴斑块形成。牛膝有下行之性，可引药下行。土牛膝活血祛瘀，泻火解毒，利尿通淋；川牛膝逐瘀通经，补肝肾，强筋骨，利尿通淋。二药同用，增强活血祛瘀、利尿通淋之效。肾气不足，气化、排泄水液功能减弱，后天又过食肥甘厚味，伤及脾胃，致水湿运化失常、湿浊内蕴，是高尿酸血症产生的病理基础。萆薢渗湿泄浊，荷叶清热利湿，茯苓、泽兰利水消肿，使湿浊得去，从而促进尿酸排泄，诸药共奏补肾化痰、活血化瘀之功。

2 型糖尿病合并多个并发症案

倪某，女，65 岁。

初诊：2019 年 5 月 31 日。

主诉：发现血糖升高 10 余年，头痛、视物模糊 1 个月。

现病史:患者于 10 余年前体检发现血糖升高,空腹血糖约 8.5 mmol/L,至当地医院诊断为"2 型糖尿病",予以口服降糖药治疗(具体不详),自诉血糖控制欠佳。5 年前降糖方案调整为皮下注射胰岛素及口服药物治疗,目前降糖方案为甘精胰岛素 24 IU 20:00 皮下注射,阿卡波糖片 100 mg tid 口服,瑞格列奈片 2 mg qd 口服,但服药欠规律,平时在家自测空腹血糖为 9~12 mmol/L,餐后 2 h 血糖为 16~20 mmol/L,患者自觉时有口干、多饮。1 个月前患者无明显诱因出现头痛,以左侧胀痛为主,伴视物模糊,时有恶心、腹胀,烦躁多汗,左下肢发麻,步态不稳,3 日前患者至当地诊所予以改善循环针剂(具体不详)静滴治疗,但患者自觉上述症状未明显缓解。今患者为求进一步诊治,遂来我院就诊,门诊医师以"2 型糖尿病"收住入院。

刻下症:口干多饮,头痛,以左侧胀痛为主,连及左眉棱骨,双眼视物模糊,时有头晕恶心、腹胀腹痛,烦躁多汗,左下肢发麻,步态不稳,睡眠欠佳,大便难,3~7 日一行,小便可。

既往史:有慢性乙型肝炎病史;有高脂血症病史。

辅助检查:2019 年 5 月 31 日查血酮体(KET)0.40 mmol/L;糖化血红蛋白(HbA1c)9.8%。双下肢动静脉彩超示双下肢动静脉声像图未见明显异常。头部和颈部 CT 示双侧丘脑腔隙性脑梗死,脑萎缩,$C_{2\sim3}$、$C_{4\sim5}$、$C_{5\sim6}$ 椎间盘突出。颈部血管彩超示双侧颈部大动脉粥样硬化伴斑块形成,右侧椎动脉内径偏窄,双侧椎动脉血流阻力指数增高。2019 年 6 月 1 日尿液分析示酮体(KET)(—),尿隐血(BLD)(—),尿蛋白(PRO)(—),尿糖(GLU)(+++)。C-肽(空腹)(CpS)2.51 ng/mL,尿微量白蛋白(MAU)3.1 mg/L。

中医诊断:消渴。

证型治法:气阴亏虚证,治宜益气健脾,活血化瘀(四君子汤、五仁汤)。

西医诊断:2 型糖尿病伴多个并发症,2 型糖尿病酮症,2 型糖尿病视网膜病变,2 型糖尿病周围神经病变,便秘,高脂血症,颈内动脉粥样硬化。

西医治疗:降糖。

中药处方:予以"祛风通络,活血化瘀"辨证方。方药如下:党参 15 g,茯苓

15 g，生白术 10 g，当归 15 g，丹参 15 g，白及 10 g，火麻仁 10 g，酸枣仁 15 g，郁李仁 15 g，杏仁 15 g，川芎 15 g。7 剂，每日 1 剂，代煎（浓），分 2 次口服。

二诊：2019 年 6 月 7 日。

患者诉口干、头痛、双眼视物模糊较前好转，睡眠可，大小便可。

西医治疗：地特胰岛素注射液 32 IU，20:00 皮下注射；门冬胰岛素注射液，早 10 IU、中 10 IU、晚 8 IU 餐前 5 min 皮下注射；阿卡波糖片 50 mg，三餐前嚼服；盐酸吡格列酮片 50 mg qd 口服；格列齐特缓释片 30 mg qd 口服；丹珍头痛胶囊 1 粒 qd 口服。

中药处方：予以"祛风通络，祛风止痛"辨证方。方药如下：党参 15 g，茯苓 15 g，生白术 10 g，当归 15 g，丹参 15 g，白及 10 g，火麻仁 10 g，酸枣仁 15 g，郁李仁 15 g，杏仁 15 g，川芎 15 g，白芷 20 g，吴茱萸 15 g，黄芪 20 g，葛根 15 g，地龙 15 g。7 剂，每日 1 剂，分 2 次口服。

按语：患者头痛，以左侧胀痛为主，连及左眉棱骨，为 2 型糖尿病周围神经病变。基本病机为"营卫亏虚、久病伤气血"，治疗当以祛风通络、活血化瘀为基本原则。根据病位，当属阳明经头痛。川芎辛，温，归肝、胆、心包经，可活血行气，祛风止痛。白及苦，平，收敛止血，消肿生肌。患者消渴日久，致脾气虚弱，运化失司，则见恶心。《伤寒论》第 243 条："食谷欲呕，属阳明也，吴茱萸汤主之。"吴茱萸辛、苦，热，有小毒，归肝、脾、胃、肾经，可散寒止痛，降逆止呕，助阳止泻。实验发现，吴茱萸碱能够显著降低 2 型糖尿病大鼠空腹血糖值，而且能够降低糖耐量水平，提示吴茱萸碱可能控制 2 型糖尿病大鼠空腹与餐后血糖水平。白芷祛风止痛，主治阳明经头痛。葛根甘、辛，凉，归脾、胃、肺经，可生津止渴，通经活络。葛根乃阳明之药，兼入脾经，又主肌肉。《本草经疏》中记载，葛根主消渴，起阴气，意思是葛根能升提精气、阴气。葛根的植株通常较高，有的可达十几米。葛根具有升腾的功效，对肢体末梢起到很好的濡养作用与通经作用，缓解患者下肢发麻的症状。地龙咸、寒，归肝、脾、膀胱经，清热通络，也可缓解肢体麻木。《景岳全书》载"上气不足，脑为之不满，耳为之苦鸣，头为之苦倾，目为之眩"。患者脾虚，中气不足，精气不能上注于目，气虚血溢脉外，瘀血阻络，目失滋养，则见头晕恶心、视物模糊。黄芪能助中气上升而灌注于清窍，可缓解头晕恶心、视物模糊。

糖尿病便秘是糖尿病的并发症，是由自主神经病变导致的胃肠道功能紊乱。糖尿病便秘在中医学中归属于"消渴""便秘"的范畴。虽古籍中未见其名，但其症状与体征都有论述。《证治准绳》云："三消小便既多，大便必秘。"《伤寒论》中"阳明病，自汗出，若发汗，小便自利者，此为津液内竭，虽硬不可攻之"，强调阳明病津亏液竭，不可再用苦寒伤阳之品强攻，以免造成阳竭阴极之危候。《景岳全书》曰："中气不足，溲便为之变。"提出了脾虚与二便的关系，脾主运化，脾气虚衰，或运化无力，不能及时推动肠间糟粕排出则形成便秘；或脾虚则气血津液生化无权，阴津不足，肠失濡润则大肠秘结不通，为本虚标实之证，临床以益气健脾法辨证治之。方用四君子汤加减，以培后天之本。方中党参甘，平，归脾、肺经，可健脾益肺，养血生津。现代研究表明，党参水提物对小肠蠕动有明显的促进作用，高剂量党参水提物可明显改善便秘小鼠的排便，缩短首次排黑便时间。党参多糖还具有促进实验小鼠小肠蠕动，促进实验小鼠生长及提高消化能力的作用。茯苓甘、淡，平，归心、肺、脾、肾经，可利水渗湿，健脾，宁心。生白术苦、甘，温，归脾、胃经，可健脾益气，燥湿利水，止汗。白术为健脾补气第一药，《伤寒论》载，"伤寒八九日，风湿相搏，身体疼烦，不能自转侧，不呕不渴，脉浮虚而涩者，桂枝附子汤主之。若其人大便硬，小便自利者，去桂加白术汤主之"。这应该是白术用于治疗便秘的最早记载。生白术燥性较炒白术弱，助运之力强，长于通便。现代药理学研究表明，白术的化学成分主要有挥发油和多糖，其挥发油成分具有促进胃肠道蠕动的作用。

消渴的基本病机为阴虚燥热，阴虚为本，燥热为标。患者病程较长，肠胃受损或内结燥热，伤津耗液，导致肠津大伤，大便难解，或久病气虚津亏，气虚则推动无力，津伤则肠道干涩，导致患者排便困难。当润燥以通便，用五仁汤加减化裁。火麻仁甘，平，归脾、胃、大肠经，可润肠通便，用于血虚津亏、肠燥便秘。药理学研究证实，火麻仁含有丰富的油脂，能够直接刺激大肠黏膜，加快肠道蠕动，减少机体对大肠内容物中水分的吸收。郁李仁辛、苦、甘，平，归脾、大肠、小肠经，可润肠通便，下气利水，用于津枯肠燥、食积气滞、腹胀便秘。现代研究表明，郁李仁所含的郁李仁苷有强烈的泻下作用，有促进肠蠕动、促进排便的作用。火麻仁、郁李仁皆入大肠经，质润多脂，大补肠津，津旺火自灭。杏仁苦，微温，有小毒，归肺、大肠经，可降气，润肠通便，用于咳嗽气喘、胸满痰多、肠燥便秘。六腑以通为用，以降为顺。杏仁宣降肺气，取"上窍开泄，下窍自通"之意，亦即"腑病治脏，下病治上"之法也，开肺气以启魄门。火麻仁、郁李仁、杏仁皆为子实类药物，含脂肪油较多，有缓泻作用，能刺激肠黏膜，使肠蠕动加速，减少机体对大肠内容物中水分的吸收，起到润肠通便的作用。

消渴日久，气血亏虚，气虚则大肠传导无力，血虚则肠道干涩失润，均可致大便干结。再者久病入络，久病必瘀，瘀血阻滞，可致气机不畅，升降失常，腑气不通而加重便秘。故当配伍补血活血之品。当归甘、辛，温，归肝、心、脾经，可补血活血，润肠通便。津血同源，当归补血化津润燥，同时行津血除秘涩，津生肠润，则便秘症状自可消失。《兰室秘藏》记载"如大便虚坐不得，或大便了而不了，腹中常常逼迫，皆是血虚血涩，加当归身三分"。药理学研究证实，当归所含的挥发油具有改善微循环及促进肠道平滑肌运动的作用。《本草正义》记载，丹参惟苦味泄降，故所主各病，皆有下行为顺之意，此则于行气行血之中，又必含有下达性质。下达即通便。丹参、川芎等活血化瘀药具有良好的改善全身微循环及胃肠道黏膜微循环的作用，胃肠微循环通畅，则排便系统正常工作，有利于缓解便秘。酸枣仁甘、酸，平，归肝、胆、心经，可养心补肝，敛汗，生津。丹参苦，微寒，归心、肝经，可清热养血、安神除烦。患者睡眠欠佳，配伍酸枣仁养肝血安神。《素问·阴阳应象大论》曰："治病必求于本。"消渴以阴虚燥热为基本病机，为本虚标实之证，故糖尿病便秘临床治疗多以补益脾气、养血润肠之法，从虚立论，以补开塞方可治本。

2 型糖尿病合并高脂血症案 1

吴某，男，41 岁。

初诊：2019 年 6 月 5 日。

主诉:发现血糖升高 2 年,口干、多饮、多尿 1 个月。

现病史:患者 2 年前无明显诱因出现口干、多饮、多尿,诊断为"2 型糖尿病",于我院住院并予以胰岛素及口服降糖药治疗,出院后患者自行调整降糖方案为阿卡波糖片 100 mg 三餐时嚼服,平时自测空腹血糖约 8 mmol/L,餐后 2 h 血糖约 11 mmol/L。患者诉近 1 个月自觉劳累后出现口干、多饮、多尿,无乏力消瘦,无视物模糊,无手足麻木,为求进一步诊治,遂来我院就诊。

刻下症:口干,多饮,多尿,无乏力消瘦,无视物模糊,无手足麻木,无心慌、胸闷,无头晕、头痛,无恶心、呕吐,无腹痛、腹泻,睡眠正常,大便可。

既往史:有高脂血症、高尿酸血症、脂肪肝病史;有手术史,左臂因刀伤曾行手术。

辅助检查:总胆固醇(CHOL)10.76 mmol/L;甘油三酯(TG)28.22 mmol/L;高密度脂蛋白胆固醇(HDL-C)0.49 mmol/L。

中医诊断:消渴,气阴两虚证。

西医诊断:2 型糖尿病,高脂血症。

治则:益气养阴,祛湿泄浊。

中药处方:黄芪 30 g,女贞子 15 g,鬼箭羽 20 g,地龙 15 g,荷叶 10 g,山楂 15 g,枳实 10 g,泽泻 15 g,黄连 10 g,干姜 6 g。4 剂,每日 1 剂,口服。

按语:高脂血症是糖尿病的临床常见并发症,是导致大血管、微血管病变的重要原因,严重影响患者的健康及生活质量。糖尿病合并高脂血症属于中医学"消渴"合并"痰证""瘀证""湿证"的范畴。古代医学典籍虽无"高脂血症"或"血脂异常"的记载,但有与现代医学中血脂概念相似的"膏""脂"及"血浊"的相关论述。患者过食膏粱肥美之物,脾胃功能受损,食滞中焦,蕴久化热,邪热上蒸、化燥伤津而成消渴。消渴以阴虚为本,燥热为标,虚热耗灼津液可成瘀血,或阴损及阳,阳气不足,推动、气化无力,血行不畅而成瘀,津液停聚则为痰。

脾胃是后天之本,主运化水湿,人体水谷精微的运化输布,均依赖脾气的传输作用。黄芪能补益脾气以促进脾气健运,从而降低血脂水平。黄芪甘,微温,归肺、脾经。黄芪有补气升阳、生津养血之功效，可用于气虚乏力者。据现代药理学研究，黄芪活性成分可改善胰岛素抵抗，提高机体对胰岛素的敏感性，保护高脂血症大鼠的肝功能，提高机体抗氧化能力，改善脂肪变性，控制高脂血症。肾者，主蛰，封藏之本，内寄元阴元阳，对各脏腑组织器官起到推动、温煦、濡养的作用；肾主生长、发育和繁殖，同时主导机体的水液代谢。女贞子甘、苦，凉，归肝、肾经，可滋补肝肾。女贞子中提取的齐墩果酸有良好的降血糖作用。齐墩果酸对实验性高脂血症大鼠有明显的降血脂作用。鬼箭羽破血通经，解毒消肿。现代实验研究发现，高剂量鬼箭羽可明显改善 2 型糖尿病大鼠的糖脂代谢紊乱，可降低血糖、血脂水平，提高胰岛素敏感指数，增加外周组织对葡萄糖的利用，进而改善糖尿病大鼠的高胰岛素血症和高脂血症。山楂酸、甘，微温，归脾、胃、肝经。山楂善于消食化积，行气散瘀，化浊降脂，尤能消化油腻肉积。《日用本草》记载，山楂化食积，行结气，健胃宽膈，消血痞气块。现代药理学研究证明，山楂具有降血脂的作用，能明显降低血液中总胆固醇、甘油三酯、低密度脂蛋白胆固醇水平，升高高密度脂蛋白胆固醇水平。荷叶苦，平，归肝、脾、胃经，可清暑化湿，升发清阳，凉血止血。汉代陈藏器的《本草拾遗》认为，荷叶久食令人瘦，属药食两用植物。现代研究表明，荷叶中的黄酮及生物碱为促进脂类新陈代谢、发挥降脂作用的主要活性成分。有研究者通过实验发现，一定剂量的荷叶醇提物能够抑制大、小鼠对碳水化合物的吸收，加速脂代谢和增强能量消耗。

泽泻性寒，味甘，利水渗湿、泄热，可调节人体水谷精微的运化输布，化痰以除脂浊。现代研究表明，泽泻醇提物可以有效降低高脂高糖饮食大鼠的血脂水平，对其肝脏具有保护作用。泽泻醇提物也能通过改变肠道菌群的丰度、多样性和功能类群等进行脂质代谢调节。地龙利尿通络。现代研究发现，地龙活性蛋白对高脂血症大鼠的血脂代谢有调节作用，其作用机制可能与提高脂蛋白脂肪酶、肝脂酶活性，加强肠内胆固醇代谢转化有关。枳实苦、辛、酸，微寒，归脾、胃经，可破气消积，化痰散痞。现代研究表明，枳实能够改善高脂血症患者的内皮功能。黄连清热燥湿，善清中焦之火热之邪。现代研究表明，黄连素可降低高脂血症大鼠的血脂水平,抑制肝脏脂质过氧化,减少肝脏损伤。干姜辛,热,方中苦寒药偏多,配伍干姜防止寒凉碍胃。

2型糖尿病合并高脂血症案2

袁某,女,65岁。

初诊:2019年5月31日。

主诉:发现血糖升高10余日。

现病史:患者于5月16日体检时查空腹血糖17.79 mmol/L,尿常规示尿糖(++++),总胆固醇7.24 mmol/L,患者未予以重视,未系统诊治。今患者来我院门诊就诊,查空腹血糖16.3 mmol/L,早餐后2 h血糖16.3 mmol/L,患者诉偶有双手指尖发麻,无口干、多饮,无多尿,无视物模糊,无头晕、头痛,无心慌、胸闷,无恶心、呕吐,无腹痛、腹泻。

刻下症:偶有双手指尖发麻,无口干、多饮,无多尿,无视物模糊,无头晕、头痛,无心慌、胸闷,无恶心、呕吐,无腹痛、腹泻,睡眠正常,大便可,小便可。舌淡红、苔薄,脉细。

辅助检查:糖化血红蛋白(HbA1c)14.4%;尿微量白蛋白(MAU)3.9 mg/L;总胆固醇(CHOL)6.06 mmol/L;高密度脂蛋白胆固醇(HDL-C)1.94 mmol/L;载脂蛋白A_1(ApoA$_1$)1.61 g/L;脂蛋白(a)(LP(a))332 mg/L;颈部血管彩超示双侧颈部大动脉中内膜稍厚,右侧椎动脉供血不足。

中医诊断:消渴。

证型诊治:气阴两虚证,治宜益气养阴、化痰活血。

西医诊断:2型糖尿病周围神经病变,高脂血症。

西医治疗:降糖、营养神经、改善微循环、补钙、促进钙吸收等。

中药处方:黄芪30 g,女贞子15 g,萆薢15 g,薏苡仁15 g,山楂15 g,荷叶12 g,酒大黄10 g,鬼箭羽20 g,地龙15 g,法半夏12 g,陈皮10 g,泽兰10 g。4剂,每日1剂,分2次口服。

二诊：2019 年 6 月 12 日。

患者诉偶有腹胀，睡眠一般，大便可，小便可。舌淡红、苔薄，脉细。

西医处理：地特胰岛素注射液 8 IU，20：00 皮下注射；阿卡波糖片 50 mg 三餐时嚼服。

中药处方：守初诊方加绞股蓝 15 g、丹参 20 g。

按语：高脂血症是糖尿病的常见并发症。全国营养状况调查发现，糖尿病患者中有 20％～90％伴有高脂血症。古代医籍中无"高脂血症"之病名。高脂血症应归属于中医学"膏脂"范畴，与湿、痰、浊、膏、瘀等关系密切。"膏脂"本是血脉中的正常物质，但在病理情况下，物不归正化，生痰化湿酿毒，既可增加血液中滞留的有毒物质，又能使血液循环紊乱，产生"血浊"的病理状态，最终演化为"痰证""瘀证"。糖尿病合并高脂血症相当于中医学"消渴"合并"痰证""瘀证"。消渴与痰证、瘀证在病机上联系紧密。消渴与过食肥甘厚味、脾胃功能虚弱密切相关，脾失健运，升清、统摄失常，水谷精微不能正常运化，变生浊邪，不得宣泄，留于血中而成痰浊，气滞血瘀，痰瘀互结，最终为患。消渴以阴虚为本，燥热为标，虚热耗灼津液可成瘀血，或阴损及阳，阳气不足，推动气化无力，血行不畅而成瘀，津液停聚则为痰。消渴与痰证、瘀证往往互为因果，相互影响，促使疾病发生发展。消渴的基本病机为本虚标实，本虚即五脏虚损，以脾肾虚为主，标实为痰浊和瘀血。《灵枢·五变》曰："五脏皆柔弱者，善病消瘅。"治疗以养阴益气、活血化瘀、祛痰为主。

中焦之气，蒸津液化，其精微溢于外则皮肉膏肥，余于内则膏脂丰满。方中配伍健脾益气之黄芪。气为血之帅，血为气之母，气行则血行。黄芪可通过补气来推动血液运行，达到活血化瘀的目的。现代研究表明，黄芪多糖可保护高脂血症大鼠的肝功能，提高高脂血症大鼠的抗氧化能力，改善脂肪变性，控制高脂血症。黄芪配伍地龙活血通络，增强活血之效。有研究发现，地龙活性蛋白对实验性高脂血症大鼠的血脂代谢有调节作用，其作用机制可能与提高脂蛋白脂肪酶、肝脂酶活性，加强肠内胆固醇代谢转化有关。鬼箭羽破血通经，与地龙相伍,可增强破血通络之效。药理学研究表明,鬼箭羽具有改善微循环、降血糖、调血脂及延缓动脉粥样硬化等作用。女贞子甘、苦,凉,归肝、肾经,滋补肝肾。法半夏燥湿化痰,陈皮理气健脾、燥湿化痰,二者相伍,加强化痰之功效。

草薢苦,平,可利湿去浊,祛风除痹。薏苡仁甘、淡,凉,利水渗湿,健脾止泻。《本草纲目》言其能健脾益胃,胜水除湿。现代研究表明,薏苡仁中水溶性多糖可显著降低实验动物体内总胆固醇、甘油三酯、低密度脂蛋白胆固醇水平,从而达到降血脂的目的。荷叶苦,平,归肝、脾、胃经,可清暑化湿。研究表明,荷叶中的黄酮及生物碱为促进脂类代谢、发挥降脂作用的主要活性成分。泽兰活血调经,祛瘀消痈,利水消肿。诸利水渗湿药配伍,增强渗利化湿浊的作用,有利于血脂的代谢和排出。

山楂味酸、甘,性微温,能消食健脾除积,行气散瘀。现代研究发现,山楂的主要有效成分为山楂总黄酮,具有降低总胆固醇、甘油三酯、低密度脂蛋白胆固醇水平,升高高密度脂蛋白胆固醇水平的作用。酒大黄通脏腑,降湿浊,泄下通积,促进肠道脂质排出。现代研究发现,大黄素能够降低血清总胆固醇、甘油三酯、低密度脂蛋白胆固醇水平,保护肝细胞,降低动脉粥样硬化发生的风险。

二诊时加用绞股蓝与丹参。绞股蓝健胃消食、止咳化痰、清热解毒。绞股蓝的主要有效成分为绞股蓝皂苷,具有降低血清总胆固醇、甘油三酯、低密度脂蛋白胆固醇水平,增加高密度脂蛋白胆固醇水平,抗动脉粥样硬化(AS)等作用。

2型糖尿病合并高血压案

郭某,男,83岁。

初诊:2018年7月13日。

主诉:发现血糖升高15年,头晕4个月。

现病史:患者于15年前因感冒到医院体检时发现血糖升高,诊断为"2型糖尿病"，予以降糖药治疗（具体不详），平时间断监测血糖，空腹血糖控制在 8 mmol/L 左右，餐后 2 h 血糖控制在 10 mmol/L 左右，约 4 个月前患者无明显诱因出现头晕，伴头痛，在武汉某医院就诊，诊断为椎动脉狭窄、偏头痛，予以改善循环、营养神经等治疗，患者症状好转出院，出院后患者头晕间断发作。今患者为求进一步诊治，遂来我院就诊，门诊医师综合查体及阅片后以"2 型糖尿病"收住入院。

刻下症：头晕，左下肢麻木，无视物旋转，无恶心、呕吐，无心慌，睡眠正常，大便可，小便可。舌淡红、苔薄白，脉弦。

既往史：有高血压病史 5 年，血压最高为 180/100 mmHg；有颈动脉狭窄、腔隙性脑梗死、白内障、下肢动脉粥样硬化、肝囊肿病史。

辅助检查：糖化血红蛋白（HbA1c）7.5％。双下肢动静脉彩超示双下肢动脉粥样硬化并斑块形成，双下肢静脉回流欠佳。颈部血管彩超示双侧颈部大动脉粥样硬化伴斑块形成，双侧椎动脉供血不足，右侧椎动脉内径偏窄。

中医诊断：消渴。

证型治法：阴虚燥热、瘀血阻络证，治宜活血通络。

西医诊断：2 型糖尿病伴血糖控制不佳，高血压病 3 级（极高危）。

西医处理：降糖，降压，抗血小板聚集，调脂稳定斑块，改善循环。

中药处方：丹参 15 g，柴胡 12 g，郁金 15 g，合欢皮 15 g，川芎 12 g，葛根 20 g，鸡血藤 15 g，橘核 12 g，红花 10 g，南沙参 15 g，黄芪 20 g，巴戟天 15 g，桔梗 10 g，炙甘草 10 g。7 剂，每日 1 剂，分 2 次口服。

按语：糖尿病合并高血压病在临床上十分常见。流行病学研究资料显示，糖尿病合并高血压病对心血管系统的危害明显增大。糖尿病时糖代谢异常所导致的高胰岛素血症促进肾小管重吸收，引起水钠潴留，与高血压病的发生密切相关。原发性高血压病属中医学"眩晕""头痛"范畴。其基本病机为气血功能失调、体质阴阳偏盛或偏虚等。糖尿病合并高血压病的患者，发病与肝、脾、胃、心、肾等脏腑功能失调有关，其中与肝的关系最为密切。《素问·至真要大论》曰："诸风掉眩，皆属于肝。"朱丹溪云："黑瘦人肾水亏少，肝枯木动，复挟相火,上踞高巅而眩晕,谓风胜则地动,火得风而旋焰也。"由上可知,"肝肾不足,风火上亢"是高血压病的病机之一。

葛根具有升阳止泻、生津止渴、通经活络的功效。《本草经疏》谓:"葛根,味甘平,无毒,主消渴。"现代研究发现,葛根总黄酮、葛根素对外周血管起扩张作用。动物实验研究显示,葛根素对血压起调节作用,能够减轻甚至阻断肾上腺素的升压效果。

《素问·调经论》曰:"气属肺,血属肝……血气不和,百病乃变化而生。"气血两亏,阴血不足,清窍失养而致眩晕。气血亏虚,致使组织灌注不足,机体反馈性升高血压,此时重在调补气血,使全身气血有规律地运行不息,达到阴平阳秘的动态平衡,通过人体强大的稳态恢复能力,达到降压之效。黄芪补中益气。现代研究发现黄芪能通过扩张外周血管、降低外周阻力、抑制肾素-血管紧张素-醛固酮系统以及利尿等起到降压作用。消渴初期以燥热伤津煎血为主,燥热灼津成痰,煎熬阴血成瘀,痰瘀互阻,胸痹易成。周学海云,血如象舟,津如象水,水津充沛,舟始能行,若津液为火所灼竭,则血液为之瘀滞。方中配伍大量活血祛瘀类药物。丹参可活血祛瘀、调经止痛、养血安神。川芎具有活血、行气、祛瘀之功效。《本草汇言》中记载,川芎能上行头目,下调经水,中开郁结,旁通络脉,为血中之气药。郁金辛、苦,寒,能入心、肝经,走胸膈,可活血止痛,行气解郁,清心凉血。橘核苦,平,归肝、肾经,可理气,散结,止痛,行气通经。川芎与丹参配伍,郁金与丹参配伍,可起到行气止痛、活血祛瘀、气血同调之功效。红花辛,温,归心、肝经,可活血通经,散瘀止痛。实验研究证明,红花活性成分对心肌有负性调节作用,可通过抑制大鼠的心肌收缩达到降血压效果。鸡血藤苦、甘,温,归肝、肾经,具有活血补血、调经止痛、舒筋活络的功效,可缓解患者左下肢麻木的症状。

患者消渴日久则气阴皆虚。阴虚则血脉易伤,气虚则血行无力,津液代谢失常,痰瘀内生,相互搏结,掺杂燥热,则血脉滞涩,渐成胸痹。桔梗苦、辛,平,归肺经,可宣肺,利咽,祛痰。《素问·脉要精微论》曰:"头者,精明之府。"高血压性眩晕也是一种心理-生理性疾病,睡眠质量差是导致高血压病患者发生眩晕的重要因素。合欢皮解郁安神。柴胡归肝、胆经,微寒,其味辛、苦,可以条达肝气,起到疏肝解郁的作用。南沙参甘,微寒,归肺、胃经,可养阴清肺,益胃生津,化痰,益气。炙甘草调和诸药。患者年老,当配伍巴戟天补肾阳,强筋骨。

痤 疮 案

胡某,男,18 岁,学生。

初诊:2019 年 12 月 9 日。

主诉:颜面部痤疮反复发作 2 年。

现病史:患者 2 年来颜面部痤疮反复发作,主要分布在两颊,为暗红色凸起痤疮,不疼不痒,诉口干,大便稍干,余可。

诊查:舌红、苔干黄,脉沉。

证型治法:热盛伤阴证,治宜清热祛风,阴阳互用。

西医诊断:痤疮。

中药处方:生地黄 12 g,牡丹皮 12 g,黄芩 15 g,蒲公英 20 g,野菊花 15 g,黄连 12 g,皂角刺 15 g,白鲜皮 12 g,桑白皮 15 g,干姜 15 g,当归 12 g,丹参 12 g,泽泻 12 g,柏子仁 20 g,甘草 10 g。14 剂,每日 1 剂,水煎,分 2 次温服。

二诊:2019 年 12 月 26 日。

患者诉大便正常,晨起时口干,面部有新生痤疮,余无特殊不适。舌红、苔薄白,脉沉。

中药处方:守上方去泽泻,加紫花地丁 15 g、黄芪 15 g、火麻仁 15 g。21 剂,每日 1 剂,水煎,分 2 次温服。

三诊:2020 年 1 月 18 日。

患者诉面部暗红色痤疮稍浅,二便调,未诉口干。舌红、苔薄黄,脉沉。

中药处方:生地黄 12 g,生石膏 15 g,黄芩 12 g,黄连 12 g,野菊花 15 g,麦冬 12 g,紫花地丁 15 g,皂角刺 15 g,白鲜皮 12 g,桑白皮 12 g,黄芪 20 g,麻黄 9 g,地肤子 12 g,甘草 10 g。14 剂,每日 1 剂,水煎,分 2 次温服。

按语:痤疮的发病多与热邪、风邪相关。肺热、胃热、血热,体内火热炽盛而阴液受损,表现在肌肤即成痘疹,一般颜色越红,血瘀血热越重,肌表不卫受风而瘙痒。以治血热为主,故以生地黄、牡丹皮为君药活血,当归、丹参活血,五味消毒饮(《医宗金鉴》)加减疏风解毒、消疹止痒,少量干姜引火归原,以阳助阴。全方解表清里,养营理血。二诊时疹色稍浅,代表血热渐清。选方以清热泻脾散(《医宗金鉴》)、麻黄石膏汤(《治疹全书》)、五味消毒饮化裁。患者火热郁结于内,尤以肺胃之火为盛。黄芩、黄连清热燥湿,黄芩、麦冬治心火,黄连、桑白皮解肺火。心肺同治,火势自退。

痛风性关节炎案 1

吴某,男,46 岁。

初诊:2018 年 7 月 30 日。

主诉:间断下肢关节肿痛 10 余年,加重 1 周。

现病史:患者 10 余年前无明显诱因出现左足第一跖趾关节肿痛,局部皮温升高、活动不利,于当地医院门诊测得血尿酸升高(具体数值不详),诊断为"痛风性关节炎",予以抗炎、降尿酸药物治疗(具体不详),治疗后症状缓解。病程中患者未规律复查血尿酸(曾测得血尿酸最高为 700 $\mu mol/L$),关节肿痛症状 1 年发作 1~2 次,未规律治疗。患者 1 周前无明显诱因出现左足第一跖趾关节、左足内外踝肿胀疼痛较前加重,伴右膝关节肿痛、活动不利,未予以治疗,今为求进一步诊治,遂来我院就诊。

刻下症:患者左足第一跖趾关节、左足内外踝肿胀疼痛较前加重,伴右膝关节肿痛、活动不利,局部皮温升高,无手足麻木,无头痛头晕、咳嗽咳痰、胸闷胸痛、恶心呕吐等不适,睡眠正常,大便可,小便可。

诊查:舌暗红、苔薄黄,脉弦。左足第一跖趾关节、左足内外踝肿胀疼痛,右膝关节肿痛,皮温升高。

辅助检查:红细胞沉降率(ESR)85.9 mm/h↑;超敏 C 反应蛋白(CRP-H)

69.4 mg/L↑；肾功能检查示肌酐（CREA）115 μmol/L↑，尿酸（UA）653 μmol/L↑，胱抑素-C（CYC）1.11 mg/L↑，肾小球滤过率（eGFR）（估算）63.5 mL/(min·1.73 m^2)↓。

中医诊断：痛痹。

证型诊治：湿热下注证，治宜清热利湿，通络止痛。

西医诊断：痛风性关节炎，肾功能异常。

西医治疗：予以碱化内环境、抗炎止痛等治疗。

中医治疗：金黄膏外敷。

中药处方：延胡索 12 g，威灵仙 20 g，秦皮 15 g，秦艽 15 g，忍冬藤 20 g，桂枝 12 g，伸筋草 15 g，车前子 15 g，川牛膝 10 g，泽兰 12 g，泽泻 12 g，苍术 15 g，茯苓 15 g，甘草 10 g。共 4 剂，水煎，每日 1 剂，分 2 次服。

二诊：2018 年 8 月 4 日。

患者左足第一跖趾关节、左足内外踝肿胀疼痛较前缓解，伴右膝关节肿痛，局部皮温升高，无手足麻木，无头痛头晕、咳嗽咳痰、胸闷胸痛、恶心呕吐等不适，睡眠正常，大便可，小便可。

辅助检查：红细胞沉降率（ESR）75.7 mm/h↑；肾功能检查示肌酐（CREA）103 μmol/L↑，尿酸（UA）531 μmol/L↑，肾小球滤过率（eGFR）（估算）72.8 mL/(min·1.73 m^2)↓；C 反应蛋白（CRP）21.27 mg/L↑；D-二聚体 1.29 mg/L↑。

中药处方：延胡索 12 g，威灵仙 20 g，秦皮 15 g，秦艽 15 g，忍冬藤 20 g，桂枝 12 g，伸筋草 15 g，车前子 15 g，川牛膝 10 g，泽兰 12 g，泽泻 12 g，苍术 15 g，茯苓 15 g，甘草 10 g，丝瓜络 15 g。共 4 剂，水煎，每日 1 剂，分 2 次服。

三诊：2018 年 8 月 8 日。

患者左足第一跖趾关节、左足内外踝肿胀疼痛缓解，右膝关节肿痛、活动不利较前缓解，皮温正常，睡眠可，大便调，小便可。

辅助检查：红细胞沉降率（ESR）65.0 mm/h↑；肾功能检查示肌酐（CREA）101 μmol/L↑，尿酸（UA）488 μmol/L↑，肾小球滤过率（eGFR）（估算）74.5

mL/(min·1.73 m²)↓;C反应蛋白(CRP)5.60 mg/L↑;D-二聚体0.62 mg/L↑。

治疗:守二诊中药方继续治疗。关节疼痛缓解2周后开始服用非布司他片20 mg qd进行降尿酸治疗。

按语:痛风性关节炎在中医学中归属于"痹证""历节"等范畴。汉代张仲景在《金匮要略》中记载,"寸口脉沉而弱,沉即主骨,弱即主筋;沉即为肾,弱即为肝,汗出入水中,如水伤心,历节痛,黄汗出,故曰历节","盛人脉涩小,短气,自汗出,历节疼,不可屈伸,此皆饮酒汗出当风所致"。首次明确提出"历节"之病名,并且指出肥胖的人即所谓的"盛人"易患此病。朱丹溪所著的《格致余论》中曾列痛风专篇,并描述道:"痛风者,大率因血受热已自沸腾,其后或涉冷水,或立湿地……寒凉外抟,热血得寒,污浊凝涩,所以作痛,夜则痛甚,行于阴也。"清代林佩琴在《类证治裁》中记载:"痛风,痛痹之一症也……初因风寒湿郁痹阴分,久则化热致痛,至夜更剧。"此患者多由先天脾胃虚弱,或因饮食不节,沉湎醇酒厚味,以致脾失健运,升清降浊无权,湿浊内生,酿湿生热,蕴热成毒。湿热浊毒日久不化,影响血行,血脉瘀阻,不通则痛。"湿痰败血瘀滞经络",入骨则加重关节肿胀、疼痛等症。湿、热、浊、瘀、毒是本病发生、发展的病机关键。

《医学正传》云:"夫古之所谓痛痹者,即今之痛风也。诸方书又谓之白虎历节风,以其走痛于四肢骨节,如虎咬之状,而以其名名之耳。"痛风患者常伴有游走性疼痛,下肢屈伸不利,行走受限。配伍具有祛风通络利关节作用的药物,能够更好缓解症状。方中威灵仙祛风湿,通经络,止痹痛。《本草品汇精要》载,威灵仙主风湿疼痛,善通十二经脉,凡风湿痹痛,麻木不仁,无论上下皆可用,为治疗风湿痹痛之要药。《开宝本草》述威灵仙为血分药,具有活血通利之性。忍冬藤甘,寒,归肺、胃经,可清热解毒,疏风通络。《本草纲目》载忍冬藤能治"一切风湿气及诸肿毒、痈疽、疥癣、杨梅诸恶疮,散热解毒",称其为"治风除胀解痢逐尸"之良药,为"消肿解毒、治疮之良剂"。藤类药多作用于人体筋脉。现代研究发现,忍冬藤配伍用药可以抑制炎症、消除肿胀,用于缓解急性痛风性关节炎时效果显著。秦艽辛、苦,平,归胃、肝、胆经,可祛风湿,清湿热,止痹痛,常用于风湿痹痛、筋脉拘挛、骨节酸痛等症。现代研究发现,秦艽醇提物可抑制痛风性关节炎大鼠炎症反应、氧化应激反应。研究发现秦艽配伍威灵仙，抗炎镇痛作用显著。

患者病程较长。《类证治裁》中说："久而不痊，必有湿痰败血瘀滞经络。"延胡索（元胡）辛、苦，温，归肝、脾经，可活血，行气，止痛，消散瘀滞。《本草纲目》称延胡索"能行血中气滞，气中血滞，故专治一身上下诸痛"。桂枝辛、甘，温，长于温通经脉。《长沙药解》指出，桂枝入肝家而行血分，走经络而达荣郁……舒筋脉之急挛，利关节之壅阻。入肝胆而散遏抑，极止痛楚，通经络而开痹涩，甚去湿寒。脉为血之府，血行于经脉，血温则行，血寒则凝，须温通并行，温则祛寒，通则活血，桂枝因具温热之性，故可温煦血气寒滞，进而起到活血作用。桂枝与延胡索配伍能加强活血之力。伸筋草微苦、辛，温，归肝、脾、肾经。伸筋草效如其名，可祛风除湿，舒筋活络，用于关节酸痛，屈伸不利。其性走而不守，祛湿退肿力强，且无苦寒败胃之弊。《生草药性备要》谓伸筋草可"消肿，除风湿。浸酒饮，舒筋活络"。秦皮苦、涩，寒，归肝、胆、大肠经，可清热燥湿。研究发现，以秦皮乙素为代表的香豆素类化合物可抑制黄嘌呤氧化酶活性，减少尿酸生成。车前子甘，寒，归肝、肾、肺、小肠经，可清热利尿通淋，善于渗湿止泻，明目，祛痰。其通利水道，利水湿，分清浊，可以促进尿素、尿酸等的排泄，起到降尿酸的作用。《本草汇言》认为车前子能利湿行气，健运足膝，有速应之验也。现代药理学研究表明，车前子不仅可以促进尿酸排泄，抑制尿酸合成，使黄嘌呤和次黄嘌呤不能转化成尿酸，还可有效缓解关节肿胀。

泽泻甘、淡，寒，归肾、膀胱经，可利水渗湿，泄热，化浊降脂。研究发现泽泻醇提物能降低氧嗪酸钾诱导的高尿酸血症小鼠血尿酸水平，具有抗痛风作用。泽兰苦、辛，微温，归肝、脾经，可活血调经，利水消肿。泽泻、泽兰配伍，加强利水功效，分消泄浊，使湿邪有去路。苍术辛、苦，温，归脾、胃、肝经，可燥湿健脾，祛风散寒。《本草衍义补遗》中谓苍术治上、中、下湿疾皆可用之。研究发现苍术提取物具有降尿酸的作用。方中配伍甘淡之茯苓健脾益气，利水渗湿。《本草衍义补遗》云：健脾以绝生湿，直达中州。治病必求其本，清流者必洁其源，湿热邪气，由脾胃而起。脾能健运，则湿邪生化乏源，湿去则热自无依附之所。脾健则体内湿浊自然得到消解，与清热利水、活血化瘀治疗相互配合。川牛膝甘、微苦，平，归肝、肾经，可逐瘀通经，通利关节，利尿通淋。川牛膝主治风湿痹痛，引诸药下行，直达病所。甘草调和诸药。上药共奏清热利湿、通络止痛之效。

患者在痛风性关节炎急性期未服用降尿酸药物，在服用中药后尿酸水平明显下降，左足第一跖趾关节、左足内外踝肿胀疼痛较前缓解，故二诊守初诊方加丝瓜络。丝瓜络甘，平，归肺、胃、肝经，祛风，通络，活血，常用于痹痛拘挛。丝瓜络体轻通络，善走经窜络，行血顺气。丝瓜络性能吸水，可使湿从小便而出。患者三诊时尿酸水平进一步下降且左足第一跖趾关节、左足内外踝肿胀疼痛缓解，右膝关节肿痛、活动不利等症状得到较好缓解。

痛风性关节炎案 2

唐某，女，81 岁。

初诊：2019 年 6 月 8 日。

主诉：左足第一跖趾关节红、肿、热、痛 5 h。

现病史：患者于 8 年前因进食高嘌呤食物后出现右足第一跖趾关节红肿疼痛，在当地医院就诊，查血尿酸水平升高（具体数值不详），诊断为"痛风性关节炎"，予以止痛、消炎等对症治疗后症状缓解，其后用药不详。8 年来反复因饮食不节而发作，右足第一跖趾关节、右膝关节红肿疼痛，未予以系统治疗。2018 年 11 月 17 日患者因进食鱼肉后痛风发作入住我院，经治疗好转后停用非布司他片，未监测血尿酸水平。患者于 5 h 前因足部受凉出现左足第一跖趾关节红、肿、热、痛，疼痛难忍，活动受限，无法行走，为求系统诊治，来我院就诊。

刻下症：左足第一跖趾关节红肿，皮温升高，触痛，活动受限，无法行走，无咳嗽、咳痰，无心慌、胸闷、胸痛，无腹痛、腹泻等症状，睡眠欠佳，大便可，小便可。

既往史：有高血压病史 40 余年，血压最高为 180/110 mmHg，现口服波依定（非洛地平缓释片）5 mg qd 降压治疗，自述血压控制尚可；有高脂血症病史，现口服阿托伐他汀钙片 10 mg qn；有胆囊结石病史。

诊查：左足第一跖趾关节红肿，皮温升高，触痛。舌质红、苔黄腻，脉弦。2019 年 6 月 8 日查红细胞沉降率（ESR）38.2 mm/h；血液分析示白细胞（WBC）计数 7.77×10^9/L，血小板（PLT）计数 189.0×10^9/L，超敏 C 反应蛋白（CRP-H）62.0 mg/L。

中医诊断：痛痹。

证型治法：湿热下注证，治宜清热利湿、消肿止痛。

西医诊断：痛风性关节炎。

西医治疗：嘱患者低盐、低脂、低嘌呤饮食，患足制动，予以抗炎、止痛等对症支持治疗。

中药处方：黄芪 30 g，淫羊藿 15 g，威灵仙 20 g，桂枝 12 g，泽兰 12 g，鸡血藤 15 g，忍冬藤 15 g，车前子 12 g，萆薢 15 g，丝瓜络 12 g，茯苓 15 g，甘草 10 g。7 剂，每日 1 剂，水煎，分 2 次服。

二诊：2019 年 6 月 16 日。

患者诉左足第一跖趾关节红肿明显好转，皮温正常，无触痛，可行走，睡眠欠佳，大便可，小便可。

诊查：左足第一跖趾关节触痛（－）。舌质红、苔黄腻，脉弦。

处置：守初诊方 7 剂，每日 1 剂，水煎，分 2 次服。

按语：痛风性关节炎是一种由嘌呤代谢紊乱、尿酸产生过多或排泄障碍，引起血尿酸浓度增高及尿酸盐沉积，以关节疼痛、肿胀、畸形为主要表现的疾病。若血尿酸浓度超过 420 μmol/L，则痛风性关节炎的发生风险开始增加。根据主症的不同，本病在中医学中归属于"热痹""着痹""痛风""历节"范畴。本病患者常有趾、指关节红肿疼痛，或伴有发热。《素问·痹论》论述痹证"食饮居处，为其病本"。《万病回春·痛风》言："一切痛风，肢节痛者……所以膏粱之人，多食煎炒、炙爆、酒肉热物蒸脏腑，所以患痛风、恶毒、痛疽者最多。"现代人恣食肥甘厚味，饮食不节，是痛风形成的重要原因。

《素问·至真要大论》云："诸湿肿满，皆属于脾。"张景岳曰："有湿从内生者，以水不化气，阴不从阳而然也，悉由乎脾胃之亏败，其为证也……在经络则为痹，为重，为筋骨疼痛。"恣食肥腻之品，可使脾阳受损而失于健运，不能制水，水湿壅盛；脾阳亏虚，阴寒内盛，酿湿生浊，湿浊交阻而致病。方中茯苓甘、淡，性平，利水渗湿、健脾调中、宁心安神。丝瓜络为药食同源之药，具有通经活络、清热解毒、利尿消肿的作用。丝瓜络体轻通络，善走经窜络，行血顺气。丝瓜络性能吸水，可使经络水湿从小便而出，因此也有利尿作用。车前子清热利尿通淋、渗湿。泽兰活血调经、祛瘀消痈、利水消肿。诸药合用，加强利水渗湿之效，分消泄浊，可加快尿酸的排泄。

痹证初起时邪痹经脉，络道阻滞，影响气血津液的运行输布，累及筋骨、肌肉、关节，痹证日久，气血运行不畅日甚，瘀血痰浊阻痹经络，"不通则痛""不荣则痛"，出现局部红肿灼热疼痛，肢体屈伸不利，步履艰难。桂枝辛温，温阳化气，温通血脉，可温经散寒、通脉止痛，从而有效缓解关节疼痛。鸡血藤专通络中之血，与其他藤类药相比，补血、补虚功效尤显。《本草正义》言：鸡血藤统治百病，能生血、和血、补血、破血，又能通七孔，走五脏，宣筋络。《饮片新参》谓鸡血藤去瘀血，生新血，流利经脉。忍冬藤清热解毒、疏风通络，可祛络中热毒，起通络止痛之效。且忍冬藤中清香扑鼻、药性浑厚者疗效佳。"藤本通络"，藤类药具有较好的通络性能。威灵仙祛风湿，通络止痛，辛散宣导，走而不守，"宣通十二经络"，"积湿停痰，血凝气滞，诸实宜之"，疏通痹阻之经络，畅行凝滞之气血，对改善关节肿痛有较好的功效。

"气为血帅，血随气行"，方中黄芪甘温，可以荣筋骨，更擅长补气，气足则血旺，血旺则气行有力。萆薢祛风除痹、利湿去浊。《本草纲目》云，萆薢长于祛风湿，所以能治缓弱顽痹、遗浊、恶疮诸病之属风湿者。萆薢具有除湿、分清泄浊、疏利关节的作用。现代药理学研究认为，萆薢能促进尿酸排泄。淫羊藿辛、甘、温，归肝、肾经，可补肾阳，强筋骨，祛风湿，用于筋骨痿软，风湿痹痛，麻木拘挛。现代研究表明，淫羊藿苷可通过抑制炎症反应，改善尿酸钠诱导的急性痛风性关节炎大鼠症状。甘草具有益气之功，可缓急止痛，并调和诸药。

特纳综合征案

吴某，女，18岁，学生。

初诊：2018年8月19日。

主诉：身高发育迟缓5年。

现病史：患者于5年前发现身高明显矮于同龄人，当时身高141 cm，伴第二性征发育迟缓，到浙江大学医学院附属儿童医院就诊，完善相关检查诊断为特纳综合征，予以生长激素皮下注射（具体剂量不详），同时给予优甲乐25 μg qd口服，随年龄增长逐渐加量。2015年12月发现身高不再明显增长，停用生长激素，开始口服戊酸雌二醇片进行对症治疗，以促进第二性征发育。2017年为维持月经周期予以地屈孕酮片10 mg qd，连续口服10日，停50日，使月经周期维持在60日左右。2017年10月25日患者到我院门诊就诊，查甲状腺功能示FT$_3$ 3.31 pg/mL，FT$_4$ 1.41 pg/mL，TSH 2.989 μIU/mL，TGAb＞500 IU/mL，TPOAb＞1300 IU/mL，诊断为桥本甲状腺炎合并甲状腺功能减退症，予以优甲乐62.5 μg qd口服，西维尔（硒酵母片）2片 bid口服，活血消瘿片5片 bid口服。患者规律服药，按时复诊，FT$_3$、FT$_4$、TSH不稳定。2018年8月15日来我院就诊，查甲状腺功能示FT$_3$ 3.13 pg/mL，FT$_4$ 1.44 pg/mL，TSH 4.625 μIU/mL，予以优甲乐75 μg qd口服至今。现来我科就诊。

刻下症：胸闷、气短、头晕、干咳，睡眠正常，大便可，小便可。

辅助检查：2018年1月24日来我院检查，甲状腺＋乳腺＋肝胆脾胰肾＋子宫附件彩超示甲状腺实质弥漫性改变；双乳符合轻度增生声像图；脾门处实性结节，考虑副脾；幼稚子宫可能。

证型治法：脾肾阳虚证，治宜补肾温阳。

西医诊断：特纳综合征，桥本甲状腺炎，甲状腺功能减退症。

西医治疗：优甲乐口服，每日1.5片；戊酸雌二醇片口服，每日1.5片；西维尔（硒酵母片）口服，每日2次，每次2片。

中药处方:淫羊藿 20 g,仙茅 15 g,肉苁蓉 15 g,黄精 20 g,杜仲 15 g,菟丝子 15 g,肉桂 10 g,生地黄 10 g,熟地黄 10 g,黄芪 30 g,茯苓 15 g,当归 15 g,丹参 15 g,鸡血藤 15 g,炙甘草 10 g,太子参 15 g。7 剂,每日 1 剂,水煎,分 2 次服。

按语:特纳综合征又称先天性卵巢发育不全综合征,属于染色体异常所致的疾病,临床症状多见身矮、子宫小或缺如、乳房不发育等。中医学中此类相似病证称五迟、五软,常见身体发育或智力发育迟缓。此病病因多为先天禀赋不足,肾源不充。本病的治疗是一个需要长期调养的过程。患者先天禀赋不足,肾阳根弱,宜填精补肾,滋阴温阳。以还少丹(《叶氏女科》)、右归丸(《景岳全书》)化裁组合成方,淫羊藿、肉苁蓉、黄精、杜仲大补肾精,仙茅、菟丝子、黄芪、熟地黄滋阴益肾。肾为先天之本,脾为后天之本,肾脾同调,源流裕达,方得五脏、肌骨充实。肉桂为阳,引火归原。茯苓为阴,以阴引阳,药力更高。生地黄、丹参、鸡血藤活血养血。太子参滋补温和,阴阳同调。但此方用之为一时温煦,要使药力渗透肌体,非一日之功,必经年得效。

代谢综合征合并痛风

吴某,男,29 岁,职员。

初诊:2019 年 10 月 1 日。

主诉:发现血尿酸升高 5 年。

现病史:患者于 5 年前体检时发现血尿酸升高,约 520 μmol/L,未予以系统诊治,1 年前患者出现右足背及第一跖趾关节红肿疼痛,曾予以非布司他片口服治疗,但未复查血尿酸,未规律用药。其后患者自行监测空腹血糖为 6～7 mmol/L,餐后 2 h 血糖约 11 mmol/L,体形肥胖。3 周前患者体检时查血尿酸 460 μmol/L,糖化血红蛋白 5.7%,近 9 个月来体重减轻约 13 kg。

诊查:BMI 30 kg/m²。生化全套:谷丙转氨酶(ALT)26 IU/L,谷草转氨酶(AST)16 IU/L,总胆固醇(CHOL)4.61 mmol/L,甘油三酯(TG)1.45 mmol/L,

高密度脂蛋白胆固醇（HDL-C）1.01 mmol/L，低密度脂蛋白胆固醇（LDL-C）2.89 mmol/L，肌酐（CREA）65 μmol/L，尿酸（UA）557 μmol/L，血糖（GLU）4.6 mmol/L；促肾上腺皮质激素（8：00）26.52 pg/mL，促肾上腺皮质激素（16：00）13.01 pg/mL，皮质醇（8：00）9.20 μg/dL，皮质醇（16：00）3.80 μg/dL；糖化血红蛋白（HbA1c）6.4%。糖耐量试验：0 h 4.6 mmol/L，30 min 8.9 mmol/L，1 h 9.8 mmol/L，2 h 5.8 mmol/L，3 h 3.6 mmol/L。胰岛素激发试验：0 h 5.44 μIU/mL，30 min 74.40 μIU/mL，1 h 92.40 μIU/mL，2 h 39.15 μIU/mL，3 h 5.46 μIU/mL。C-肽激发试验：0 h 1.10 ng/mL，30 min 4.43 ng/mL，1 h 6.94 ng/mL，2 h 3.87 ng/mL，3 h 1.38 ng/mL。

舌脉：舌质红、苔薄，脉弦。

西医诊断：代谢综合征，痛风，高尿酸血症。

处方：盐酸二甲双胍片（格华止）口服（po），0.5 g bid；非布司他片口服（po）40 mg qd；利拉鲁肽注射液皮下注射，1.8 mg，8：00。

中医诊断：痛痹。

辨证：湿热蕴结证。

治法：清热利湿，活血解毒。

处方：土牛膝15 g，土大黄6 g，土贝母15 g，土茯苓15 g，萆薢15 g，泽泻10 g，绞股蓝20 g，丹参15 g，红花15 g，荷叶15 g，炒白术10 g，干姜5 g，炙甘草10 g。

按语：痛风属于中医学中"痹证""历节"范畴。"痛风"一词最早见于梁代陶弘景《名医别录》："独活，味甘，微温，无毒。主治诸贼风，百节痛风无久新者。"《素问·痹论》云："风寒湿三气杂至，合而为痹也。其风气胜者为行痹，寒气胜者为痛痹，湿气胜者为着痹也。"阐释了痹证为感受风、寒、湿六淫之邪而致。痛风患者常因第一跖趾关节、足背部、踝关节乃至膝关节突发红、肿、热、痛就诊。《素问·至真要大论》云："诸病胕肿，疼酸惊骇，皆属于火。"红、肿、热、痛均为一派热象，乃火热之邪所致。火性急速，故痛至如风，病起突然。同时，现代医学认为，高尿酸血症是痛风的重要生化基础，痛风患者必伴有高尿酸血症。从中医角度讲，这种在体内积聚过多而对机体产生毒害作用的物质可称为"毒"。中医认为,痛风的病因——高尿酸血症乃湿浊之毒也。《外台秘要方》首次提到"毒"的概念,云:"白虎病者,大都是风寒暑湿之毒,因虚所致,将摄失理,受此风邪,经脉结滞,血气不行,畜于骨节之间,或在四肢,肉色不变,其疾昼静而夜发,发即彻髓。"左新河教授认为,痛风多为风寒湿热外袭,在体内郁而化热,加之浊毒内伏,瘀阻于关节、肌肉,不通则痛,故而发病。在本案中,患者体形肥胖,肥胖者多痰湿,结合患者疼痛性质及其所患高尿酸血症,左新河教授认为此为湿与热合,湿热浊毒内蕴,瘀热相杂,治当清热利湿、活血解毒。方中土茯苓泄浊解毒、除湿、通利关节,旨在搜剔湿热之蕴毒;萆薢分清泄浊,祛风湿,善治风湿顽痹,此二药共用,可降低血尿酸水平,也可使疼痛减轻。土牛膝味甘、微苦、微酸,性寒,归肝、肾经,具有活血祛瘀、泻火解毒及利水通淋的功效;土大黄味苦、辛,性凉,具有清热解毒、凉血止血、祛瘀消肿的功效;土贝母味苦,性微寒,可解毒消肿,有利于减轻关节肿痛。泽泻可泄浊利尿,有助于尿酸的排泄,减少体内浊毒瘀积。丹参、红花合用凉血活血,祛瘀止痛。绞股蓝、荷叶清热降脂,佐以干姜逐风寒湿,炒白术健脾益气,燥湿利水,炙甘草调和诸药。上药共奏清热利湿、活血解毒之功。

女性更年期综合征案 1

许某,女,52 岁。

初诊:2018 年 1 月 24 日。

主诉:头昏、乏力、心慌 2 周。

现病史:患者于 2 周前无明显诱因出现头昏,乏力,心慌,伴口干欲饮,多尿,烦躁,易饥,无手抖、突眼,无进行性体重下降,无头痛及视物旋转,无恶心呕吐,于 1 月 19 日至我院门诊查头颅、颈椎 CT 示 $C_{2\sim7}$ 椎间盘突出,甲状腺双侧叶密度不均匀减低,头颅 CT 平扫未见明显异常。为求进一步诊治,遂来我科就诊。患者现诉仍有心慌、多汗、头昏、乏力,易饥,口干欲饮,烦躁,颈项部不适,睡眠欠佳,大便干结,小便频。发病以来,体力稍下降,体重未见明显变化。

诊查：血脂示总胆固醇(CHOL)6.80 mmol/L，甘油三酯(TG)1.06 mmol/L，高密度脂蛋白胆固醇(HDL-C)1.62 mmol/L，低密度脂蛋白胆固醇(LDL-C)4.21 mmol/L；甲状腺功能示游离三碘甲状腺原氨酸(FT₃)2.62 pg/mL，游离甲状腺素(FT₄)0.87 pg/mL，促甲状腺激素(TSH)5.980 μIU/mL，甲状腺球蛋白抗体(TGAb)436.20 IU/mL，甲状腺过氧化物酶抗体(TPOAb)>1300.0 IU/mL，维生素 D(Vit D)12.98 ng/mL，甲状腺球蛋白(TG)35.75 ng/mL，甲状旁腺激素(PTH)40.90 pg/mL，促甲状腺激素受体抗体(TRAb)<0.25 IU/L，尿碘(UI)145.60 μg/L，糖化血红蛋白(HbA1c)6.5%；甲状腺彩超示甲状腺右侧叶稍大，实质弥漫性改变。颈部血管彩超示右侧颈总动脉粥样硬化斑块形成。

舌脉：舌淡红、苔薄白，脉弦。

西医诊断：女性更年期综合征，桥本甲状腺炎合并亚临床甲状腺功能减退症，高脂血症，颈椎病。

西医治疗：左甲状腺素钠片口服(po)，25 μg qd；阿托伐他汀钙片口服(po)，10 mg qn；阿司匹林肠溶片口服(po)，100 mg qd。

中医诊断：经断前后诸证。

辨证：痰热瘀阻证。

治法：清热化痰，活血化瘀。

处方：生地黄 10 g，葛根 20 g，丹参 15 g，川芎 10 g，钩藤 10 g，代赭石 15 g，知母 10 g，黄柏 10 g，生龙齿 15 g，姜半夏 10 g，当归 15 g，桂枝 10 g，郁金 10 g。

按语：女性更年期综合征主要发生在绝经期前后，是由机体内雌激素水平降低、卵巢功能逐渐弱化等引起的自主神经系统功能紊乱，并伴有心理症状的一组症候群。在中医古籍中没有确切病名，属于"脏躁""郁证""月经不调"等范畴，现代中医将其称为"经断前后诸证"。《素问·上古天真论》云："女子七岁，肾气盛，齿更发长；二七而天癸至，任脉通，太冲脉盛，月事以时下，故有子……七七任脉虚，太冲脉衰少，天癸竭，地道不通，故形坏而无子也。"左新河教授在此基础上认为，本病以肾虚为本，更年期女性肾气日渐衰减，肾精亏虚，冲任两脉虚弱,冲任失调,天癸渐枯,经血不足,故肾的阴阳平衡逐渐失调,致使脏腑功能紊乱,如肾气亏虚则水不济火,心肾不交,肾阴虚则阳失封藏,水不涵木,导致肝阳上亢,因此可出现月经紊乱、心悸、失眠、情绪烦躁易怒、多汗、潮热、面赤、眩晕、耳鸣、腰膝酸软等症状,同时可导致痰浊、血瘀、火郁等病变。在本病的治疗上中医药疗效显著,不良反应少,日益受到重视。据此,结合本案患者症状,左新河教授认为本案患者为痰热瘀阻证。痰热瘀阻证乃肾虚导致的病变。方中生地黄、知母两者均为味苦、甘,性寒之品,两者合用,甘寒养阴,苦寒泄热,入肾经可养阴生津、滋阴降火,泄体内伏热。黄柏为苦润之品,苦能泻火,润能滋阴。汪昂云:此足少阴药也,水不胜火,法当壮水以制阳光,黄柏苦寒微辛,泻膀胱相火,补肾水不足,入肾经血分。知母辛苦寒滑,上清肺金而降火,下润肾燥而滋阴,入肾经气分,故二药(知母、黄柏)每相须而行,为补水之良剂。钩藤、代赭石、生龙齿共用,清热平肝,重镇潜阳,以平肝之逆,使之潜回肾水之中。当归、丹参为活血药对,具有活血、化瘀、调经的功效,佐以川芎可增强活血之力。葛根味甘,性凉,归脾、胃经,具有解肌退热、透疹、生津的功效。现代研究表明,葛根可以直接扩张脑血管,增加脑血流量,从而改善脑循环,改善脑组织和细胞的供血和供氧,减轻患者头昏症状,并配伍姜半夏燥湿化痰,桂枝、郁金改善患者的焦虑失眠症状,全方奏清热化痰、活血化瘀之效。

女性更年期综合征案 2

李某,女,45 岁。

初诊:2019 年 9 月 5 日。

主诉:乏力疲劳 1 年,全身肌痛 20 余日。

现病史:患者于 1 年前无明显诱因出现乏力、疲劳,在外院查血钾 2.8 mmol/L,诊断为"低钾血症",予以口服氯化钾缓释片治疗,其后患者间断出现乏力、疲劳,查血钾低于 3.5 mmol/L,持续口服氯化钾缓释片治疗。20 余日前患者出现全身肌痛,项部及左肩背部酸痛,伴多汗,烦躁,潮热,畏冷,睡眠差,时有心慌，至我院门诊就诊，查尿酸（UA）395 μmol/L↑，电解质示钾（K）3.72 mmol/L，于 8 月 20 日至武汉某医院就诊，查腰椎 CT 示 $L_3 \sim S_1$ 椎间盘膨出，予以洛索洛芬钠片及强骨胶囊治疗，但患者自觉上述症状未缓解。现诉乏力，疲劳，全身肌痛，项部及左肩背部酸痛，多汗，潮热，烦躁，焦虑，畏冷，偶有心慌、腹胀，无头晕、头痛，无胸闷、气喘，无咳嗽、咳痰，睡眠差，二便可。

诊查：血脂示甘油三酯（TG）8.98 mmol/L，高密度脂蛋白胆固醇（HDL-C）0.90 mmol/L；钾（K）4.21 mmol/L；性激素六项、ENA 全套未见异常。

舌脉：舌暗红、苔黄，脉弦。

西医诊断：女性更年期综合征，肌筋膜炎，低钾血症。

处方：舒肝解郁胶囊口服（po），0.72 g bid；氯化钾缓释片口服（po），1 g tid；双氯芬酸二乙胺乳胶剂、青鹏软膏，外用。

中医诊断：经断前后诸证，痹证。

辨证：风湿阻络证。

治法：祛风散寒，活血化瘀，扶正祛邪。

处方：黄芪 20 g，桂枝 15 g，地龙 15 g，秦艽 12 g，羌活 12 g，独活 12 g，香附 6 g，伸筋草 15 g，桃仁 15 g，红花 10 g，生白芍 15 g，炙甘草 10 g。

按语：肌筋膜炎又称为肌筋膜综合征、肌筋膜纤维组织炎或肌肉风湿病，常发生于颈项部、肩背部或腰背部等，是由于遭受外伤、劳损或经常处于潮湿、寒冷环境，导致机体筋膜、肌肉、肌腱或韧带等软组织发生非特异性炎症而引起的具有慢性疼痛以及活动受限等症状的疾病，其特点是急性或慢性反复发作的弥漫性疼痛，经久难愈。肌筋膜炎在中医学上属于"痹证"的范畴。《灵枢·经筋》曰："经筋之病，寒则反折筋急。"《素问·长刺节论》曰："病在筋，筋挛节痛，不可以行，名曰筋痹。"王清任提出，瘀血可以形成痹证，认为本病的形成机制为机体受到外伤劳损，外感风寒湿等六淫邪气，加之机体禀赋不足，肝肾亏虚，外邪入侵于里，困于经络，导致气血运行滞涩，经络不通，不通则痛。因而本病应以祛风散寒、活血化瘀、扶正祛邪为治疗原则。左新河教授认为，本案患者正处于围绝经期，感受风湿之邪，加之禀赋不足、肾气亏虚，导致外邪瘀阻于体内，久而化热化火,故多汗、潮热、烦躁、焦虑、睡眠欠佳。体内正气亏虚,不能鼓邪外出,风湿之邪滞留于经络,阻碍气血运行,不通则痛,从而出现全身肌肉酸痛症状。左新河教授认为,本案拟方可选用黄芪桂枝五物汤化裁。黄芪桂枝五物汤出自张仲景《金匮要略》。此方具有益气温经、祛风散寒、和血通痹的功用。现代药理学研究也证实黄芪桂枝五物汤具有抗炎、抗氧化、镇痛、调节免疫力等功能,对治疗风痹、血痹之肌筋膜炎等相关疾病有良好的效果。方中黄芪剂量最大,意在大补元气,气旺则有利于推动血液的运行,气行则血行,瘀血散,络脉通,则疼痛得治,是为君药。桂枝温经通脉,可散风寒湿邪气。明代医家杜文燮在《药鉴》中提到,羌活、独活均"气微温,味苦甘辛,气味俱薄,无毒,升也,阳也",而区别在于羌活乃"足太阳之君药也,乃拨乱反正之主,大有作为者也,故小无不入,大无不通,能散肌表八风之邪,善理周身百节之痛,排巨阳肉腐之疽,除新旧风湿之症"。独活乃"足少阴经药也,止奔豚疝痹,治女子疝瘕,寒湿足痹,非此不治。头眩目晕,非此不除。诸风中之要药也"。羌活祛风散寒、胜湿止痛,行于气分,主治上肢痹证;独活祛风除湿、解表止痛,行于血分,善攻下肢痹证,二药相须为用,气血双调,上下同治,可增强疗效。地龙乃虫类药,又名蚯蚓,其"上食膏壤,下饮黄泉,形曲似龙,又能兴云,知阴晴"。地龙性大寒,入肝经,其性行走攻窜,可清肝平肝、解火郁、息风,搜剔留于经络之邪。地龙味咸,咸入肾经可养肾脏,填益精髓,使生血有源;咸能软坚,可缓和脉络之拘急,祛除络中宿邪,使气血运行通畅,精血充足,筋有所养。佐以桃仁、红花活血通经;秦艽、伸筋草祛风湿、止痹痛、通经络;生白芍柔肝止痛,香附疏肝理气,调节患者焦虑情绪;炙甘草调和药性。上药共奏祛风除湿、活血通络之效,药物可直达病所。

女性更年期综合征案 3

杨某,女,57 岁。

初诊:2019 年 10 月 10 日。

主诉:反复失眠 8 个月,加重 1 个月。

现病史：患者 8 个月前无明显诱因出现失眠，潮热汗出，以头背部为主，时有心慌，活动后出现胸闷，无烦躁易怒，于当地医院就诊，予以中药治疗（具体不详），自诉症状有所缓解。病程中反复出现夜间不能入睡，或睡后易醒、多梦，自服安眠药（具体不详）后症状无缓解。近 1 个月来，上述症状加重，夜间及白天均不能入睡，伴潮热汗出，以头背部为主，偶有心慌，活动后出现胸闷，双眼发胀，双手手指晨僵，双下肢膝关节屈伸不利，偶有疼痛，以左膝关节为主，无腰背部疼痛，偶有腹胀，呃逆，无反酸，无恶心欲吐，无头晕头昏，大小便可。

诊查：ENA 全套示抗核糖体 P 蛋白抗体（RNP）3.33 RU/mL，抗 Sm 抗体（Sm）2.28 RU/mL，抗干燥综合征 A 抗体（SSA）＜2 RU/mL，抗 Ro-52 抗体（Ro-52）＜2 RU/mL，抗干燥综合征 B 抗体（SSB）＜2 RU/mL，抗 Scl-70 抗体（Scl-70）＜2 RU/mL，抗 Jo-1 抗体（Jo-1）＜2 RU/mL，抗着丝点蛋白 B 抗体（CENPB）＜2 RU/mL；性激素六项示雌二醇（E_2）24.50 pg/mL，卵泡刺激素（FSH）74.36 mIU/mL，黄体生成素（LH）35.63 mIU/mL，孕酮（PROG）0.001 ng/mL，睾酮-Ⅱ（TST-Ⅱ）12.07 ng/dL，催乳素（PRL）4.66 μg/L。

舌脉：舌红、苔薄黄，脉细。

西医诊断：女性更年期综合征，失眠。

处方：舒眠胶囊口服（po），1.2 g bid。

中医诊断：经断前后诸证，不寐。

辨证：心肾不交证。

治法：养心安神，交通心肾。

处方：合欢皮 15 g，郁金 12 g，代赭石 15 g，首乌藤 15 g，酸枣仁 30 g，益智仁 15 g，生龙骨 15 g，生牡蛎 15 g，生龙齿 15 g，黄连 12 g，肉桂 10 g，茯苓 15 g，炙甘草 10 g。

4 剂之后，在上方基础上去郁金，加知母 15 g、黄柏 10 g、茯神 20 g、远志 15 g、女贞子 15 g、墨旱莲 15 g。

按语：不寐亦称为失眠、不得眠、不得卧等，现代医学称之为睡眠障碍，是指以经常不能获得正常睡眠为特征的一种疾病。不寐者往往症状不一，轻重有别，有的入睡困难，有的睡后易醒、醒后无法再入睡，还有的时醒时睡，甚者整夜无法入睡,令人痛苦不堪,对患者的学习、工作和生活产生了不良影响。明代医家张景岳在《景岳全书·不寐》中说:"不寐证虽病有不一。然惟知邪正二字则尽之矣。盖寐本乎阴。神其主也。神安则寐,神不安则不寐。"《素问·宣明五气》云"心藏神",《素问·灵兰秘典论》曰"心者,君主之官也,神明出焉",阐释了心与神明的关系,心为神之舍,在人体生命活动过程中发挥着主宰作用,又与其他脏器的生理功能活动互相配合、协调,使人得以卧。《灵枢·口问》曰:"悲哀愁忧则心动,心动则五脏六腑皆摇。"若心的功能失调,则易产生不寐等症状,故左新河教授认为,对不寐的治疗,应从心辨证论治,注重调养心气,使心的主血脉和藏神功能正常,恢复脏腑间的平衡,神安则寐。在治疗上多用养心安神药物,如酸枣仁、夜交藤等。在本案例中,患者不寐症状实由女性更年期综合征引起。女性更年期综合征以肾虚为本,肾气亏虚,经血不足,则水不济火,心肾不交,从而产生不寐症状。方中所选药物大多为安神之品,首乌藤养心安神,为治血虚心烦不寐多梦的常用药;酸枣仁养心安神、敛汗,为治阴血亏虚之心神不安、不寐多梦、惊悸怔忡之要药;合欢皮解郁安神,解肝郁而安神定志,常用于治疗忧郁不寐;肉桂可养心安神,也具有益气补血之功效。生龙骨、生牡蛎、生龙齿重镇安神,增强安神之力。茯苓可利水渗湿,通过除湿作用防水湿凌心,从而起到宁心安神的功效。代赭石平肝潜阳、重镇降逆。益智仁可开发郁结,使气宣通,敛摄脾肾之气,补肾虚。黄连清热解毒,可泻心经之火,除水火相乱。炙甘草调和药性。全方奏养心安神、交通心肾之功。调整用药后,方中女贞子性凉、味甘苦,滋肾养肝。《神农本草经》记载女贞子"主补中,安五脏,养精神,除百疾"。墨旱莲性寒,味甘酸,养阴益精,凉血止血,二药合用补益肝肾,滋阴养血。知母、黄柏合用,能加强滋阴补肾之力,有效改善更年期症状。

女性更年期综合征案 4

涂某,女,47 岁,职员。

初诊:2019 年 11 月 6 日。

主诉:多梦易醒 1 个月。

现病史：患者诉 1 个月前无明显诱因出现多梦易醒，醒后难以入睡，易疲劳，偶有心慌、胸闷，无潮热汗出，无心烦易怒，饮食尚可，偶有便秘，小便可。自发病以来，患者精神一般，体力、体重未见明显变化。

诊查：子宫附件彩超示子宫肌瘤（肌壁间），子宫内膜有稍高回声团，考虑内膜息肉可能。肝胆胰脾、双肾输尿管彩超示肝内胆管结石或钙化灶。

舌脉：舌质淡红、苔薄，脉细。

西医诊断：女性更年期综合征。

处方：舒眠胶囊口服（po），1.2 g qn。

中医诊断：经断前后诸证。

辨证：心肾不交证。

治法：养心滋肾。

处方：丹参 15 g，黄芪 30 g，茯苓 15 g，生白术 12 g，肉苁蓉 20 g，淫羊藿 15 g，郁李仁 15 g，柏子仁 15 g，香附 6 g。

按语：现代医学认为，随着年龄的增长，女性卵巢功能逐渐衰退，雌激素分泌水平逐渐下降，月经也随之变化，直至完全消失。这个过程会引起身体以及心理发生一系列变化，对女性的身心健康、生活、工作等带来诸多不利影响。这一系列症候群即为女性更年期综合征，又称为围绝经期综合征，是妇科临床上的常见病、多发病，发病年龄多在 40～60 岁。中医学对此无专门论述，相关论述散见于"脏躁""郁证"等病中，现代中医将其称为"经断前后诸证"。《素问·上古天真论》云："女子……七七任脉虚，太冲脉衰少，天癸竭，地道不通，故形坏而无子也。"左新河教授认为，本病的基本病机为肾阴亏虚，心、肾、子宫三者之间存在着内在联系。在古医学中，任脉为阴脉之海，有主胞胎的作用；冲脉为五脏六腑之海、血海，有溢蓄气血、濡养胞宫的作用，是妇人的"生养之本"。天癸将竭，冲任二脉空虚，则致子宫失养，经血失调或闭经，气火不能随经血下泻，从而又随胞脉、胞络而扰动心肾。心与肾本为水火相济之脏，肾阴亏虚，肾水不足，不足以向上制火，导致心火上亢，则见易醒、失眠多梦、心悸、怔忡不安。舌红、脉细为阴虚之象。在本病的治疗上，左新河教授认为应当遵循"伏其所主，先其所因"的治疗原则,心肾不交是患者多梦易醒的主要发病机理,故应以养心滋肾治疗为主。本方中柏子仁味甘,性平,归心、肾、大肠经。《本草纲目》云:柏子仁,性平而不寒不燥,味甘而补,辛而能润,其气清香,能透心肾、益脾胃,盖上品药也,宜乎滋养之剂用之。《药品化义》云:柏子仁,香气透心,体润滋血。柏子仁与茯神、酸枣仁、生地黄、麦冬同为浊中清品,主治心神虚怯,惊悸怔忡,颜面憔悴,肌肤燥痒,皆有养血之功也。又取气味俱浓,浊中归肾,同熟地黄、龟板、枸杞子、牛膝,封填骨髓,主治肾阴亏损,腰背重痛,足膝软弱,阴虚盗汗,皆滋肾燥之力也。故而柏子仁既可养心安神,又可滋肾以补肾阴,使心肾交通。淫羊藿,又称仙灵脾,味辛、甘,性温,归肝、肾经,有补肾阳、强筋骨、祛风湿的功效。现代医学研究发现,淫羊藿可增强下丘脑-垂体-性腺轴的作用,从而促进性激素分泌;其所含的淫羊藿苷具有雌激素样作用,对雌性内分泌系统有明显的促进作用。淫羊藿与肉苁蓉配伍,增强补肾益精之功。丹参味苦,微寒,归心、肝经,可活血通经、清心除烦。同时选用黄芪、茯苓、生白术益气健脾,可改善患者的疲劳症状;香附疏肝理气、调经;郁李仁润肠通便。诸药共奏养心滋肾之效。

女性更年期综合征案 5

邱某,女,47 岁,职员。

初诊:2019 年 12 月 27 日。

主诉:心烦易怒伴月经量少 1 年。

现病史:患者诉 1 年前无明显诱因出现脾气暴躁、心烦易怒、月经量少、经期缩短、睡眠欠佳等不适,自行前往当地医院就诊(具体不详),查甲状腺功能及性激素六项均正常,予以安神助眠药剂辨证治疗,症状无明显改善,遂停止治疗,近期自觉脾气暴躁,心烦易怒,多愁善感,腰背及膝关节疼痛,怕热多汗,睡眠不佳,多梦,月经量少,经期短,大小便可。

诊查:子宫附件彩超示子宫肌瘤(肌壁间)。

舌脉:舌淡红、苔少,脉细。

西医诊断：女性更年期综合征。

处方：依托考昔片口服(po)，60 mg qd；消痛贴膏外用，qd。

中医诊断：月经病。

辨证：肝气郁结证。

治法：疏肝解郁。

处方：柴胡 12 g，当归 15 g，党参 15 g，山药 15 g，茯苓 15 g，赤芍 15 g，生白芍 15 g，酸枣仁 15 g，杜仲 15 g，牛膝 15 g，甘草 10 g。

按语：《本草纲目》曰：女子，阴类也，以血为主。其血上应太阴，下应海潮，月有盈亏，潮有朝夕，月事一月一行，与之相符，故谓之月水、月信、月经。月经是女性特有的生理现象，月经病也是妇科临床上的常见病、多发病。月经病是指月经的期、量、色、质发生改变，且伴随着月经出现一系列不适症状的疾病，常见的有月经先后无定期、月经先期或后期、经间期出血、经期延长、月经过多或过少、闭经、崩漏等。《临证指南医案》云："女子以肝为先天，阴性凝结，易于怫郁，郁则气滞血亦滞。"肝主疏泄，藏血，属木，喜条达恶抑郁。肝血充盈，气机畅达，任脉通，太冲脉盛，月事以时下，此为正常的生理现象。而当肝主疏泄功能失职时，气机失调与血行异常并见，易引起情志问题，进而导致月经病的发生。另外，肝主疏泄在女子的精神、情志方面也有重要的调节作用。左新河教授认为，随着人们工作、生活节奏的加快，人们常有来自多个方面的精神压力，容易有烦躁多怒、忧思不解、情绪低沉等情志病变，易累及肝脏。叶天士认为"木病必妨土"，肝属木，脾胃属土，肝病易横逆犯脾胃，肝气犯胃也是引起月经失调的一个重要因素，故在本案治疗上以疏达肝气为主，兼以调理脾胃。在拟方上选用《太平惠民和剂局方》中的逍遥散化裁。方中柴胡辛散疏肝，生白芍酸苦微寒，养血敛阴，柔肝缓急，两药合用能疏达肝气，补肝血。柴胡疏肝，当归补血活血，为血中之气药，两者合用起到疏肝、补血、活血的作用。柴胡、生白芍、当归三药同用，可补肝体而助肝用，血和则肝和，血充则肝柔。柴胡疏散之力强，有耗气之虞，甘草可调和益气，能防柴胡疏散太过所致的阳气损耗。赤芍味苦，性微寒，归肝经，具有清热凉血、散瘀止痛的功效，可缓解患者腰背及膝关节疼痛。

酸枣仁味甘、酸,性平,归肝、胆、心经,酸性收敛,可敛汗生津,又可养心平肝,改善患者睡眠状况。同时配伍杜仲、牛膝补肝肾、强筋骨。茯苓健脾去湿,使运化有权,气血有源。山药健脾益气,增强健脾之力。诸药合用,则肝郁得疏,血虚得养,脾弱得复,气血兼顾,体用并调,肝脾同治。

多囊卵巢综合征案1

熊某,女,25 岁,职员。

初诊:2019 年 5 月 12 日。

主诉:月经不规则半年,伴乏力 1 个月。

现病史:患者于半年前无明显诱因出现月经不规则,月经周期延长,2~3 个月一行,伴面部痤疮,未系统诊治,近 1 个月来患者自觉乏力,时有头昏,于 4 月 27 日于我院查子宫附件彩超(经腹部)示双侧卵巢呈多囊样改变,予以黄体酮口服治疗 5 日,但患者诉月经仍未行,5 月 8 日于我院门诊查甲状腺功能正常,皮质醇(16:00)(COR1)12.90 μg/dL,糖化血红蛋白正常。为求进一步诊治,现来我科就诊,诉月经不规则,面部痤疮,乏力,时有头昏,双眼干涩,无明显多毛及紫纹,无水牛背及满月脸,无头痛,无心慌胸闷,无咳嗽咳痰,无腹痛腹泻,睡眠正常,饮食、二便可。

诊查:糖耐量试验示血糖(空腹)(GLU(0 h))4.7 mmol/L,血糖(0.5 h)(GLU(30 min))8.2 mmol/L,血糖(1 h)(GLU(1 h))8.1 mmol/L,血糖(2 h)(GLU(2 h))8.3 mmol/L,血糖(3 h)(GLU(3 h))6.5 mmol/L;胰岛素激发试验示胰岛素(空腹)(IRI)4.99 μIU/mL,胰岛素(30 min)(IRI1)44.89 μIU/mL,胰岛素(60 min)(IRI2)33.20 μIU/mL,胰岛素(120 min)(IRI3)44.58 μIU/mL,胰岛素(180 min)(IRI4)29.10 μIU/mL;皮质醇(8:00)(COR)21.40 μg/dL;性激素六项示雌二醇(E_2)35.46 pg/mL,卵泡刺激素(FSH)9.87 mIU/mL,黄体生成素(LH)1.93 mIU/mL,孕酮(PROG)0.760 ng/mL,睾酮(TESTO)55.10 ng/dL,催乳素(PRL)6.32 μg/L。人绒毛膜促性腺激素(HCG)<2.0 mIU/mL,

抗缪勒管激素（AMH）4.80 ng/mL。子宫附件彩超示子宫体积稍小。

舌脉：舌淡红、苔薄，脉弦。

西医诊断：多囊卵巢综合征，糖耐量异常，胰岛素抵抗。

处方：盐酸二甲双胍片 0.5 g bid po；地屈孕酮片 10 mg bid po；戊酸雌二醇片 1 mg qd po；黄体酮注射液 20 mg 肌内注射。

中医诊断：月经后期。

辨证：脾肾亏虚证。

治法：健脾益气，补肾活血。

处方：黄芪 20 g，党参 15 g，炒白术 10 g，苍术 15 g，丹参 20 g，茯苓 15 g，茯苓皮 10 g，熟地黄 15 g，女贞子 20 g，墨旱莲 20 g，桑寄生 15 g，续断 20 g，郁金 15 g，当归 15 g。

按语：多囊卵巢综合征（PCOS）是一种常见的妇科内分泌紊乱疾病，其发病率高达 5%～10%，在育龄期女性中多见，可引起多种生理和病理损害。目前多数研究报道 PCOS 患者不仅有月经紊乱（如月经周期延长、闭经、月经量增多）、多毛、胰岛素抵抗等表现，高血压、代谢综合征、糖耐量减低、糖尿病及心血管疾病的发病风险也会增加。现有研究表明，与同年龄正常女性相比，PCOS 患者糖耐量异常或糖尿病的发病率是其 2～7 倍。中医古籍中没有多囊卵巢综合征的相关记载，根据临床表现，可将其归属于中医学"月经后期""不孕""闭经""癥瘕"等范畴。左新河教授认为，本病与脾肾功能失调有很大相关性。肾为先天之本，藏精，主生殖，天癸为肾中精气，可直接影响月经是否按期来潮。正如傅山所云，"经水出诸肾"，即肾中精气充盛，天癸如期而至，冲任精血按时满溢，下注胞宫，月经可按期来潮，且量、色、质正常；反之，先天不足或禀赋素弱，或久病及肾，或年过五七，或房劳多产，阴阳失衡，肾气亏虚，天癸迟至，故冲任不盛、血海不盈而出现月经稀发、量少，甚或数月不潮，难以受孕。脾为后天之本，主运化水湿，如饮食不节、后天失养导致脾气虚弱、运化失司，水谷不化，酿成痰饮，痰湿之邪黏滞、重浊，易袭下位，阻滞于冲任，使气血运行受阻，血海不能按时满溢，则月经后期、量少甚至停闭不行。因此，肾虚、脾虚是 PCOS 发生的重要病机,湿痰、瘀血是其病理产物,病理产物的堆积更进一步推进病程发展。本方中黄芪具有补益宗气、振奋脾阳的作用。现代药理学研究证实,黄芪具有雌激素样作用,还具有降糖、调节免疫力、扩张血管、降低血压的作用,能有效降低PCOS患者高血压、糖尿病等的发病风险;与郁金配伍,发挥其活血行气之功效,使气补而不滞,气行则血行。当归味甘、辛,性温,归肝、心、脾经,善于补血活血,调经止痛,为补血之圣药。黄芪、当归配伍能够提高女性体内雌激素水平。女贞子味甘、苦,性凉,滋肾养肝;墨旱莲味甘、酸,性寒,养阴益精,凉血止血,二药合用补益肝肾,滋阴养血。《日华子本草》中提到续断可助气,调血脉,其味苦、辛,性微温,归肝、肾经,有补肝肾、强筋骨、止崩漏的功效,与桑寄生相配伍,可增强补肝肾之力。党参为我国常用的传统补益药,具有补中益气、健脾益肺之功效,有增强免疫力、扩血管、降压、改善微循环、增强造血功能等作用。丹参具有活血祛瘀、通经止痛之功效。丹参是活血化瘀的高效药,现代药理学研究证明其具有改善微循环、降压、扩血管、降血脂、防治动脉粥样硬化等多种药理活性。熟地黄补血滋阴益精。《本草从新》云:熟地黄可治一切肝肾阴亏,虚损百病,为壮水之主药。炒白术可健脾益气,燥湿利水,与茯苓、茯苓皮、苍术配伍,增强健脾、利水之力。全方共奏健脾益气、补肾活血之效。

多囊卵巢综合征案 2

李某,女,34 岁,职员。

初诊:2018 年 3 月 19 日。

主诉:月经不调 9 年,伴体重增加 4 个月。

现病史:患者 9 年前无明显诱因出现月经不调,周期紊乱,量少,色暗,有血块,不易受孕,于当地医院查性激素全套及子宫附件彩超(具体不详),诊断为"多囊卵巢综合征",后于湖北省妇幼保健院予以促排、人工授精、试管婴儿等治疗,于 2013 年剖宫产 1 女,后未规律复诊。4 个月前无明显诱因出现闭经,体重增加 5 kg。现诉闭经,体重增加,纳眠可,二便正常。

诊查：促肾上腺皮质激素（ACTH）15.29 pg/mL，皮质醇（8：00）（COR）10.40 μg/dL，皮质醇（16：00）（COR1）5.90 μg/dL；胰岛素激发试验示胰岛素（空腹）（IRI）14.91 μIU/mL，胰岛素（30 min）（IRI1）170.56 μIU/mL↑，胰岛素（60 min）（IRI2）43.06 μIU/mL↓，胰岛素（120 min）（IRI3）84.90 μIU/mL↑，胰岛素（180 min）（IRI4）10.78 μIU/mL。糖耐量试验示血糖（空腹）（GLU（0 h）5.0 mmol/L，血糖（0.5 h）（GLU（30 min））9.3 mmol/L↑，血糖（1 h）（GLU（1 h））7.4 mmol/L，血糖（2 h）（GLU（2 h）6.6 mmol/L，血糖（3 h）（GLU（3 h））3.7 mmol/L↓；性激素六项示雌二醇（E_2）38.87 pg/mL，卵泡刺激素（FSH）7.80 mIU/mL，黄体生成素（LH）8.33 mIU/mL，孕酮（PROG）0.300 ng/mL，睾酮（TESTO）69.02 ng/dL，催乳素（PRL）5.88 μg/L；子宫附件彩超示子宫附件未见占位性病变（子宫切面大小为 4.9 cm×4.7 cm×3.6 cm，子宫肌层光点分布尚均匀，内膜居中，厚约 1.0 cm，宫内未见明显异常回声。右侧卵巢大小为 2.2 cm×1.1 cm，左侧卵巢大小为 2.8 cm×1.5 cm，其内均未见明显异常回声。陶氏腔未见无回声区）。

舌脉：舌暗红、苔白厚，脉弦。

西医诊断：多囊卵巢综合征。

处方：黄体酮胶囊 100 mg bid po；盐酸二甲双胍片 0.5 g bid po。

中医诊断：闭经。

辨证：脾肾亏虚证。

治法：健脾补肾，活血祛瘀。

处方：苏木 10 g，香附 10 g，茺蔚子 15 g，枸杞子 15 g，熟地黄 15 g，当归 15 g，覆盆子 15 g，阿胶 10 g，黄精 15 g，山茱萸 15 g，黄芪 15 g，炙甘草 10 g。

按语：闭经分为原发性闭经和继发性闭经。前者是指女子年过 16 周岁尚未行经；后者是指年过 16 周岁，已建立规律的月经周期，但某些原因使月经停止且持续时间超过既往 3 个月经周期，或月经停闭 6 个月及以上者。近年来，临床上闭经患者越来越多，闭经发病率呈逐渐上升趋势，其中以继发性闭经患者居多。中医称闭经为"经闭""女子不月""月事不来"等，该病最早见于《黄帝内经》:"月事不来者,胞脉闭也。"左新河教授认为,在其病机上,首先应辨明虚实,虚者主要为经血生成障碍,导致胞宫胞脉空虚,无血可下;实者多为胞宫、胞脉壅塞,导致经血运行受阻或经脉不通或气血郁滞。其次,当责心、肝、脾、肾功能失调。在本案中,患者已确诊为多囊卵巢综合征,平素月经量少,色暗,有血块,舌暗红,乃体内有瘀血阻滞而成,实际上与脾肾功能失调有很大相关性。"经水出诸肾",肾藏精,精化血,肾是气血生化的根本,为月经来潮提供物质基础,若肾中精气亏虚,冲任虚衰,则天癸不足,月经亦不能按时来潮,故肾精、肾气虚弱是闭经的根本原因。同时,脾为后天之本,气血生化之源。《陈素庵妇科补解》云:经血应期三旬一下,皆由脾胃之旺,能易生血。若脾胃虚,水谷减少,血无由生,始则血来少而色淡,后则闭绝不通。说明脾胃功能正常对月经按时来潮尤为重要。左新河教授认为,女子"以血为本,以气为用",本易多虚、多郁、多瘀。脾气、肾气虚弱则难以鼓动血行,气血凝滞,日久结成瘀血,瘀血阻于脉道,聚积日久,阻碍胞宫,从而产生闭经。另外,闭经也与心、肝有很大关系。肝藏血而主疏泄,调畅气机,气行则血行,妇人本性情多郁,肝失疏泄,气结血郁、血瘀而致闭经。《素问·五脏生成》云,"诸血者,皆属于心","心主血脉",月经的物质基础是血,妇女以血为本,忧愁思虑过度,暗耗心阴,阴虚火旺,下汲肾水,水火不济,阴阳失衡,亦会导致闭经。故在本方中,以健脾补肾为根本治疗原则,兼以活血祛瘀,使瘀血去而新血生。方中选用黄芪健脾、补中、益气,使气化复常,气旺以促血行;黄精味甘,性平,归脾、肺、肾经,具有补气养阴、健脾、润肺、益肾的功效。《本草便读》中有言:"黄精味甘而厚腻,颇类熟地黄……按其功力,亦大类熟地,补血补阴,而养脾胃是其专长。"现代药理学研究表明,黄精在治疗妇科疾病方面具有良好的效果,可治疗卵巢功能衰退。枸杞子味甘,性平,归肝、肾、肺经,主要功效为滋补肝肾。覆盆子味甘,性平,入肾经,具有固精补肾的作用。现代研究发现,覆盆子酮可以加速机体脂质代谢,可以发挥消脂溶栓的作用。山茱萸味酸涩,入肝、肾经,酸涩收敛,有滋肝补肾、固肾涩精的作用。枸杞子、覆盆子、山茱萸三药合用,可加强补肾之力。熟地黄滋阴补血,益精填髓;阿胶味甘,性平,归肺、肝、肾经,为血肉有情之品,补血止血之要药,两药合用，可滋阴补血。同时选用苏木活血祛瘀，当归补血、活血、调经，香附疏肝理气、调经止痛。《本草纲目》有云：香附之气平而不寒，香而能窜，其味多辛能散，微苦能降，微甘能和。茺蔚子辛散苦泄入血分，善于活血化瘀，行中有补，为祛瘀通经之良药。

高脂血症案 1

王某，男，32 岁。

初诊：2019 年 5 月 1 日。

主诉：体重增加 10 年。

现病史：患者 10 年前无明显诱因出现体重增加，伴疲乏，眼周皮肤发黑，并有食后腹泻，未予以重视，近期曾予以中药治疗，眼周皮肤发黑较前稍改善。现来我院就诊，诉形体肥胖，疲乏，眼周皮肤发黑，食后腹泻，流清涕，无口干、多饮、多食，无发热、畏寒、咳嗽、咳痰、心慌、胸闷，无头晕、头痛，无恶心、呕吐、腹痛等不适，纳食可，睡眠正常，大便稀，每日 3 次，小便可。发病以来，体重较前增加，体力较前下降。

诊查：血脂检查示总胆固醇（CHOL）4.99 mmol/L，甘油三酯（TG）4.86 mmol/L，高密度脂蛋白胆固醇（HDL-C）0.98 mmol/L，低密度脂蛋白胆固醇（LDL-C）2.50 mmol/L，小而密低密度脂蛋白胆固醇（sd-LDL）1.54 mmol/L；促肾上腺皮质激素（ACTH）18.80 pg/mL；高血压四项示血管紧张素Ⅰ（4 ℃）（AⅠ4℃）0.43 ng/mL，血管紧张素Ⅰ（37 ℃）（AⅠ37 ℃）0.94 ng/mL，血浆肾素活性测定（PRA）0.51 ng/mL，血管紧张素Ⅱ（AⅡ）75.90 pg/mL，醛固酮（ALD）95.30 pg/mL；皮质醇（16:00）（COR1）3.90 μg/dL，催乳素（PRL）5.75 μg/L；肝脏彩超示重度脂肪肝。

舌脉：舌质红、苔白腻，脉沉。

西医诊断：肥胖症，高脂血症，高血压病 3 级（极高危）。

处方：马来酸左旋氨氯地平分散片 2.5 mg bid po；琥珀酸美托洛尔缓释片

47.5 mg qd po。

中医诊断:肥胖。

辨证:脾肾亏虚证。

治法:补肾健脾,利水祛湿。

处方:黄芪 20 g,山楂 15 g,荷叶 12 g,淫羊藿 15 g,肉苁蓉 15 g,威灵仙 15 g,伸筋草 15 g,车前子 15 g,萆薢 15 g,茯苓 15 g,炒白术 12 g,炙甘草 10 g。

按语:肥胖是指由体内脂肪积聚过多,导致体重超出正常范围的一种疾病。肥胖不仅是一种疾病,给患者的日常生活带来诸多不便,也增加了心血管疾病、糖尿病、脂肪肝、高尿酸血症等的发生风险。中医对肥胖的认识,最早可见于《黄帝内经》。左新河教授认为肥胖为本虚标实之证,表面形体壮实,而实为正气不足。本病的病因多为过食肥甘厚味之品,如《黄帝内经》所记载,"其民华食而脂肥","甘肥贵人,则膏粱之疾也",加上久卧、久坐、缺乏运动锻炼致"形不动则精不流,精不流则气郁","久卧伤气",从而导致气虚气郁,运化无力,传输失调,痰湿瘀滞,此为肥胖的根本病机。或七情所伤,致肝气郁结,肝主疏泄功能失常。肝木乘脾土,既可影响脾胃主运化、气机升降功能,又可使胆汁不能正常泌输精汁、净浊化脂,则浊脂内聚而肥胖。《石室秘录》云:"肥人多痰,乃气虚也,虚则气不能营运,故痰生之。"同时,肾主水、主脏腑气化,进而促进精血津液的化生和运行输布。若因禀赋不足或脾病及肾,肾阳虚衰,不能化气行水,则血液鼓动无力,水液失于蒸腾气化,血行迟缓,可致水湿内停,泛溢于肌肤,阻滞于经络,使肥胖加重。脾肾气虚,肝胆失调,不仅造成膏脂、浊痰、水湿蓄积,也使气机失畅,脉道不利,进而造成气滞或血瘀。因此,肥胖的发病机理实为本虚标实,本为气虚,标为湿、痰、脂。随着人们生活习惯的改变,生活压力的激增,脾肾两虚型肥胖患者逐渐增多。故本案中以补肾健脾、利水祛湿为根本大法。方中选用大剂量黄芪,从治本入手,起到健脾益气的功效,配伍炒白术,增强健脾益气之力,补益正气,纠正气虚。淫羊藿味辛甘,性温,入肝、肾二经,是为补命门、益精气、强筋骨、补肾之要药。《本草汇言》云:肉苁蓉,养命门,滋肾气,补精血之药也。两药配伍,可增强补肾之功效。《本草正》言茯苓能利窍祛湿,利窍则开心益智，导浊生津；祛湿则逐水燥脾，补中健胃。茯苓与车前子、萆薢同用可增强利水渗湿之功效，排除体内蓄积之水湿，同时配以威灵仙、伸筋草祛除瘀积体内之风湿，使脉道通畅。山楂味酸甘，性微温，入脾、胃、肝经，能化食积，行结气，健胃宽膈。现代药理学研究证实，山楂黄酮可显著降低实验性高脂血症动物的血清总胆固醇、低密度脂蛋白胆固醇和载脂蛋白 B 的水平，显著升高高密度脂蛋白胆固醇和载脂蛋白 A 的水平，还可降低动脉粥样硬化（AS）的发生风险，起到预防 AS 发生、发展的作用。《本草纲目》中记载，荷叶服之，令人瘦劣。荷叶在临床上对肥胖和高脂血症有着良好的疗效。在对荷叶降脂效果的研究中发现，荷叶与山楂的药理作用有相似之处，荷叶中黄酮类物质可明显降低高脂血症大鼠的血清总胆固醇、甘油三酯水平，降低体重，升高血清高密度脂蛋白胆固醇水平，提高脂蛋白脂肪酶的活力。而荷叶提取物能抑制机体消化能力，减少机体对脂质和碳水化合物的吸收，加强机体对油脂代谢及能量损耗的调节，从而有效控制肥胖。

高脂血症案 2

胡某，男，40 岁，司机。

初诊：2018 年 12 月 6 日。

主诉：口干、多饮、多尿，伴体重下降半年。

现病史：患者于半年前无明显诱因出现口干、多饮、多尿，以夜尿多为主，伴体重逐渐下降，当时未引起重视，未到医院就诊。近半年来体重逐渐下降，口干、多饮、多尿越来越明显，昨日患者到我院门诊就诊，查尿常规示尿糖（＋＋＋＋），尿酮体（－），糖化血红蛋白 11.7％，为求进一步诊治，遂来我科就诊，现诉口干、多饮、多尿，视物模糊，睡眠正常，大便可。

诊查：生化全套示甘油三酯（TG）3.24 mmol/L，高密度脂蛋白胆固醇（HDL-C）0.92 mmol/L，低密度脂蛋白胆固醇（LDL-C）2.45 mmol/L，肌酐（CREA）54 μmol/L；尿常规示酮体（KET）（－），尿蛋白（PRO）（－），尿糖

（GLU）（＋＋）；糖耐量试验示血糖（空腹）（GLU（0 h））11.3 mmol/L，血糖（0.5 h）（GLU（30 min））15.5 mmol/L，血糖（1 h）（GLU（1 h））19.4 mmol/L，血糖（2 h）（GLU（2 h））21.0 mmol/L，血糖（3 h）（GLU（3 h））19.1 mmol/L；胰岛素激发试验示胰岛素（空腹）（IRI）14.19 μIU/mL，胰岛素（30 min）（IRI1）14.97 μIU/mL，胰岛素（60 min）（IRI2）15.43 μIU/mL，胰岛素（120 min）（IRI3）19.35 μIU/mL，胰岛素（180 min）（IRI4）18.57 μIU/mL；C-肽激发试验示 C-肽（空腹）（CpS）0.69 ng/mL，C-肽（30 min）（CpS1）1.00 ng/mL，C-肽（60 min）（CpS2）1.19 ng/mL，C-肽（120 min）（CpS3）1.61 ng/mL，C-肽（180 min）（CpS4）2.25 ng/mL。

舌脉：舌质红、苔薄，脉弦。

西医诊断：2 型糖尿病，高脂血症。

处方：地特胰岛素 22 IU，20:00 皮下注射；盐酸二甲双胍片 0.5 g bid po；卡博平 50 mg tid，餐时嚼服。

中医诊断：消渴。

辨证：阴虚燥热证。

治法：滋阴清热。

处方：柏子仁 12 g，南沙参 15 g，炙甘草 10 g，生山楂 15 g，荷叶 12 g，知母 15 g，黄柏 10 g，黄连 12 g，姜半夏 12 g，车前子 15 g，萆薢 15 g，扁豆 12 g。

按语：糖尿病在中医学中属于"消渴"的范畴，典型症状为口渴多饮、消谷善饥、小便量多、尿有甜味以及消瘦等，常伴有糖尿病肾病、糖尿病视网膜病变、糖尿病足等严重并发症。中医认为，消渴的病因、病机及临床表现颇为复杂，其病变部位以肺、胃、肾为主，基本病机为阴虚内热，阴虚为本，燥热为标，属本虚标实之证。其病因为先天禀赋不足、嗜食肥甘厚味、情志失调以及劳欲过度。脾为后天之本，主运化水谷之精微，为气血生化之源。《素问·经脉别论》云："饮入于胃，游溢精气，上输于脾，脾气散精，上归于肺，通调水道，下输膀胱，水津四布，五经并行。"饮食失节，嗜食肥甘厚味，致使脾胃损伤，运化功能失常，遂生消渴。消渴日久，耗伤气阴，致气阴两虚，阴虚久之，阴损及阳，导致阴阳两虚；同时阴亏燥热，耗伤气阴，气虚则推动无力，血行不畅，燥热伤津，热灼津血，血液黏滞，血脉瘀阻则产生痰浊、血瘀之病变。若情志失调，肝失疏泄，易化郁化火，火热炽盛，耗伤阴津，则发为糖尿病。正如《灵枢·五变》谓："怒则气上逆，胸中畜积，血气逆留，宽皮充肌，血脉不行，转而为热，热则消肌肤，故为消瘅。"长期房劳过度，使肾精亏损，虚火内生，终致肾虚肺燥热，发为糖尿病。《外台秘要方》有言："房室过度，致令肾气虚耗，下焦生热，热则肾燥，肾燥则渴。"左新河教授认为，本病在治疗上以滋阴清热为主要原则。本方中黄连含有小檗碱（黄连素）、甲基黄连碱等多种生物碱。现代药理学研究证明黄连素对糖尿病小鼠有降血糖作用，可能与其促进胰岛 β 细胞的修复、抑制肝脏的糖原异生和（或）促进外周组织的葡萄糖酵解以及改善胰岛素敏感性等有关，同时黄连素尚有降血压、降血脂、抑制血小板聚集及抗感染等作用。知母甘寒而苦，善滋阴润燥，清热生津，除烦止渴，王好古称其能"泻肺火，滋肾水，治命门相火有余"。《神农本草经》云其"主消渴热中，除邪气肢体浮肿，下水，补不足，益气"。在糖尿病初期，本品对热盛口渴、消谷善饥者有良好的功用。同时，现代药理学研究表明，知母所含的皂苷有明显降血糖的作用，是控制血糖的有效药物。知母与南沙参配伍，可增强养阴益胃生津之力。黄柏苦寒沉降，清热燥湿，泻火解毒力强，归肾、膀胱经，长于清下焦湿热；配伍车前子、萆薢，共奏清热利湿之功，使体内之燥热从下焦分消。荷叶性凉，味辛苦涩、微咸，有清暑利湿、升发清阳、清心去热、凉血止血等功效。《本草纲目》中记载，荷叶服之，令人瘦劣。荷叶在临床上对肥胖和高脂血症患者有着良好的疗效，荷叶含有多种生物碱及黄酮类物质、维生素、多糖等，药理学研究证实这些成分具有较好的降脂作用。生山楂也具有类似作用，两药合用，可增强降脂的作用。

荆楚中医药继承与创新出版工程·
荆楚医学流派名家系列（第一辑）

左新河

创新成果

芪芍颗粒治疗桥本甲状腺炎的实验研究

桥本甲状腺炎(HT)是一种临床上常见的自身免疫性甲状腺疾病。由于受到人们生活方式改变和盐强制加碘等因素的影响,HT 发病率有逐年升高的趋势。HT 好发于 30 岁左右的育龄期女性,女性发病率与男性发病率之比超过 8∶1。甲状腺癌发病率上升也与 HT 存在密切联系。相关研究表明,HT 可能是甲状腺癌的危险因素。到目前为止,西医对 HT 发病机制的认识尚不够充分,还没有确切可靠的药物等来治疗 HT。临床上常用糖皮质激素和雷公藤等治疗本病,虽然能取得一定的疗效,但可引起不良反应,存在停药后易复发等缺点。

左新河教授依据中药复方有多成分、多功效、多靶点的特点,以中医理论及临床经验为指导,抓住桥本甲状腺炎(也称自身免疫性甲状腺炎)的基本病机,研究并组合成具有益气养阴、疏肝解郁、消瘿散结作用的芪芍颗粒,方中重用黄芪补益元气。黄芪为方中君药。白芍柔肝敛阴,墨旱莲补益肝肾,玄参滋阴散结,三药配伍柔肝养阴散结,为方中之臣药。鬼箭羽破血消瘿,郁金疏肝解郁,与白芍、墨旱莲、玄参共治肝气肝结,为方中之佐使药。全方奏益气养阴、疏肝解郁、消瘿散结之功。通过观察芪芍颗粒对实验性自身免疫性甲状腺炎(EAT)大鼠血清甲状腺自身抗体(TGAb、TPOAb)、细胞因子(IL-6、IL-10、IL-12、TNF-α)水平的影响,探讨芪芍颗粒对 EAT 大鼠的干预效果,为芪芍颗粒治疗HT 提供依据。

实验采用 60 只 SPF 级雌性 SD 大鼠(购买于湖北省实验动物研究中心。)。周龄 4~6 周,体重(110±10) g。各组大鼠适应性喂养 1 周(饲养于湖北中医药大学实验动物中心,许可证号:SYXK(鄂)2012-0068)。第 2 周将大鼠随机(采用随机数表法)分为正常对照组(15 只)、造模组(45 只),正常对照组给予蒸馏水,造模组给予浓度为 0.64 g/L 的高碘水。第 4 周开始给造模组大鼠双足皮下多点注射由完全弗氏佐剂(CFA)充分乳化成油包水状的甲状腺球蛋白(Tg)(Tg∶CFA=1∶1),一共 2 次,中间间隔 2 日,作为初次免疫。第 5 周开始在大鼠后背皮下多点注射由不完全弗氏佐剂(IFA)乳化的 Tg(Tg∶IFA=1∶1),一共 4 次，中间间隔 7 日，作为加强免疫。第 8 周结束时成模，将成模后的大鼠随机（采用随机数表法）分为模型组（15 只）、雷公藤多苷片组（15 只）、芪芍颗粒组（15 只）。第 9 周各组开始灌胃给药，雷公藤多苷片组每日给予雷公藤多苷片（贵州汉方药业有限公司生产，批号：国药准字 Z52020369）6.25 mg/kg，芪芍颗粒组每日给予芪芍颗粒（黄芪、白芍、墨旱莲、鬼箭羽、郁金、玄参）21.4 g/kg，模型组及正常对照组每日给予等量的生理盐水。灌胃治疗 4 周后对大鼠进行腹腔麻醉，经腹主动脉取血离心并采用 ELISA 法检测各组大鼠血清中的 TGAb、TPOAb、IL-6、IL-10、IL-12、TNF-α 水平。

结果显示，与正常对照组相比，模型组大鼠血清甲状腺自身抗体（TPOAb、TGAb）水平明显升高，有显著性差异（$p<0.01$）；与模型组相比，芪芍颗粒组大鼠血清甲状腺自身抗体（TPOAb、TGAb）水平明显降低，有显著性差异（$p<0.01$）；与雷公藤多苷片组相比，芪芍颗粒组大鼠血清甲状腺自身抗体（TPOAb、TGAb）水平无明显变化，无显著性差异（$p>0.05$）。与正常对照组相比，模型组大鼠血清 IL-6、IL-12、TNF-α 水平明显升高，IL-10 水平明显降低，有显著性差异（$p<0.01$）；与模型组相比，芪芍颗粒组大鼠血清 IL-6、IL-12、TNF-α 水平明显降低，IL-10 水平明显升高，有显著性差异（$p<0.01$）；与雷公藤多苷片组相比，芪芍颗粒组大鼠血清 IL-6、IL-12、TNF-α、IL-10 水平无明显变化，无显著性差异（$p>0.05$）。

结果表明，模型组大鼠甲状腺自身抗体（TGAb、TPOAb）水平均显著高于正常对照组，实验性自身免疫性甲状腺炎（EAT）大鼠造模成功。芪芍颗粒可显著降低 EAT 大鼠血清 TPOAb、TGAb 水平。在降低 EAT 大鼠血清 TPOAb、TGAb 水平方面，芪芍颗粒与雷公藤多苷片相比，无显著性差异。芪芍颗粒能够显著降低 EAT 大鼠血清 IL-6、IL-12、TNF-α 水平。在降低 EAT 大鼠血清 IL-6、IL-12、TNF-α 水平方面，芪芍颗粒与雷公藤多苷片相比，无显著性差异。芪芍颗粒能显著升高 EAT 大鼠血清 IL-10 水平。在升高 EAT 大鼠血清 IL-10 水平方面，芪芍颗粒与雷公藤多苷片相比，无显著性差异。芪芍颗粒与雷公藤多苷片在对 EAT 大鼠的干预效果方面作用相当。

白芍总苷对自身免疫性甲状腺炎
大鼠免疫调节机制的研究

自身免疫性甲状腺炎(autoimmune thyroiditis,AIT)是一种典型的器官特异性自身免疫性疾病。近年来国内自身免疫性甲状腺炎的发病率呈明显增高趋势。Harvin 等报道,在 5000 多名学龄儿童中,自身免疫性甲状腺炎的发病率为 1.2%。学术界普遍认为自身免疫性甲状腺炎的发生是遗传因素、环境因素及免疫因素共同作用的结果。前两个因素是本病发生的诱因,而免疫调节机制异常是促使自身免疫性甲状腺炎发病的决定性因素。具体机制与 T 淋巴细胞活化与应答、T 淋巴细胞分型及相关细胞因子失衡、细胞凋亡等相关。自身免疫性甲状腺炎的治疗方法主要包括甲状腺激素替代疗法、免疫疗法、手术治疗以及甲状腺局部介入治疗等,但都具有治疗后病情易复发的特点。

白芍为毛茛科植物芍药的干燥根。作为临床常用中药,中医认为白芍具有养血、敛阴、柔肝、止痛等作用。早在 20 世纪 80 年代,我国学者已发现白芍有效成分——白芍总苷具有促进淋巴细胞转化的作用。近年来,大量研究表明白芍总苷具有抗炎和免疫调节作用,已广泛用于治疗类风湿性关节炎、系统性红斑狼疮等自身免疫性疾病。

左新河教授选取健康 SPF 级雌性 SD 大鼠 40 只,体重(110±10) g,将其随机(按随机数表法)分成 4 组:正常组、模型组、白芍总苷组、硒酵母片组,每组 10 只。各组大鼠适应性喂养 1 周,均给予常规饮用水及普通饲料(由实验动物中心提供)。第 2～3 周初次免疫:将猪甲状腺球蛋白(pTg)抗原溶于 PBS 中,并与完全弗氏佐剂(CFA)等体积混合、充分乳化,除正常组外,在其余组大鼠皮下进行多部位免疫注射,每只注射 pTg 抗原 100 μg,每周 1 次,共 2 次,同时给予高碘水直到实验结束。第 4～7 周加强免疫:将 pTg 抗原与不完全弗氏佐剂(IFA)等体积混合、充分乳化,除正常组外,在其余组大鼠皮下进行多部位免疫注射,每只注射 pTg 抗原 100 μg,每周 1 次,共 4 次。实验第 5 周开始给大鼠灌胃,白芍总苷组每日给予白芍总苷 50 mg/kg,硒酵母片组每日给予硒酵母片

$200\ \mu g/kg$，正常组及模型组每日给予等量生理盐水，连续给药 6 周。第 10 周将大鼠处死后，取血清及甲状腺组织，采用 ELISA 法检测血清 FT_3、FT_4、TSH、TGAb、TPOAb、IL-10、IFN-γ 含量，采用 HE 染色及免疫组化法分别观察甲状腺组织病理学改变及 Fas、FasL 的表达。分析并探讨白芍总苷治疗自身免疫性甲状腺炎的作用机制。

结果如下。①甲状腺功能：模型组大鼠血清 FT_3、FT_4、TSH 水平均高于正常组，有显著性差异（$p<0.01$）；白芍总苷组及硒酵母片组大鼠血清 FT_3、FT_4、TSH 水平均低于模型组，有显著性差异（$p<0.01$）；与硒酵母片组相比较，白芍总苷组大鼠血清 FT_3、FT_4 水平无明显变化，无显著性差异（$p>0.05$）；与硒酵母片组相比较，白芍总苷组血清 TSH 水平明显降低，有显著性差异（$p<0.01$）。②甲状腺组织病理形态：光镜下 HE 染色显示正常组大鼠可见较为完整的滤泡上皮细胞，含有丰富的胶质，未见巨噬细胞和淋巴细胞，滤泡上皮细胞未见嗜酸性变，而模型组大鼠甲状腺组织间质内淋巴细胞广泛浸润。白芍总苷组和硒酵母片组大鼠甲状腺组织间质内浸润的淋巴细胞较模型组大鼠明显减少。③甲状腺自身抗体：模型组大鼠血清 TGAb、TPOAb 水平均高于正常组，有显著性差异（$p<0.01$）；白芍总苷组及硒酵母片组大鼠血清 TGAb、TPOAb 水平均低于模型组，有显著性差异（$p<0.01$）；与硒酵母片组相比较，白芍总苷组大鼠血清 TGAb、TPOAb 水平无明显变化，无显著性差异（$p>0.05$）。④细胞因子：模型组大鼠血清 IL-10 水平明显高于正常组，有显著性差异（$p<0.01$）；白芍总苷组及硒酵母片组大鼠血清 IL-10 水平均低于模型组，有显著性差异（$p<0.01$）；与硒酵母片组相比较，白芍总苷组大鼠血清 IL-10 水平无明显变化，无显著性差异（$p>0.05$）；模型组大鼠血清 IFN-γ 水平明显高于正常组，有显著性差异（$p<0.01$）；白芍总苷组及硒酵母片组大鼠血清 IFN-γ 水平低于模型组，有显著性差异（$p<0.01$）；与硒酵母片组相比较，白芍总苷组大鼠血清 IFN-γ 水平无明显变化，无显著性差异（$p>0.05$）。

结果表明，白芍总苷能够减少自身免疫性甲状腺炎大鼠甲状腺组织间质内淋巴细胞浸润，减轻炎症反应。白芍总苷能够减少自身免疫性甲状腺炎大鼠甲状腺自身抗体 TGAb 和 TPOAb 的形成。白芍总苷可能通过干预 IL-10 和 IFN-γ 的表达，即调控 Th1/Th2 免疫偏移，来发挥治疗自身免疫性甲状腺炎的作用。

中西医结合三联疗法治疗亚急性甲状腺炎的临床疗效观察

亚急性甲状腺炎(SAT)具有自限性，西医治疗本病主要从改善临床症状及针对甲状腺功能异常两个方面着手。对急性期临床症状较重者，糖皮质激素仍是首选药，但长时间服用糖皮质激素易产生依赖性，减量过程中病情可能会反复或加重，同时人们也发现在临床中由于口服糖皮质激素的疗程长、可引起不良反应等，患者的依从性欠佳，进而影响疗效。甲状腺局部注射地塞米松就成为西医治疗亚急性甲状腺炎的一种新探索，临床实践证明局部注射地塞米松对改善甲状腺肿大及缓解疼痛效果显著。

中药外敷能使药物透过皮肤，一部分进入甲状腺内起双向调节作用，改善甲状腺自身功能，抵御外来病理因素的入侵；另一部分经血液运行于周身，对机体的整体功能具有调节作用，可增强机体免疫力，通过调动免疫系统的防御、自稳、监视等功能，逐渐消除机体的病理变化。中药外敷还能刺激体表末梢神经，对部分中枢神经活动具有反射性调节作用，通过维持下丘脑-垂体-甲状腺轴的正常功能调整体内激素水平，从而使肿大的甲状腺组织恢复正常。颈前是任脉、手足阳明经的循行部位，中药外敷可对相应穴位产生刺激，激发人体正气，使血气运行流畅，涤除致甲状腺肿大的病理因素，缩小肿大的甲状腺。左新河教授认为，亚急性甲状腺炎以火郁痰阻为主证，其病理表现为火热、痰瘀互结，因此使用金黄消瘿膏进行外敷治疗。金黄消瘿膏为外用药，在选药上具有生、猛、峻的特点，其由姜黄、大黄、黄柏、白芷、乳香、没药、夏枯草、白芥子、猫爪草、天南星、水蛭、冰片等组成。方中姜黄破血行气，通经止痛。大黄、黄柏清热解毒，祛火热毒邪。夏枯草、猫爪草、天南星化痰散结消瘿；白芥子利气散结，可消一切皮里膜外之痰。冰片清热解毒。配以芳香行滞药白芷、乳香、没药等，以达消肿止痛之功；佐以虫类药水蛭，既能活血化瘀，又能使药效直达病所。诸药合用，共奏热毒共清、郁结并散、痰瘀同治之功。

耳穴疗法能够通过疏通经络、调整脏腑、调理气血而达到治疗疾病的目的。耳穴压豆疗法治疗亚急性甲状腺炎，可以疏通经络、运行气血，达到缓解疼痛的作用；可以刺激神经系统传导，对原有的病理冲动起抑制作用，从而使疼痛减轻或消失；可激发交感-副交感神经调节系统，提高机体的非特异性免疫作用；可通过调节下丘脑-垂体-肾上腺皮质轴，调节体内的激素水平，从而对亚急性甲状腺炎所导致的甲状腺激素水平异常起调节作用。左新河教授多取穴肝、交感、皮质下、神门、内分泌、心、脾等。肝主疏泄，调畅气机。本病主要病位在肝，选肝耳穴为主穴，旨在疏肝解郁、调畅气血，使气畅血行郁自消。同时配以交感耳穴、皮质下耳穴以镇静止痛，缓解患者疼痛。神门耳穴为止痛要穴，配心耳穴，在缓解患者疼痛的同时，还具有宁心安神的作用，以减轻本病引起的心悸、烦躁等症状。内分泌耳穴是调节内分泌的经验穴，在调节激素分泌、恢复甲状腺功能方面起重要作用。取脾耳穴意在健脾祛湿化痰。治疗以行气、化痰、消瘀为本，以缓解疼痛为标，体现了标本兼顾的配穴思想。

左新河教授选取 67 例符合诊断标准的亚急性甲状腺炎患者，将其随机分为两组，治疗组的 37 例患者均予以地塞米松局部注射、金黄消瘿膏外敷、耳穴压豆三联法治疗，对照组 30 例患者均予以单纯地塞米松局部注射治疗，观察周期为 2 个月。结果显示，两组组内比较，治疗后临床症状均改善明显（$p < 0.01$），两组组间比较，治疗组症状改善优于对照组（$p < 0.05$）。两组组内比较，治疗后甲状腺功能、红细胞沉降率、甲状腺肿大恢复明显（$p < 0.01$），治疗 4 周、8 周时治疗组与对照组的红细胞沉降率、甲状腺彩超、甲状腺肿大结果比较，差异有统计学意义（$p < 0.05$），且治疗组中有 6 例患者甲状腺彩超结果显示甲状腺完全恢复正常。治疗组更能有效缩短发热、甲状腺肿大及疼痛等临床症状缓解时间，两组组间比较，差异有统计学意义（$p < 0.05$）。对不良反应的观察和复发情况的追踪发现，两组患者均未见不良反应，对照组在治疗完成后 3 个月有 4 例复发，治疗组无复发。地塞米松局部注射、金黄消瘿膏外敷、耳穴压豆三联疗

法在改善临床症状、恢复理化指标、降低复发率等方面优于单纯地塞米松局部注射疗法,且不良反应少,表明中西医结合治疗亚急性甲状腺炎具有显著特色,可提高临床疗效。

中药内服加外敷联合局部抽液硬化治疗甲状腺囊肿的临床疗效观察

由于人们生活水平的提高及生活压力的增大,甲状腺囊肿的发病率呈逐年上升的趋势。现代医学对甲状腺囊肿的治疗方法包括早期定期随访、TSH 抑制治疗、热消融治疗、放射性[131]I 治疗及手术治疗等,虽然治疗手段颇多,但是各种治疗手段均具有一定的局限性,尤其是放射性[131]I 治疗及手术治疗可能引起不同程度的甲状腺功能减退、甲状旁腺功能减退及喉返神经损伤。硬化治疗是将硬化剂注射入囊腔,导致细胞膜上的蛋白质变性,细胞坏死,产生无菌性炎症,囊腔凝固、硬化、粘连,最终闭合,使囊肿缩小或消失的方法。无水乙醇是一种硬化剂,不仅对周围甲状腺组织无不良影响,还可破坏囊壁上的分泌细胞,使囊液分泌减少,预防复发,而且相对于聚桂醇、高糖等硬化剂来说,无水乙醇价格更便宜,经济实惠,安全性较高。但单纯应用无水乙醇硬化治疗易引起短暂剧烈疼痛、囊壁血管破裂出血等不良反应。左新河教授主张将中医特色理论与现代医学诊疗手段相结合,取长补短,以提高疗效,可采用中药内服加膏剂外敷结合彩超引导下局部抽液硬化治疗的方法。

左新河教授认为,肝为刚脏,喜条达而恶抑郁,主情志与气机,长期忿郁恼怒或忧思郁虑,情志内伤,导致气机不畅,必然使肝气失于条达,失于疏泄,肝郁气滞,横逆犯脾,脾失运化,水谷精微物质失于输布,导致津停痰凝;气滞痰凝日久,脉中气血运行不畅,渐生瘀血,瘀血停滞持续加重,最终导致气滞、痰凝、血瘀相互搏结壅于颈前而发为瘿肿;气滞、痰凝、血瘀相互搏结,日久不散,迁延不愈,发为瘿瘤。故亚急性甲状腺炎的基本病机为气滞痰凝兼血瘀,在治疗上以疏肝理气、活血化痰为主,采用理气化痰活血方,方由郁金 15 g、佛手 15 g、猫爪草 15 g、夏枯草 15 g、瓦楞子 10 g、山慈菇 10 g、王不留行 10 g、法半夏 15 g、浙贝母 15 g、茯苓 15 g、白术 10 g、炙甘草 10 g 组成。方中郁金、佛手为君药，疏肝理气活血；猫爪草、夏枯草、瓦楞子、山慈菇共为臣药，化痰散结；法半夏、浙贝母清热化痰，茯苓、白术健脾利水安神，王不留行活血通经，共为佐药；炙甘草调和诸药，为使药。再结合中医外治法，采用理气消瘿膏外敷于甲状腺囊肿区域。理气消瘿膏由柴胡、青皮、郁金、黄药子、急性子、莱菔子、猫爪草、夏枯草、山慈菇、蜈蚣、三棱、莪术、冰片等药组成。

左新河教授选取 77 例气滞痰凝兼血瘀型甲状腺囊肿住院患者，予以中药理气化痰活血方内服、理气消瘿膏外敷颈前及局部抽液无水乙醇硬化治疗，出院后继予以中药内服及理气消瘿膏外敷 1 个月。结果显示，治愈 24 例，显效 24 例，有效 25 例，治疗后总有效率为 94.81%。治疗后患者的中医证候疗效总有效率为 92.21%。治疗后患者主要症状及次要症状均明显改善，差异有统计学意义（$p < 0.01$）。治疗后甲状腺囊肿体积明显缩小，差异有统计学意义（$p < 0.01$）。治疗后甲状腺功能、肝肾功能变化无显著性差异（$p > 0.05$）。结果表明，中药理气化痰活血方内服、理气消瘿膏外敷颈前联合局部抽液无水乙醇硬化治疗甲状腺囊肿效果明显，不仅能明显缩小甲状腺囊肿体积，且对甲状腺功能及肝肾功能无明显损伤，观察期间未出现不良反应。此方案有一定的临床推广价值。

中药内服加外敷联合甲状腺局部注射治疗桥本甲状腺炎的临床观察

左新河教授根据自己多年治疗桥本甲状腺炎的临床经验，认为本病的基本病机是本虚标实。本病多见于女性。女性多忧思忿郁，长期情志刺激，损伤及肝，肝失条达，疏泄失职，气机郁结阻滞，久而化火，火盛灼津伤阴，致阴虚气耗，故本病在临床上以气阴两虚证多见，以自拟益气养阴方内服效果较好。同时左新河教授在临床上擅长运用中医外治疗法，常在中药内服治疗的基础上，采用消瘿散结膏外敷颈前甲状腺肿大部位，内外同治，凸显了中医治疗的优势。左新河教授还认为，医学重在融会贯通，他主张将独具特色的中医疗法与现代医学的有效方法充分结合,以获更佳疗效。桥本甲状腺炎是一种自身免疫性疾病。在临床上,左新河教授常采用甲状腺局部糖皮质激素注射治疗,能够在一定程度上改善甲状腺局部炎症反应,调节机体的免疫状态,可明显改善患者甲状腺肿大,还避免了全身应用糖皮质激素所引起的不良反应。

自拟益气养阴方由炙黄芪 30 g、南沙参 20 g、麦冬 15 g、天门冬 15 g、墨旱莲 15 g、女贞子 15 g、炒白芍 10 g、炒白术 15 g、茯苓 10 g、炙甘草 10 g 等组成。方中炙黄芪入脾、肺经,是补益脾肺之气的要药,南沙参滋养肺胃之阴,兼补脾气,有气阴双补之效,二者为君药,重在补气养阴。麦冬、天门冬配伍,养阴生津,墨旱莲、女贞子相须为用,长于滋补肝肾之阴,四者共为臣药,既助君药加强益气养阴之功效,又可制约全方以免过于温燥,防止耗血伤阴。炒白术入脾、胃经,炒白芍养血柔肝,茯苓健脾利水安神,三者共为佐药,既能增强君药健脾益气之功,又能兼顾治疗次要病证。炙甘草"味至甘,得中和之性,有调补之功……助参芪成气虚之功",在本方中主要调和诸药,用作使药。消瘿散结膏药物组成如下:白芥子、紫苏子、猫爪草、蜣螂、水蛭、冰片等。

左新河教授选取 64 例气阴两虚证桥本甲状腺炎患者,予以自拟益气养阴方内服、消瘿散结膏外敷联合甲状腺局部糖皮质激素注射治疗,患者出院后继续巩固治疗 2 个月。结果显示,治疗后总有效率为 79.69%。中医证候疗效总有效率高达 85.94%,而且治疗后患者的主要症状及次要症状均得到明显改善,差异有统计学意义($p<0.05$)。治疗后甲状腺肿大程度、甲状腺质地与治疗前相比均得到改善,差异有统计学意义($p<0.05$)。治疗后甲状腺彩超提示的甲状腺左侧叶左右径、前后径,右侧叶左右径、前后径以及峡部大小均较治疗前显著缩小($p<0.01$),甲状腺血流信号也较治疗前明显改善($p<0.05$)。治疗后甲状腺功能及甲状腺自身抗体水平较治疗前有所波动,但前后差异不具有统计学意义($p>0.05$)。治疗后血液分析、肝功能、肾功能等方面较治疗前无明显变化($p>0.05$)。结果表明,自拟益气养阴方内服、消瘿散结膏外敷联合甲状腺局部糖皮质激素注射治疗桥本甲状腺炎气阴两虚证效果显著,不但能够明显改善患者的临床症状，减轻甲状腺肿大程度，改善甲状腺质地，改善甲状腺血流情况，而且治疗过程安全，未发生不良反应，凸显了中西医结合治疗本病的优势，在临床上有推广价值。

结节性甲状腺肿的中医分型及与尿碘的相关性探讨

结节性甲状腺肿的发病机制尚不明确，较多因素可能与本病有关，包括碘营养水平、致甲状腺肿物质（如电离辐射、药物）、遗传因素、免疫因素等，其中碘在结节性甲状腺肿的发病中占有重要地位。以往人们认为结节性甲状腺肿好发于碘缺乏地区。甲状腺激素合成原料不足，机体血液中 T_3、T_4 水平下降，反馈至垂体轴引起 TSH 水平升高。TSH 的早期效应是促进甲状腺激素释放，后期则表现为加强甲状腺合成功能的各个环节，其长期对甲状腺的刺激，导致甲状腺滤泡增生、增大。我国于 1996 年开始实行全民普遍食盐碘化（USI）政策，由碘缺乏所致的甲状腺疾病逐渐得到了控制，但高碘摄入所带来的一系列问题包括对甲状腺疾病谱的影响也引起了广泛关注。在正常生理状态下，人体的碘摄入与排出处于平衡状态，除少数碘被甲状腺等器官利用外，其他碘几乎全部经肾小球滤出，尿碘（UI）的排泄量近似于碘摄入量，因此尿碘是评价人体碘营养水平的最适宜指标。

左新河教授选取 98 例结节性甲状腺肿患者，检测患者尿碘（UI）、游离三碘甲状腺原氨酸（FT_3）、游离甲状腺素（FT_4）、高敏促甲状腺激素（sTSH）、甲状腺球蛋白抗体（TGAb）、甲状腺过氧化物酶抗体（TPOAb）水平，并进行甲状腺彩超检查。依据尿碘高低将患者划分为碘缺乏、碘适量、碘超足量和碘过量四组，并分析以上观察指标与尿碘的相关性。再将患者以中医分型诊断标准分为气郁痰阻、痰瘀互结、阴虚痰凝、阳虚络阻四型，并与观察指标进行相关性分析。结果显示，所有病例中，各组患者的平均年龄差异无统计学意义（$p > 0.05$）；所有患者中以碘超足量者所占比例最高（42.8%），碘适量者（29.5%）和碘过量者

(21.6%)次之,碘缺乏者(6.1%)最少。女性结节性甲状腺肿发病率显著高于男性;各组患者 FT_3、FT_4 水平差异无统计学意义($p>0.05$)。碘过量组 TSH 水平高于其他三组,碘超足量组和碘过量组 TGAb 和 TPOAb 阳性率明显高于其他两组,差异有统计学意义($p<0.01$)。多发结节检出率随着尿碘水平升高而升高,碘过量组的多发结节检出率明显高于其他三组($p<0.05$);结节以无回声结节和低回声结节所占比例较高,分别占病例总数的 39.8% 和 21.4%;碘适量组的结节边界清晰的比例高于其他三组,差异有统计学意义($p<0.05$),各组结节的钙化和血流构成比差异无统计学意义($p>0.05$);结节的最大直径以 10～19.9 mm 较多;各组中,碘适量组和碘过量组结节大小的构成比与碘缺乏组和碘超足量组相比,差异有统计学意义($p<0.05$),其中碘适量组以直径为 10～19.9 mm 结节多见,碘过量组以直径>20 mm 结节多见。结节性甲状腺肿患者的中医分型以痰瘀互结型为主,占病例总数的 38.8%,其次为气郁痰阻型(27.5%);阳虚络阻型患者的平均年龄高于其他三组($p<0.05$),痰瘀互结型患者的平均病程明显高于其他三组。各组中,阳虚络阻型患者的尿碘构成比与其他三组相比,差异有统计学意义($p<0.05$),且尿碘中位数(221.2 $\mu g/L$)明显高于其他三种证型。各中医证型中,阳虚络阻型患者的 TSH 水平及 TPOAb 阳性率高于其他三组($p<0.05$),FT_3、FT_4 水平低于其他三组($p<0.05$);阴虚痰凝型患者的 TSH 水平低于其他三组($p<0.05$);各组的 TGAb 阳性率差异无统计学意义($p>0.05$);各组甲状腺肿大级数差异无统计学意义($p>0.05$)。结果表明,在就诊患者中碘缺乏已比较少见,多数患者尿碘水平处于超足量以上,随着碘摄入量的增加,结节性甲状腺肿的发病率也会升高,当尿碘>200 $\mu g/L$ 时,甲状腺功能会受到影响。尿碘水平的高低也会对甲状腺结节的形态、大小和回声产生影响。在中医证型上结节性甲状腺肿患者以痰瘀互结型为主,气郁痰阻型次之;同时发现阳虚络阻型患者尿碘水平高于其他证型,并且 FT_3、FT_4、TSH 水平和 TPOAb 阳性率与其他证型相比,差异也有统计学意义,这为中医治疗结节性甲状腺肿及指导患者个体化服碘提供了新的思路和一定的科学依据。

活血消瘿方治疗结节性甲状腺肿的临床疗效研究

结节性甲状腺肿又称结甲，是单纯性甲状腺肿大中的一种类型，作为临床上常见的甲状腺疾病，其发病率逐年升高。近年来，由于超声检查的广泛应用和人们对甲状腺疾病的逐步重视，其检出率逐年增加。由于结甲的主要临床表现为甲状腺肿大和结节，患者通常没有全身症状，故常于体检或超声普查时被发现。目前对结甲患者的治疗包括切除治疗和非手术治疗，但临床疗效均具有争议。考虑到其具有癌变可能性，不少医师主张选择手术治疗，但手术治疗可能引起并发症，术后复发率较高。结甲的术后复发率，国外报道为 $10\% \sim 30\%$，国内报道为 $18\% \sim 30\%$，且手术后由于甲状腺形态结构改变，再次手术更加困难，手术风险也相对加大。非手术治疗多采用小剂量甲状腺激素抑制疗法，但甲状腺激素的剂量不易掌握，易导致甲状腺功能亢进，而放射性 ^{131}I 治疗易造成永久性甲状腺功能减退，都存在一定的争议。因此，中医药治疗应将重心放在针对结甲的早中期治疗和降低其术后复发率上。

活血消瘿方是湖北省中医院的院内自制制剂，其主要成分包括蜣螂、土鳖虫、蜈蚣、莪术、王不留行、桃仁等，纵观全方，以活血化瘀、消痰散结为主。该方与草木药相比，优点在于，其为可以长期口服的片剂，简化了患者的服药过程，携带方便，解决了由于草木药制备麻烦不利于患者长期坚持服用的问题。

左新河教授选取 105 例结甲患者，对中药组 35 例予以活血消瘿方，西药组 35 例予以优甲乐，中西药联合组 35 例予以活血消瘿方联合小剂量优甲乐，3 个月为一个疗程。可供统计的有效病例中药组 31 例，西药组 30 例，中西药联合组 30 例。结果显示，总疗效比较，中药组总有效率为 74.2%，西药组总有效率为 33.3%，中西药联合组总有效率为 76.7%。中医证候评分比较，中药组总有效率为 77.4%，西药组总有效率为 30.0%，中西药联合组总有效率为 70.0%，三组组内比较，治疗前后总有效率均有显著性差异（$p < 0.05$），中药组、中西药联合组总有效率无显著性差异，但均高于西药组。治疗一个疗程后，中药组和

中西药联合组患者甲状腺的体积、重量和甲状腺结节最大直径与治疗前相比，均减小（$p<0.05$），西药组患者的甲状腺体积、重量较治疗前明显减小（$p<0.05$），但甲状腺结节的最大直径未见明显缩小（$p<0.05$），且三组治疗后甲状腺的体积及重量较治疗前均没有显著性差异（$p<0.05$），中药组和中西药联合组患者甲状腺结节的最大直径缩小程度大于西药组，有显著性差异（$p<0.05$），中药组及中西药联合组之间比较，甲状腺结节的最大直径缩小程度无显著性差异（$p>0.05$）；在甲状腺结节大小与疗效的关系方面，三组甲状腺结节大小与疗效的关系表明，甲状腺结节直径<2 cm 的疗效好，甲状腺结节直径$\geqslant4$ cm 的疗效差。对三组患者治疗前后的甲状腺功能进行比较，三组患者的 FT_3、FT_4 水平在治疗前后无显著性差异（$p>0.05$），中药组及中西药联合组的 sTSH 水平在治疗前后无显著性差异（$p>0.05$），中药组有两例患者的 sTSH 水平在治疗前后均较正常值偏高，西药组的 sTSH 水平在治疗后较治疗前明显降低（$p<0.01$）。甲状腺结节动脉血供情况：动脉血流信号是否丰富对三组疗效无显著影响（$p>0.05$）。当甲状腺结节血流信号丰富时，西药组的动脉频谱测值在治疗前后无显著性差异（$p>0.05$），中药组、中西药联合组的动脉频谱测值在治疗前后有显著性差异（$p<0.05$），西药组、中药组及中西药联合组治疗后相比较，中药组和中西药联合组的甲状腺结节内血流阻力指数（RI）较西药组显著降低（$p<0.05$）。不良反应：中药组及中西药联合组未见明显不良反应；西药组中 8 例有烦躁、口干、失眠症状，不良反应发生率为 26.7%。结果表明，活血消瘿方能缩小乃至消除甲状腺结节，对甲状腺激素分泌无明显影响，不良反应少，是治疗结甲的安全有效的药物。小剂量甲状腺激素联合活血消瘿方的治疗效果与仅服用活血消瘿方比较无显著性差异，但应用于 sTSH 水平较高的患者，可预防甲状腺功能减退的发生。

理气消瘿方治疗结节性甲状腺肿的临床疗效观察

陈如泉教授认为，情志因素在结节性甲状腺肿的发病中占主要地位，随着社会的进步，人们精神压力逐渐增大，容易出现情志失常，如忧伤恚怒、思虑过度或劳逸失调，以致肝疏泄功能失职，气机不能畅达，形成气机滞结，气滞则津液停布、血液瘀滞，而致痰生、血瘀，三者互结而发病。本病初期肝郁气滞，中后期肝气犯脾，脾虚失运，水湿内生，化热凝痰，日久致血瘀。

针对气郁痰阻之证，左新河教授采用理气消瘿方，方由柴胡 10 g、青皮 10 g、郁金 12 g、橘叶 12 g、白芥子 10 g、莱菔子 10 g、猫爪草 10 g、土贝母 10 g、蜣螂 10 g、三棱 10 g、莪术 10 g、细辛 5 g、瓜蒌皮 15 g 组成。方中以柴胡、青皮为君药。柴胡，辛能行，苦能泄，其性轻清而升散，善行肝经逆结之气，条达肝气，疏畅经气之瘀滞；青皮，疏肝，破气，散结，且性较峻烈，为疏肝破气、除坚散结、消积化滞之要药。橘叶入肝，行气散结消肿；郁金主行气疏肝解郁，兼以祛瘀止痛，两味药共助君药疏肝解郁，理气散结。猫爪草能消郁结、化痰浊、软坚消肿；白芥子善搜剔内外痰结、消皮里膜外之痰，主利气豁痰，散结消肿；莱菔子主降气化痰、攻坚积；土贝母散结消肿，善治痰毒，四药共司化痰散结之功。蜣螂活血化瘀。三棱与莪术配伍，加强破血行瘀、散结消瘿的作用，同猫爪草、白芥子、土贝母、莱菔子、蜣螂五味，共佐化痰活血消瘿之效，为方中佐药。细辛能温通血脉，助以化痰活血，亦为方中佐药。瓜蒌皮能理气散结消肿，清热化痰，为方中使药。诸药合用，理气、破血、软坚之法具备，直达肝经，共奏以疏肝解郁、理气化痰为主，兼活血化瘀、软坚散结之效。

左新河教授选取 71 例结节性甲状腺肿患者，予以理气消瘿方治疗，3 个月为 1 个疗程，共治疗 2 个疗程。结果显示，治疗 3 个月及 6 个月中医证候评分与治疗前相比有明显改变，差异有统计学意义（$p < 0.01$）。甲状腺结节直径为 2～3 cm 者与直径小于 2 cm 者比较，在吞咽梗阻、咽喉异物感证候方面，差异有统计学意义（$p < 0.01$）；甲状腺结节直径大于 3 cm 者与甲状腺结节直径小于 2 cm 者比较，在咽喉异物感、吞咽梗阻证候方面，差异亦有统计学意义（$p < 0.01$），在呼吸不畅证候方面，差异有统计学意义（$p < 0.05$）。囊性、实性及囊实性结节者在治疗 1 个疗程后总有效率分别为 80%、45%、67.5%，治疗 2 个疗程后总有效率分别为 100%、75%、92.5%。治疗 2 个疗程后，甲状腺的体积及甲状腺结节

的最大直径与治疗前相比,差异具有统计学意义($p<0.01$)。治疗前后患者甲状腺功能、血常规及肝肾功能无显著性差异($p>0.05$)。结果表明,理气消瘿方可以有效改善结节性甲状腺肿患者的临床症状、缩小甲状腺体积及甲状腺结节的大小,且不良反应少,在辨证治疗结节性甲状腺肿方面具有显著的特色和优势。

温通法治疗阳虚络阻型结节性甲状腺肿的临床疗效观察

　　结节性甲状腺肿是临床上常见的甲状腺疾病之一,目前对于结节性甲状腺肿的治疗方式,有手术治疗、定期随访观察及甲状腺激素抑制治疗。超声、超声造影及细针穿刺细胞学检查提示患者有癌变可能时推荐患者行手术治疗。但手术治疗后结节性甲状腺肿存在复发的可能性(国外报道其复发率为 10%～30%,国内报道为 18%～30%),术后存在甲状腺功能损伤、甲状旁腺功能损伤风险,故需慎重对待手术治疗。对患者而言,定期随访观察,虽然减少了患者的治疗费用,但甲状腺结节仍在继续变化,且甲状腺结节仍具有恶变可能,而甲状腺激素抑制治疗,可引起骨质疏松、影响心脏功能等,对于甲状腺功能亢进症合并结节性甲状腺肿的患者,是否应用存在争议。

　　有文献报道了对痰凝气滞型、气滞血瘀型、痰瘀互结型患者的临床疗效观察,而对阳虚络阻型患者的临床疗效观察,此前尚未见相关报道。左新河教授发现,甲状腺结节好发于老年人,而部分老年患者由于年老体虚,病情缠绵难愈,阳气虚寒,气血运行不畅、运化功能失调,从而出现寒气凝滞、血行不畅。故左新河教授针对阳虚络阻型患者,予以温通法温阳通络,化瘀散结,组方包括淫羊藿、巴戟天、乌药、香附、大血藤、自然铜等。方中以淫羊藿、巴戟天为君药,两者皆辛、甘、温,归肝、肾经,温阳散寒。淫羊藿温补肾阳而强壮筋骨,对于老年患者尤为有益,年老体弱者阳气虚寒,益火之源可使阳气充沛。乌药温阳散寒、行气止痛。香附理气解郁,使气血运行畅通,气行则血行,血脉畅通则寒凝、血瘀自退。佐以大血藤清热解毒、活血祛风,自然铜消瘀散结。全方奏温阳散寒、消瘀散结之功效。

左新河教授选取 95 例阳虚络阻型结节性甲状腺肿患者，并将患者随机分为两组，在给予优甲乐（25～50 μg）治疗的基础上，治疗组 45 例患者予以温阳通络方，3 个月为一个疗程。结果显示，治疗前后两组患者在临床症状与体征改善上，治疗组总有效率为 83.6%，对照组总有效率为 56.7%，治疗组疗效优于对照组。治疗后两组患者的甲状腺体积、重量及甲状腺结节最大直径较治疗前均有所缩小（$p < 0.05$）。治疗前后两组患者的肝肾功能及血液分析无显著性差异（$p > 0.05$）。结果表明，温阳通络方治疗结节性甲状腺肿，安全可靠，疗效确切，不良反应少，提示温通法在治疗阳虚络阻型结节性甲状腺肿方面具有可行性和一定的优势。

通络明目方治疗 Graves 眼病痰瘀阻络证的临床研究

Graves 眼病（GO）按病情的发展可以分为活动期和非活动期。对于活动期患者，西医常采用的治疗方法是糖皮质激素冲击治疗及对症支持治疗，部分患者疗效较好，但不良反应较多，复发率较高。如果没有经过有效、系统的治疗，Graves 眼病患者会出现视力下降，角膜穿孔、感染甚至失明。对于 Graves 眼病患者非活动期浸润性突眼的治疗，采用上述治疗方法效果不明显，目前国内外均缺乏特异有效的治疗方法。

左新河教授认为，本病的病机乃情志不遂，疏泄失常，气郁化火，复受肝火炽灼，目无所养，则目赤胀痛，畏光流泪，视力减退；或肝气郁久化热，痰火互结，循肝脉而上结于目，则眼球外突，眼睑肥厚，闭合不全。肝气不疏，影响脾运。见肝之病，知肝传脾。脾虚水湿聚而成痰，气滞痰凝，痰湿壅滞于目而眼睑肿胀，结膜水肿。目为宗脉之所聚，若气机失调，气血运行无力，血行不畅，经络瘀滞，则突眼兼有异物感、刺痛，甚则失明。痰和瘀是本病的主要病理因素。

从痰瘀同治出发，左新河教授自拟通络明目方，该方由蜣螂、僵蚕、穿山龙、鬼箭羽、茺蔚子、青葙子、三棱、莪术、郁金、橘叶等药组成。方中以蜣螂、僵蚕为君药,通络明目;穿山龙、鬼箭羽化痰散结,茺蔚子、青葙子清肝明目,配以三棱、莪术活血化瘀,共为方中臣药;郁金、橘叶疏肝理气,为佐使之品。诸药合用,共奏通络明目、活血化痰之效。

左新河教授选取 60 例 Graves 眼病痰瘀阻络证患者,并将患者随机分为两组,在口服甲巯咪唑片以控制甲状腺功能的基础用药上,治疗组 30 例予以通络明目方治疗;对照组予以醋酸泼尼松片治疗,每日 30 mg,每 2 周减 5 mg,连续使用 12 周为一个完整的疗程。结果显示,治疗组总有效率明显高于对照组。两组治疗前后临床症状总积分均有较为显著的差异,但治疗组的临床症状改善程度明显优于对照组。两组治疗前后 Graves 眼病的严重程度均有显著性差异,但治疗组 Graves 眼病的改善程度优于对照组。两组治疗后 TRAb 阴性患者的比例明显高于治疗前。两组治疗前后 FT_3、FT_4、TSH、TGAb、TPOAb 水平没有显著性差异。说明通络明目方对 Graves 眼病痰瘀阻络证患者的症状、眼征有很好的综合治疗作用,值得在临床推广应用。

中药干预对中老年人亚临床甲状腺功能减退症预后影响的临床研究

亚临床甲状腺功能减退症(简称亚临床甲减)是一种轻型甲减,患者血清促甲状腺激素(TSH)水平升高,血清游离甲状腺素(FT_4)、血清游离三碘甲状腺原氨酸(FT_3)值在正常范围内。它是甲状腺疾病中发病率较高的一类疾病。50 岁以上妇女中有 10%~20%患有亚临床甲减。亚临床甲减的临床症状较轻,容易误诊、漏诊,不易引起人们注意,但其对脂质代谢、心血管系统等有影响。若长时间得不到有效控制,会诱发脂质代谢异常,增加心脏病的发病率。本身有这方面病理基础的患者原有疾病会加重,且进展为甲减的概率高。因此,要提高危险意识,早期积极防治亚临床甲减。本病病机以脾阳虚、肾阳虚为主,以气滞、痰浊、瘀血为标,初期以标实为主,后期以本虚为主。治疗以温补脾肾为主,辅以行气、化痰、活血法。

左新河教授总结了前辈以及自己多年来治疗本病的经验,对痰气郁滞型以理气化痰为治疗原则,予开郁汤治疗,方由郁金、川楝子、橘核、穿山龙、法半夏、鬼箭羽、猫爪草等药组成。方中郁金疏肝理气,行气解郁,川楝子入肝行气,为君药;橘核行气散结,助君药理气之力,法半夏燥湿化痰,穿山龙活血散瘀、化痰散结,共为臣药;鬼箭羽活血化瘀,猫爪草化痰散结,俱为佐药。诸药合用以行气、化痰、散结为主,活血、除湿之法具备。本方以行气化痰药为主,辅以活血化瘀除湿之品。对脾肾阳虚型以温补脾肾为治疗大法,予温阳汤治疗,方由淫羊藿、仙茅、肉苁蓉、肉桂、黄芪、高良姜、墨旱莲等药组成,方中淫羊藿补肾壮阳、强筋健骨,仙茅温肾壮阳,祛寒除湿,淫羊藿、仙茅配伍,温肾壮阳,共为君药;肉桂温壮元阳,补命门之火,肉苁蓉温养命门,益精血而通阳气,亦少火生气而壮元气也,助淫羊藿、仙茅补益肾阳,黄芪补气健脾,共为方中之臣药。高良姜温中散寒,理气,墨旱莲滋补肾阴,与补阳药相伍有"阴中求阳"之功,共为佐药。诸药合用补肾兼顾益脾,使肾精得充而虚损易复;温阳中辅以滋阴填精,则阳得阴助而生化无穷。本方补阳药中配伍补阴之品,以收"阴中求阳"之功,温阳而不热,补而不峻。

左新河教授选取 189 例亚临床甲减患者,并将患者随机分为两组,干预组100 例,包括痰气郁滞组 42 例,脾肾阳虚组 58 例;非干预组 89 例。干预组中痰气郁滞组以理气化痰为治疗原则,予开郁汤治疗;脾肾阳虚组以温补脾肾为治疗大法,予温阳汤治疗,连续服用 3 个月为一个完整疗程。非干预组不采用药物治疗,按照试验方案定期复查。结果显示,治疗前后干预组中医证候疗效比较,痰气郁滞组、脾肾阳虚组患者治疗前后有显著性差异（$p<0.05$）。干预组各组 TSH 水平下降,治疗前后有显著性差异（$p<0.05$）,非干预组 TSH 水平升高,治疗前后 TSH 水平比较,差异无统计学意义（$p>0.05$）。干预组治疗后TGAb 阴性人数较治疗前增多,但差异无统计学意义（$p>0.05$）。痰气郁滞组与脾肾阳虚组治疗前后 TPOAb 阴性率比较,差异有统计学意义（$p<0.05$）。非干预组治疗前后 TPOAb 转变阴性率比较,差异无统计学意义（$p>0.05$）。各组间治疗前后 TPOAb 转变阴性率比较,痰气郁滞组与非干预组、脾肾阳虚组与非干预组均有显著性差异（$p<0.05$）,痰气郁滞组与脾肾阳虚组差异无统

计学意义($p>0.05$)。痰气郁滞组、脾肾阳虚组治疗后均有小部分患者的甲状腺功能恢复正常,痰气郁滞组、脾肾阳虚组治疗后甲状腺功能正常情况,与非干预组比较,差异有统计学意义($p<0.05$);亚临床甲减情况,痰气郁滞组与非干预组比较,差异有统计学意义($p<0.05$),脾肾阳虚组与非干预组比较,差异无统计学意义($p>0.05$);痰气郁滞组与脾肾阳虚组治疗后临床甲减、甲亢情况,与非干预组比较,差异均无统计学意义($p>0.05$);痰气郁滞组与脾肾阳虚组治疗后亚临床甲减、临床甲减、甲亢、正常情况比较,差异无统计学意义($p>0.05$)。各组治疗后与随访时 FT_3、FT_4、TSH、TGAb、TPOAb 水平比较,无显著性差异($p>0.05$)。痰气郁滞组、脾肾阳虚组治疗后与随访时亚临床甲减、临床甲减、甲亢、正常情况比较,差异无统计学意义($p>0.05$)。非干预组治疗后与随访时亚临床甲减、临床甲减情况比较,差异有统计学意义($p<0.05$);甲亢、正常情况比较,差异无统计学意义($p>0.05$)。结果表明,中药对亚临床甲减有很好的综合治疗作用,可以明显改善症状,降低 TSH 水平,调节患者免疫功能,从根本上改善患者体质,防止亚临床甲减进一步发展,大大降低了甲减发生率,部分患者甲状腺功能还可以恢复正常,值得在临床推广应用。

糖参乐丸治疗 2 型糖尿病(气阴两虚证)的临床疗效观察

糖参乐丸由红参、黄精、黄芪、白术、茯苓、天门冬、麦冬、五味子、天花粉、桂枝、桑葚子、熟大黄、红花、牛膝、全蝎、蜈蚣、地龙等药物组成,可益气养阴、生津止渴,兼具活血化瘀之功,临床上主要用于治疗中医辨证分型为气阴两虚之消渴。方中重用红参、黄精、黄芪,补益肺脾之气;红参、黄芪、白术、茯苓合则为四君子汤,共奏健脾补气之奇效;天门冬、麦冬、五味子、天花粉、桑葚子养阴生津之余,还可固肾益精;熟大黄、红花、全蝎、蜈蚣、地龙活血、化瘀、通络之余,熟大黄与天门冬等相佐还可清热泻火以除红参、黄芪等药燥热之弊;牛膝为使药,与全蝎等虫类药一同引动气血,使药效通达全身。上述诸药合用,则肺、脾、肾三脏得补,先后天得以同治,气血精津得以复生,诸脏得养,同时,辅以活血化瘀之桂枝以祛邪通络，畅全身之气血，气足且阴复，阴平且阳秘，故诸病得愈。

左新河教授选取 78 例亚临床气阴两虚型 2 型糖尿病患者，并将患者随机分为两组，两组予以盐酸二甲双胍缓释片 0.5 g tid 口服为基础治疗，治疗组加糖参乐丸 6 g tid，治疗 3 个月为 1 个疗程。结果显示，治疗前后两组患者的中医症状总积分比较皆有显著性差异（$p<0.05$），且治疗组疗效优于对照组（$p<0.05$）。治疗组总有效率为 89.7%，对照组总有效率为 74.4%，治疗组的总有效率高于对照组（$p<0.05$）。治疗组患者的口渴喜饮、倦怠乏力等主要症状明显改善，多食善饥、多尿、气短懒言等次要症状也有改善，且效果优于对照组。治疗前后两组患者的主症、次症疗效积分均有显著性差异（$p<0.05$）。两组患者的空腹血糖及餐后 2 h 血糖、糖化血红蛋白、血脂水平均降低，统计结果显示治疗组的降低程度大于对照组（$p<0.05$）。结果表明糖参乐丸能有效治疗气阴两虚型 2 型糖尿病，改善患者的临床症状及相关实验室指标，其疗效优于单纯西药，且价格适中，便于携带服用，为中医药治疗糖尿病提供了有效可行的方法。

甲状腺功能亢进症对心理-情志影响的临床研究

甲状腺功能亢进症（简称甲亢）是由甲状腺本身或甲状腺以外的多种原因引起的甲状腺激素分泌和释放增多，进入循环血液中，作用于全身的组织和器官，以机体的神经系统、循环系统、消化系统等兴奋性增高和代谢亢进为主要表现的疾病的总称。甲亢的一般临床表现为高代谢症候群和神经兴奋性增高，血清游离三碘甲状腺原氨酸（FT_3）、游离甲状腺素（FT_4）水平升高，促甲状腺激素水平降低。人们普遍认为甲亢是一种与精神-心理应激、个性特征密切相关的心身疾病。前人分别从现代医学和我国传统医学两个层次，讨论了心理-情志对甲亢的发病、病情发展及预后的影响，但对甲亢患者心理-情志的特异性和规律性的研究和报道很少，因此左新河教授选取此角度进行研究。

左新河教授选取 384 名 Graves 病患者填写 90 项症状自评量表（SCL-90）

和主观情志量表。结果显示全部患者量表总分、阳性项目总均分及人际关系敏感性、焦虑、敌对因子评分显著高于常模,差异有统计学意义($p<0.01$),强迫症状、抑郁因子评分差异也具有统计学意义($p<0.05$),躯体化、恐怖因子评分则无显著性差异。将不同性别的甲亢患者 SCL-90 评分进行比较,结果显示男性甲亢患者焦虑因子评分显著高于女性患者,差异有统计学意义($p<0.01$);男性患者躯体化、敌对因子评分高于女性患者,差异具有统计学意义($p<0.05$),女性患者抑郁因子评分高于男性患者,差异具有统计学意义($p<0.05$),其他因子的对比未体现出性别差异。将不同性别的甲亢患者主观情志量表各项目评分进行比较,结果显示女性患者在"神情淡漠,忧虑少欢"项目得分上显著高于男性患者,差异有统计学意义($p<0.01$),在"善惊易怒"和"喜太息"项目上,女性患者得分高于男性患者,差异有统计学意义($p<0.05$),而其他项目则未体现出性别差异。将不同年龄段的甲亢患者 SCL-90 评分进行比较,结果显示年龄$<$30 岁患者躯体化和焦虑因子评分显著高于年龄$\geq$30 岁患者,差异有统计学意义($p<0.01$),而年龄$\geq$30 岁患者抑郁因子评分显著高于年龄$<$30 岁患者,差异有统计学意义($p<0.01$),年龄$<$30 岁患者强迫症状评分高于年龄$\geq$30 岁患者,差异有统计学意义($p<0.05$),而年龄$\geq$30 岁患者人际关系敏感性因子评分高于年龄$<$30 岁患者,差异有统计学意义($p<0.05$),其他因子的比较未体现出年龄差异。将不同年龄段的甲亢患者主观情志量表各项目评分进行比较,结果显示年龄$\geq$30 岁患者在"神情淡漠,忧虑少欢"项目上得分显著高于年龄$<$30 岁患者,差异有统计学意义($p<0.01$),并在"喜太息"项目上得分高于年龄$<$30 岁患者,差异有统计学意义($p<0.05$),而年龄$<$30 岁患者在"心烦易怒"项目上得分高于年龄$\geq$30 岁患者,差异有统计学意义($p<0.05$),其他项目的比较未体现出年龄差异。伴有甲状腺相关性眼病的患者,其抑郁、焦虑、敌对因子评分等与不伴甲状腺相关性眼病的患者相比,差异有统计学意义($p<0.01$)。

这一系列的对比体现出了一些具有显著性差异的因子(如焦虑、抑郁因子等),由此表明甲亢患者在心理-情志方面有别于常人,且在甲亢患者中,不同性别、不同年龄段和是否伴有甲状腺相关性眼病在心理-情志方面也是存在差别的，揭示了甲亢对患者的心理-情志影响具有一定的规律性，同时体现了现代医学和我国传统医学在甲亢患者心理-情志方面的同一性。

一种发明专利："水凝胶型甲巯咪唑贴剂"

该发明专利为一种水凝胶型甲巯咪唑贴剂。水凝胶型甲巯咪唑贴剂由背衬层和附着在背衬层上的含药物的基质层，以及保护膜组成。其特征如下：基质层包括活性药物甲巯咪唑、水凝胶型压敏胶基质材料、交联剂、pH 调节剂、保湿剂、增黏剂、经皮渗透促进剂和水，其中甲巯咪唑的含量约占基质层重量的 $0.2\% \sim 20\%$。

甲状腺功能亢进症的治疗方法包括抗甲状腺药物治疗、^{131}I 治疗、手术治疗等，抗甲状腺药物治疗是我国采用的主要治疗方法，常用的药物有甲巯咪唑和丙硫氧嘧啶。但是抗甲状腺药物治疗易引起不良反应，如肝损伤、白细胞减少、药物性皮疹等。甲巯咪唑的制剂形式主要有缓释片、滴丸、胶囊、缓释胶囊、颗粒制剂、喷雾制剂等，给药途径均为口服，在临床应用中可引起上述不良反应。有研究显示，甲巯咪唑通过血液循环分布到全身，是产生全身性不良反应的主要原因。动物实验也表明，甲巯咪唑只有进入甲状腺才能发挥抑制甲状腺激素合成的作用，其治疗作用强弱取决于甲状腺内的药物浓度。甲状腺位于颈前，离体表近，因此使用透皮的方式将药物直接透入甲状腺内发挥药效，可能达到更好效果，减少不良反应。水凝胶贴剂是一种外用透皮剂型，载药量大，含水量高，经皮渗透效果好，是一种与机体皮肤生物相容性好、透气透水性能良好、可反复揭贴、黏结性能适宜的剂型。

笔者选取了水凝胶型甲巯咪唑贴剂的相关试验进行验证，结果显示该贴剂的黏性适中、透湿性透氧性好、生物相容性好，且样品在密封包装保存下无变质现象发生。通过高效液相色谱法（HPLC）测定甲巯咪唑的含量以进行质量分析，结果显示溶液稳定性高，精密度好，辅料对药物测定没有影响。在碱、光、热条件下，没有杂质产生、主峰没有变化，酸性条件下原料药也没有被破坏，降解产物都能被检出,而且杂质和主峰分离良好。含量测定符合要求,含量均匀度好。水凝胶型甲巯咪唑贴剂的释放及体外透皮试验显示,水凝胶型甲巯咪唑贴剂释放良好,与市售的甲巯咪唑软膏的渗透作用比较,其具有更稳定的药物经皮渗透速率,24 h 药物累积渗透量也略高于对照制剂甲巯咪唑软膏。水凝胶型甲巯咪唑贴剂的药物动力学研究显示,血清和甲状腺组织液中甲巯咪唑浓度在 $0.025 \sim 2.0 \ \mu g/mL$ 范围内线性良好,并且日内精密度、日间精密度高,回收率高,高、中、低浓度的回收率均达 80% 以上。血清中药物的最低检测限为 2.5 ng,甲状腺组织中药物的最低检测限为 0.8 ng。以大鼠为研究对象,测定大鼠给予片剂、软膏、贴剂后血清和甲状腺组织中的药物浓度,并计算药物动力学参数。药物动力学实验结果显示,甲巯咪唑在大鼠体内的吸收随着给药方式的改变而改变。在相同给药剂量的条件下,水凝胶型贴剂组大鼠血清中药物浓度最低,而甲状腺组织中的药物浓度最高。只有药物在甲状腺内聚集,才能发挥抑制甲状腺激素合成的效果,作用强弱取决于甲状腺内的药物浓度,血液中浓度低可以减少药物引起的不良反应。与水凝胶型贴剂组比较,甲巯咪唑软膏组和灌胃组大鼠血液中的药物浓度比甲状腺组织中的浓度高,必然会引起一系列的不良反应。软膏制剂能提高甲巯咪唑在机体内的生物利用度,但是水凝胶型贴剂能更大限度地提高药物的吸收率,且水凝胶型贴剂可以满足甲巯咪唑局部给药的要求。甲巯咪唑软膏与甲巯咪唑片剂的生物利用度之比约为 1.71 : 1,水凝胶型甲巯咪唑贴剂与甲巯咪唑片剂的生物利用度之比约为 6.2 : 1,水凝胶型甲巯咪唑贴剂与甲巯咪唑软膏的生物利用度之比约为 3.62 : 1。由此可见,水凝胶型甲巯咪唑贴剂的生物利用度最高,同时水凝胶型甲巯咪唑贴剂的血药浓度低,水凝胶型甲巯咪唑贴剂可以减少药物的不良反应。

水凝胶型甲巯咪唑贴剂通过甲状腺病灶部位经皮渗透给药,增加了甲状腺病灶部位的药物浓度,同时降低了血液循环中的药物浓度,减少了药物的不良反应,增加了患者用药的依从性,为甲状腺功能亢进症患者提供了更优的用药选择,具有一定的创新性。2006 年 3 月 30 日,笔者成功申请了专利"水凝胶型甲巯咪唑贴剂",专利号 ZL200610018662.7。

科研成果奖励

左新河教授参与了多项科研项目,取得了丰富的成果,并获得了多项科研奖励,具体如下。

参与益气强身胶囊治疗气虚症的科研项目,"益气强身胶囊治疗气虚症临床及实验研究"于1997年12月15日获湖北省卫生厅(现为湖北省卫生健康委员会)颁发的科学技术进步奖三等奖(973019-3)。

参与雷公藤甲素治疗自身免疫性甲状腺病及相关眼病的科研项目,"雷公藤甲素对自身免疫性甲状腺病及相关眼病作用机制研究"于2008年12月被湖北省科学技术厅认定为湖北省重大科学技术成果。

参与温肾方治疗亚临床甲状腺功能减退的科研项目,"温肾方治疗亚临床甲状腺功能减退的实验研究与临床应用"于2012年9月6日被湖北省科学技术厅认定为湖北省科技成果(EK2012B010323000823)。

参与中药复方治疗甲状腺相关眼病的科研项目,"治疗甲状腺相关眼病的复方中药"于2017年3月获河南省中医管理局颁发的二等奖(2016-2-002),"中药复方对甲状腺相关眼病患者眼球后成纤维细胞的影响"于2017年5月获河南省教育厅颁发的科技成果奖二等奖(豫教[2017]3986号),"中药复方对甲状腺相关眼病患者眼球后成纤维细胞的影响"于2017年12月12日获河南省人民政府颁发的河南省科学技术进步奖二等奖(2017-J-130-R05/10)。

大事记

1980年9月　左新河以优异的成绩进入湖北中医学院（现湖北中医药大学）的中医系就读。

1985年7月　左新河通过了湖北中医学院（现湖北中医药大学）的留校选拔考试（仅2人通过考试，另1人为吕文亮（现湖北中医药大学校长）），并进入中医外科教研室工作，讲授"中医外科学"，同时在学校附属湖北省中医院中医外科出诊。

1985年7月至1993年　左新河在湖北省中医院中医外科工作期间，自行研究配制了黄马酊、黄甘粉等外用膏剂，用于治疗外科疮疡病，效果显著，受到患者的一致好评，并一直沿用至今。

1988年　考取湖北中医学院（现湖北中医药大学）中医外科金枝教授的硕士研究生，成为该校有史以来招收的第一个中医外科学专业硕士研究生。

1993年至2000年　左新河在湖北省中医院科技发展与转让部工作期间，成功将医院自制药推广至基层医院，受到了患者的广泛欢迎；同时成功转让了一些新药的专利技术，其中益智颗粒以118万元的价格转让给了重庆希尔安药业有限公司，现已上市销售。

1997年8月　在陈如泉教授的指导下，左新河担任《中西医结合方法学》编委，《中西医结合方法学》作为湖北中医学院（现湖北中医药大学）的基本教材沿用至今。

1998年夏季　长江流域遭遇洪灾，左新河响应政府和医院号召，报名参加医院组织的抗洪救灾组，前往湖北洪湖参与医疗救助工作，共计14天，其间主要负责实施外科手术，平均1天完成七八台手术，并向自己的家乡监利捐献钱款和物资。

2000 年　在陈如泉教授的主持与指导下,湖北省甲状腺疾病专业委员会成立,左新河参与筹建工作并担任秘书。

2002 年　在陈如泉教授的主持与指导下,左新河参与筹建的第一个甲状腺专科门诊在花园山门诊部成立,当时仅有陈如泉、向楠、左新河 3 位医师坐诊,年门诊量为 3000 余人次。

2003 年初　全国非典型肺炎疫情暴发,左新河主动请缨参加抗击疫情工作,参与抗疫药物的研发与制作工作,由医院委派至药厂,负责药品生产监管工作,充分利用在湖北省中医院科技发展与转让部的 7 年工作经验,和药厂通力合作,保证药品的质量。

2006 年至 2009 年　左新河主持并参与湖北省科学技术厅科研项目——中老年人亚临床疾病中医分型和中医药干预的临床研究,取得显著成果。

2008 年 9 月　左新河考取陈如泉教授的博士研究生,在内分泌代谢领域继续深造。

2008 年 12 月　左新河参与的临床科研项目——雷公藤甲素对自身免疫性甲状腺病及相关眼病作用机制研究,获评湖北省重大科学技术成果。

2009 年　在花园山甲状腺专科门诊日益壮大之际,与陈如泉教授一起筹建了光谷院区内分泌科病房,左新河任科主任,初期有十余张病床。

2010 年 1 月　"常见病中西医最新诊疗丛书"之一《甲状腺功能亢进症》出版,左新河担任主编,书中对甲状腺功能亢进症的病因、病机、治疗方法及预后进行了详细的描述,让广大医疗行业从业者获益匪浅。

2012 年 9 月　左新河参与的临床科研项目——温肾方治疗亚临床甲状腺功能减退的实验研究与临床应用,获评湖北省科技成果。

2012 年至 2016 年　湖北省陈氏瘿病学术流派传承工作室获批国家中医药管理局第一批全国中医学术流派传承工作室建设单位,也是目前全国唯一的甲状腺专病流派工作室,左新河担任项目负责人。

2015 年　光谷院区内分泌甲状腺病区成立,拥有独立病房,病床扩张至

45 张。

2015 年至 2020 年　左新河主持并参与中医药行业科研专项项目——中医药干预糖尿病早期微血管并发症的多中心临床研究。

2016 年 12 月　左新河主编《甲状腺病中医学术源流与研究》,书中详细记载了中医对甲状腺疾病的认识,将各地名医名家治疗甲状腺疾病的学术思想汇集,并加以阐述探讨,使学术界对甲状腺疾病有了更深层次的认识。

2017 年初　为给患者提供更加系统全面的综合性治疗,左新河整合本院内分泌科、甲乳外科、眼科、核医学科,组建湖北省中医院甲状腺疾病诊疗中心,并担任诊疗中心主任,床位扩张至 60 张。

2017 年 3 月　左新河参与的临床科研项目——治疗甲状腺相关眼病的复方中药,获河南省中医管理局颁发的二等奖。

2017 年 5 月　左新河参与的临床科研项目——中药复方对甲状腺相关眼病患者眼球后成纤维细胞的影响,获河南省教育厅颁发的科技成果奖二等奖。

2017 年 11 月　左新河主持成立湖北省中医(中西医结合)甲状腺病专科联盟,并担任理事长。

2017 年 12 月　左新河参与的临床科研项目——中药复方对甲状腺相关眼病患者眼球后成纤维细胞的影响,获河南省科学技术进步奖二等奖。

2017 年至 2018 年　2017 年 6 月,陈如泉教授荣获首届"全国名中医"称号。2018 年 6 月,陈如泉全国名中医传承工作室获批国家中医药管理局全国名中医传承工作室建设项目,左新河担任项目负责人。

2019 年 4 月　经过择优确定,湖北省陈氏瘿病学术流派传承工作室入选全国中医学术流派传承工作室第二轮建设项目,左新河担任项目负责人。

2020 年 2 月　新型冠状病毒肺炎疫情肆虐之际,左新河响应政府和医院号召,临危受命,组建肺 11 科,紧急接诊新型冠状病毒肺炎患者,在隔离病区工作长达一个多月,坚持中西医结合治疗,效果显著,无一例患者死亡。

参考文献

[1] 陈慧娟,梁尚华.厥阴肝脉循行对从肝论治的指导价值[J].江苏中医药, 2007,39(9):59-61.

[2] 董妍,王镁.从肝论治甲状腺疾病[J].长春中医药大学学报,2013,29(6): 1016-1017.

[3] 周兴华.谢春光教授从肝论治瘿病的临证经验[J].四川中医,2010,28 (7):4-6.

[4] 邢金丽,张秋云,王天芳,等.肝藏血理论探讨[J].中医药导报,2014,20 (4):1-4.

[5] 郭盼盼,燕树勋.甲状腺癌发病率性别显著差异的中医病因探讨[J].中医 药学报,2019,47(6):10-12.

[6] 陈锦团,骆云丰.肝胆湿热源流探讨[J].中华中医药杂志,2015,30(10): 3436-3439.

[7] 张翠,吴敏.升白方治疗抗甲状腺药物所致白细胞减少疗效观察[J].山东 中医药大学学报,2015,39(2):148-149.

[8] 黄荣春,邓新但."芪芝升白汤"治疗甲状腺功能亢进并白细胞减少症54 例临床观察[J].江苏中医药,2011,43(8):51-52.

[9] 郭建辉,游育东.保元汤加减治疗抗甲状腺药物所致白细胞减少症30例 [J].福建中医药,2010,41(5):14-15.

[10] 夏云金,李瑞,万楚成.地榆升白片治疗原发性白细胞减少症的疗效及对 细胞免疫功能的调节作用[J].中国中医药信息杂志,2004,11(9): 766-767.

[11] 赵银梅,王旭.王旭治疗甲状腺功能亢进症经验[J].山东中医杂志,
2018,37(1):48-50.

[12] 窦德梅,李中南.李中南辨证治疗甲状腺功能亢进症经验[J].陕西中医
药大学学报,2019,42(1):20-22.

[13] 周雨,张智伟.甲状腺功能亢进症病因病机探析[J].河南中医,2017,37
(10):1771-1773.

[14] 何瑞瑾,俞茂华,叶红英,等.Graves病合并肝功能异常临床研究[J].中
国临床医学,2003,10(2):130-132.

[15] Lin T Y,Shekar A O,Li N,et al. Incidence of abnormal liver biochemical
tests in hyperthyroidism [J]. Clin Endocrinol (Oxf), 2017, 86 (5):
755-759.

[16] Bahn R,Burch H,Cooper D,et al. Hyperthyroidism and other causes of
thyrotoxicosis: management guidelines of the American Thyroid
Association and American Association of Clinical Endocrinologists[J].
Endocr Pract,2011,17(3):456-520.

[17] 施秉银.甲状腺功能亢进症伴抗甲状腺药物所致肝损伤的识别与处理
[J].中国实用内科杂志(临床版),2006,26(9):654-656.

[18] 崔祖丽.30例甲状腺功能亢进性肝功能损害的临床特点及预后因素分析
[J].中国实用医药,2013,8(33):30-31.

[19] 苏洪佳,陈国忠,谢君艳.从"脾主运化"理论浅谈黄疸[J].辽宁中医杂
志,2018,45(5):940-942.

[20] 董亚男,陈逸云,张富永,等.垂盆草的现代实验和临床研究综述[J].云
南中医学院学报,2014,37(1):93-96.

[21] Schwartz K M,Fatourechi V,Ahmed D D,et al. Dermopathy of Graves'
disease(pretibial myxedema):long-term outcome[J]. J Clin Endocrinol
Metab,2002,87(2):438-446.

[22] Daumerie C,Ludgate M,Costagliola S,et al. Evidence for thyrotropin

receptor immunoreactivity in pretibial connective tissue from patients with thyroid-associated dermopathy[J]. Eur J Endocrinol, 2002, 146 (1):35-38.

[23] Cianfarani F, Baldini E, Cavalli A, et al. TSH receptor and thyroid-specific gene expression in human skin[J]. J Invest Dermatol, 2010, 130 (1):93-101.

[24] Rice S A, Peden N R, McGlynn S, et al. Atypical presentation of infiltrative thyroid dermopathy[J]. Clin Exp Dermatol, 2010, 35 (1): 56-58.

[25] Rapoport B, Alsabeh R, Aftergood D, et al. Elephantiasic pretibial myxedema: insight into and a hypothesis regarding the pathogenesis of the extrathyroidal manifestations of Graves' disease[J]. Thyroid, 2000, 10(8):685-692.

[26] Posadas S J, Pichler W J. Delayed drug hypersensitivity reactions-new concepts[J]. Clin Exp Allergy, 2007, 37(7):989-999.

[27] 鲁涛,刘继勇. 412 例药物致皮肤过敏反应及处置分析[J]. 实用药物与临床,2011,14(5):412-414.

[28] 刘超,蒋琳. 抗甲状腺药物不良反应的再认识[J]. 中华内分泌代谢杂志,2011,27(6):529-532.

[29] 叶之龙,叶飞. 变态反应性皮肤病的辨证治疗探讨[J]. 云南中医学院学报,2000,23(1):24-27.

[30] 温爱萍,沈素. 药疹相关问题的探讨[J]. 中国医刊,2011,46(12):16-20.

[31] 王靖怡,高嘉良,王阶. 风药治血探微[J]. 中华中医药杂志,2020,35(5): 2460-2463.

[32] 李海霞. 基于玄府理论探讨风药在湿疹治疗中的运用[J]. 环球中医药, 2019,12(9):1360-1362.

[33] 刘建,向楠,陈如泉,等. 复方甲亢片治疗甲状腺机能亢进症的临床观察

[J].湖北中医杂志,2008,30(5):24-25.

[34] 秦伦,左新河.复方甲亢片脱敏治疗 Graves 甲亢的临床观察[J].湖北中医杂志,2014,36(10):37-38.

[35] 华川,陈如泉.芪箭消瘿汤对小鼠实验性自身免疫性甲状腺炎治疗作用的研究[J].湖南中医药导报,2003,9(4):91-93,95.

[36] 王志宏.中药内服加外敷联合甲状腺局部注射治疗桥本甲状腺炎的临床观察[D].武汉:湖北中医药大学,2018.

[37] 李婵.陈如泉教授治疗亚急性甲状腺炎学术思想及临床经验的总结[D].武汉:湖北中医药大学,2012.

[38] 左新河,赵勇,陈继东,等.中药外敷治疗亚急性甲状腺炎疗效的 Meta 分析[J].中国中医急症,2016,25(8):1531-1533.

[39] 牧亚峰,向楠,陈继东,等.从病证结合角度探析亚急性甲状腺炎的治疗[J].中国中医急症,2019,28(10):1800-1802,1805.

[40] 向光大.临床甲状腺病学[M].北京:人民卫生出版社,2013.

[41] 葛均波,徐永健.内科学[M].8 版.北京:人民卫生出版社,2013.

[42] 周明.彩色多普勒超声对亚急性甲状腺炎病程分期在鉴别诊断及治疗中的意义[J].临床医药实践,2016,25(5):343-345.

[43] 左新河,谢敏,牧亚峰,等.从伏风郁热论治亚急性甲状腺炎探析[J].中国中医急症,2018,27(3):488-490.

[44] 曾明星,向楠,陈继东,等.陈如泉运用软坚散结法治疗结节性甲状腺疾病的经验[J].辽宁中医杂志,2017,44(5):921-924.

[45] 左新河,谢敏,陈继东,等.从伏邪论治桥本甲状腺炎探讨[J].中国中医基础医学杂志,2017,23(8):1058-1059,1062.

[46] 陈继东,赵勇,徐文华,等.陈如泉治疗亚急性甲状腺炎验案 3 则[J].中华中医药杂志,2015,30(11):3987-3989.

[47] 龚甜,赵勇,左新河.左新河教授运用三联疗法治疗亚急性甲状腺炎经验总结[J].亚太传统医药,2018,14(2):159-160.

[48] 王丹.中西医结合三联疗法治疗亚急性甲状腺炎的临床疗效观察[D].武汉:湖北中医药大学,2017.

[49] 夏方妹,徐敏芳,赵勇,等.中药内服外敷联合地塞米松局部注射治疗亚急性甲状腺炎的效果及护理[J].中西医结合护理(中英文),2020,6(5):63-66.

[50] Chen W,Zheng R,Baade P D,et al. Cancer statistics in China,2015[J]. CA Cancer J Clin,2016,66(2):115-132.

[51] 郭海鹏,彭裕辉,刘木元,等.雌激素受体、孕激素受体在甲状腺乳头状癌中的表达及临床意义[J].中国医药导报,2012,9(20):19-20.

[52] 杨雷,郑荣寿,王宁,等.2010年中国甲状腺癌发病与死亡情况[J].中华预防医学杂志,2014,48(8):663-668.

[53] 马欣,张丽,杨雯雯,等.血清硒水平和尿碘水平对甲状腺癌患病的影响研究[J].中国全科医学,2017,20(34):4270-4274.

[54] Abraham-Nordling M,Byström K,Törring O,et al. Incidence of hyperthyroidism in Sweden[J]. Eur J Endocrinol,2011,165(6):899-905.

[55] Bahn R S. Graves' ophthalmopathy[J]. N Engl J Med,2010,362(8):726-738.

[56] 葛均波,徐永健,王辰.内科学[M].9版.北京:人民卫生出版社,2018.

[57] 钟赣生.中药学[M].北京:人民卫生出版社,2006.

[58] 吴福林,董庆海,王涵,等.中药全蝎研究进展[J].辽宁中医药大学学报,2018,20(12):108-111.

[59] 陈继东,赵勇,徐文华,等.陈如泉运用活血利水法治疗甲状腺相关疾病经验[J].中国中医基础医学杂志,2015,21(9):1113-1114.

[60] 王诺琦,张莉,杨秀颖,等.动物类有毒中药"毒"的历史认识及现代研究[J].医药导报,2019,38(11):1425-1430.

[61] 刘西强,何峰,孙飞虎,等.国医大师朱良春安全应用虫类药之经验[J].

广州中医药大学学报,2015,32(4):759-761.

[62] 马向梅,王均宁.有毒中药全蝎增效减毒配伍方法探讨[J].中华中医药杂志,2018,33(8):3659-3661.

[63] 茅晓.通络法历史沿革剖析[J].中医杂志,2002,43(7):485-488.

[64] 吴以岭.络病学说形成与发展的三个里程碑(一)[J].疑难病杂志,2004,3(2):89-91.

[65] 吴以岭.中医络病学说与三维立体网络系统[J].中医杂志,2003,44(6):407-409.

[66] 吴以岭.络病学[M].北京:中国科学技术出版社,2004.

[67] 邱幸凡.络脉理论与临床[M].西安:陕西科学技术出版社,1991.

[68] 李岩,赵雁,黄启福,等.中医络病的现代认识[J].北京中医药大学学报,2002,25(3):1-5.

[69] 中华医学会内分泌学分会.中国高尿酸血症与痛风诊疗指南(2019)[J].中华内分泌代谢杂志,2020,36(1):1-13.

[70] 高碧珍,康洁,闵莉,等.不同中医治法对高尿酸血症合并高脂高糖大鼠模型黄嘌呤氧化酶及其 mRNA 表达的影响[J].中华中医药杂志,2010,25(11):1793-1795.

[71] 包扬,吴巍,王秀阁.加味四妙散治疗高尿酸血症 60 例临床观察[J].中国卫生标准管理,2014,5(10):76-77.

[72] 程时杰,李雅琴,姚丹.加味四妙散对老年高尿酸血症患者血尿酸及颈动脉 IMT 的影响[J].中药药理与临床,2015,31(5):121-123.

[73] 高碧珍,陈继承,康洁,等.四妙散对尿酸诱导的人肾小管上皮细胞 TGF-β1 及 α-SMA 表达的影响[J].中华中医药杂志,2015,30(2):594-597.

[74] 刘金畅,王涛.萆薢、土茯苓治疗高尿酸血症研究进展[J].辽宁中医药大学学报,2018,20(1):79-81.

[75] 林凤平,任开明,宋恩峰,等.威灵仙对尿酸性肾病大鼠的实验研究[J].中成药,2006,28(6):842-845.

［76］ 刘孟渊,冯学轩,黎莉斯.玉米须总黄酮对胰岛素抵抗合并高尿酸血症大鼠模型相关代谢指标的影响[J].上海中医药杂志,2020,54(12):59-64.

［77］ 陆国寿,曾宪彪,王丽,等.蚕沙水提物对次黄嘌呤致急性高尿酸血症小鼠血尿酸含量的影响[J].中国医药指南,2012,10(17):94-95.

［78］ 赵金娇,马利丹,房冬冬,等.不同年龄起病痛风患者的临床特点分析[J].中华内分泌代谢杂志,2017,33(7):581-584.

［79］ 王敏,汲泓.四妙散合藤类药治疗急性痛风性关节炎的体会与应用[J].风湿病与关节炎,2020,9(1):57-59,75.